常用中草药识用图谱

▌主编 郑小吉 饶军

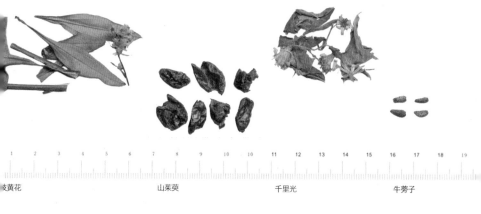

支黄花　　　　　　　　山茱萸　　　　　　　　千里光　　　　　　　牛蒡子

人民卫生出版社

图书在版编目（CIP）数据

常用中草药识用图谱 / 郑小吉，饶军主编 . —北京：人民卫生出版社，2015

ISBN 978-7-117-21149-9

Ⅰ.①常⋯ Ⅱ.①郑⋯②饶⋯ Ⅲ.①中草药 – 图集

Ⅳ.①R282-64

中国版本图书馆 CIP 数据核字（2015）第 215763 号

| 人卫社官网 | www.pmph.com | 出版物查询，在线购书 |
| 人卫医学网 | www.ipmph.com | 医学考试辅导，医学数据库服务，医学教育资源，大众健康资讯 |

常用中草药识用图谱

主　　编：郑小吉　饶　军
出版发行：人民卫生出版社（中继线 010-59780011）
地　　址：北京市朝阳区潘家园南里 19 号
邮　　编：100021
E－mail：pmph @ pmph.com
购书热线：010-59787592　010-59787584　010-65264830
印　　刷：三河市宏达印刷有限公司（胜利）
经　　销：新华书店
开　　本：889×1194　1/32　印张：13　插页：1
字　　数：449 千字
版　　次：2015 年 11 月第 1 版　2020 年 3 月第 1 版第 2 次印刷
标准书号：ISBN 978-7-117-21149-9/R·21150
定　　价：60.00 元

打击盗版举报电话：010-59787491　E-mail：WQ @ pmph.com
（凡属印装质量问题请与本社市场营销中心联系退换）

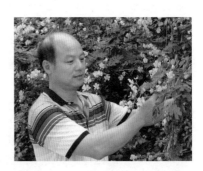

郑小吉 广东省江门中医药学校主任中药师，广东省职教名师、省优秀专业带头人、市十大杰出教师，曾担任过高校附属医院副院长、高校附属中药饮片厂厂长、高校中药系主任，多年担任全国中药技能竞赛广东省总教练。主持国家、省级以上课题 6 项，在国内专业刊物发表论文 36 篇，主编学术专著和教材 10 部，荣获国家、省级 12 项奖励。

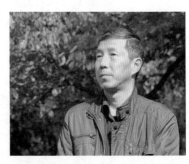

饶 军 东华理工大学教授，1985 年毕业于江西大学生物系，长期从事植物学教学研究，爱好摄影，拍摄了 10 万余张植物照片，计 4000 余种。主持或参与各类研究项目 10 余项，发表研究论文 50 余篇，主编出版《抚州植物资源》，参编著作或教材 10 余部。

本书以实用为宗旨，共收载常用常见中草药400种。全书采取图文对照形式编排，每种中草药内容包括名称、别名、来源、植物识别要点、性味功效及应用，彩色照片包括原植物和中药材。本书编写组多来自全国大中专院校专家、医药企业专家、医院专家，具有丰富的中草药研究治学经历。本书取材广泛而精心，图例丰富而优美，记述严谨而独特，资料详尽而权威，其编纂、收集、筛选、拍摄等过程历时多个年头；照片来自主编十多年到全国各地野外识药教学积累，且许多中药材标本系主编自采自拍。主编在专业上、摄影上具有很高造诣，摄影照片达到原植物与摄影艺术完美结合，具有很好的艺术欣赏性、实用性和收藏价值。

本图谱可作为高等、中等中医药院校中药、药剂、中医等专业、中医药工作者野外采药识药用书，是终生学习中草药识药实用书。本书的编写工作，得到广东省江门中医药学校、广东济源堂药业有限公司、江西济民大药房连锁有限公司、东华理工大学的大力协作，在此表示感谢！

本书由于编者自身的知识水平有限，编写过程中难免存在疏漏不足，希望读者给予批评指正。

编写组

2015 年 5 月 26 日

目录

目录

7

目录

十三画

十四画

十五画

十六画

十七画

十八画

【别　　　名】野黄菊、山边半枝香、酒金花、满山黄、小柴胡。

【来　　　源】为菊科植物一枝黄花 *Solidago decurrens* Lour. 的全草。

【植物识别要点】多年生草本，茎光滑，分枝少，基部带紫红色。单叶互生，卵圆形、长圆形或披针形，边缘有锐锯齿，上部叶锯齿渐疏至全近缘，初时两面有毛，后渐无毛或仅脉被毛，头状花序，花黄色，花药先端有帽状附属物。瘦果圆柱形，冠毛白色。

【性 味 功 效】辛、苦，凉。清热解毒，疏散风热。

【应　　　用】用于治疗风热感冒，肺炎，肺结核咳血，肾炎，小儿疳积；外用治跌打损伤，毒蛇咬伤，疮疡肿毒，乳腺炎。

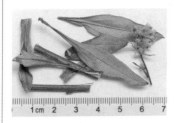

一枝黄花

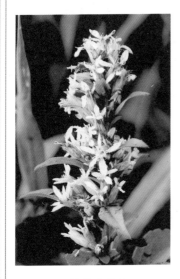

一枝黄花花序

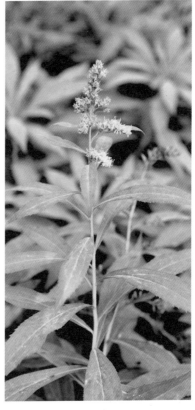

一枝黄花　*Solidago decurrens* Lour.

【别　　　　名】红背叶、红叶草、叶下红、红花草、红背果、石青红。

【来　　　　源】为菊科植物一点红 *Emilia sonchifolia*(L.)DC. 的全草。

【植物识别要点】一年生草本,枝柔弱,粉绿色。叶互生,茎下部叶卵形,上部叶较小,抱茎,上面绿色,下面多紫红色。头状花序,花枝常 2 歧分枝,总苞圆柱形,苞片 1 层,约与花冠等长,花管状,红色。瘦果圆柱形,有棱,冠毛白色,柔软。

【性 味 功 效】苦,凉。凉血解毒,活血散瘀,利水消肿。

【应　　　　用】用于治疗痢疾,腹泻,便血,水肿,肠痈,目赤,喉蛾,疔疮,肿毒。

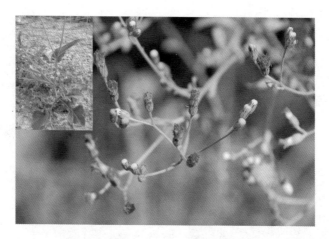

一点红(红背叶)　*Emilia sonchifolia*(L.)DC.

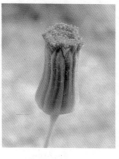

一点红花序

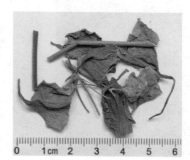

一点红

【别　　　名】麻辣子、包公藤。

【来　　　源】为旋花科植物丁公藤 *Erycibe obtusifolia* Benth. 的茎藤。

【植物识别要点】攀援藤本，单叶互生，叶柄长，无毛，叶片革质椭圆形，或倒长卵形，先端钝或钝圆，花序轴和花梗被淡褐色柔毛，花萼球形，外面被淡褐色柔毛并有缘毛，花冠白色5裂，浆果卵状椭圆形。

【性 味 功 效】辛，温；有小毒。祛风除湿，消肿止痛。

【应　　　用】用于治疗风湿痹痛，半身不遂，跌打肿痛。

【注 意 事 项】本品有毒。本品有强烈的发汗作用，虚弱者慎用，孕妇忌服。

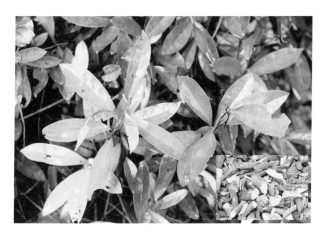

丁公藤　　*Erycibe obtusifolia* Benth.

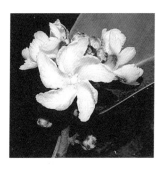

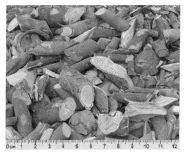

丁公藤花　　　　　　　　　　丁公藤

【别　　　名】老鼠刺、猫刺叶、黄天竹、土黄柏。

【来　　　源】为小檗科植物十大功劳 *Mahonia fortunei*（Lindl.）Fedde 的根、茎、叶。

【植物识别要点】常绿灌木。茎断面黄色。小叶 3~9 片，均无柄，矩圆状披针形或狭披针形，先端急尖或略渐尖，有锐齿，基部楔形，边缘每侧有 6~13 刺状锐齿。花黄色，总状花序，4~8 簇生。浆果圆形或矩圆形，蓝黑色，有白粉。

【性　味　功　效】苦，寒。清热，补虚，止咳化痰。

【应　　　用】用于治疗肺痨咳血，骨蒸潮热；外用治眼结膜炎，痈疖肿毒，烧、烫伤。

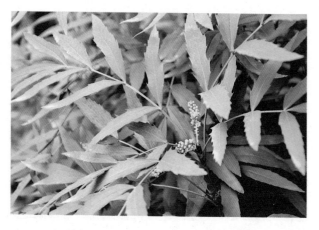

十大功劳　　*Mahonia fortunei*（Lindl.）Fedde

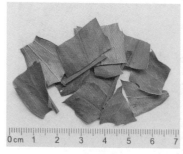
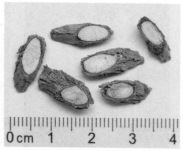

十大功劳

【别　　　名】园参、棒槌、人衔、神草、土精、地精、人葠。

【来　　　源】为五加科植物人参 *Panax ginseng* C.A.Mey. 的根和根茎。

【植物识别要点】多年生草本。细根上有小疣状突起(珍珠点),5 小叶复叶,上面脉上疏生刚毛,下面无毛。伞形花序单个顶生,花小,淡黄绿色,萼片、花瓣、雄蕊均为 5 数;子房下位,2 室,花柱 2。浆果状核果,红色扁球形。

【性 味 功 效】甘、微苦,微温。大补元气,复脉固脱,补脾益肺,生津止渴,安神益智。

【应　　　用】用于治疗劳伤虚损、一切气血津液不足之证。

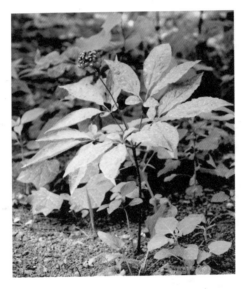

人参　*Panax ginseng* C.A.Meyer.

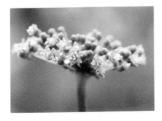

人参花序

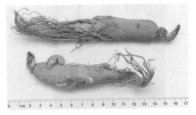

人参

【别　　　名】华瓜木、白龙须、木八角、橙木。

【来　　　源】为八角枫科植物八角枫 *Alangium chinense* (Lour.) Harms 的根和皮。

【植物识别要点】落叶乔木。小枝呈"之"字形曲折。单叶互生，卵圆形，全缘或微浅裂，表面无毛，背面脉腋簇生毛，基出脉 3~5，入秋叶转为橙黄色。花为黄白色，花瓣狭带形。核果卵圆形，黑色。

【性 味 功 效】辛，微温；有毒。祛风除湿，舒筋活络，散瘀止痛。

【应　　　用】用于治疗风湿关节痛，跌打损伤，精神分裂症。

【使 用 注 意】本品有毒，孕妇忌服，宜在饭后服用，小儿和年老体弱者慎用。

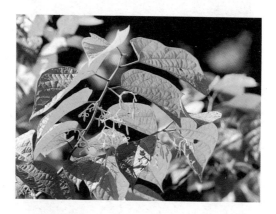

八角枫　*Alangium chinense* (Lour.) Harms

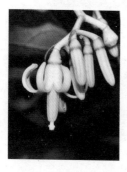

八角枫花

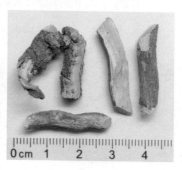

八角枫

【别　　　名】八角。

【来　　　源】为木兰科植物八角茴香 *Illicium verum* Hook.f. 的果实。

【植物识别要点】常绿乔木,叶椭圆形或长椭圆状披针形,有透明油点。花单生于叶腋,花被 7~12;轮状排列。聚合果由 8~9 个蓇葖果组成,成八角形,顶端钝,稍弯。

【性 味 功 效】辛,温。温阳散寒,理气止痛。

【应　　　用】用于治疗寒疝腹痛,腰膝冷痛,胃寒呕吐,脘腹疼痛,干、湿脚气。

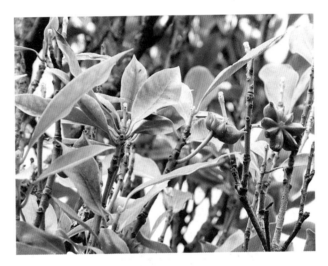

八角茴香　*Illicium verum* Hook.f.

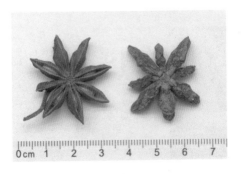

八角茴香

【别　　　　名】八角盘、金星八角、独叶一枝花、八角连、八角乌。

【来　　　　源】为小檗科植物八角莲 *Dysosma versipellis*(Hance)M. Cheng ex Ying 的根及根茎。

【植物识别要点】多年生草本。基部密被棕色大鳞片。叶互生，盾状着生，叶片圆形，通常 6~8 掌状深裂几达中部，裂片楔状矩圆形，伞形花序，有柔毛，萼片 6，膜质。花柱短粗，柱头大而呈流苏状。浆果卵形，红色。

【性　味　功　效】苦、辛，凉；有毒。化痰散结，祛瘀止痛，清热解毒。

【应　　　　用】用于治疗咳嗽，咽喉肿痛，瘰疬，瘿瘤，毒蛇咬伤，跌打损伤。

【使　用　注　意】孕妇禁服，体质虚弱者慎服。

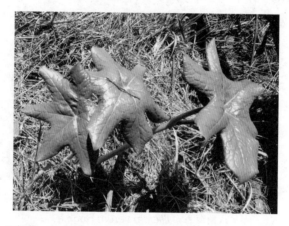

八角莲　*Dysosma versipellis*(Hance)M.Cheng ex Ying.

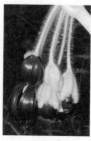

八角莲花

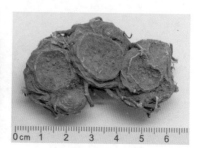

八角莲

【别　　　名】千里香、满山香、五里香、过山香、千只眼、水万年青。

【来　　　源】为芸香科植物九里香 *Murraya exotica* L. 的叶和带叶嫩枝。

【植物识别要点】常绿灌木或小乔木，奇数羽状复叶互生；卵形、倒卵形至近菱形，先端钝或钝渐尖，有时微凹，基部宽楔形或近圆形，全缘，密生腺点，中脉凸出。花瓣 5，白色，倒披针形或狭长圆形，有透明腺点，浆果米红色。

【性 味 功 效】辛、微苦，温；有小毒。行气止痛，活血散瘀。

【应　　　用】用于治疗胃脘疼痛，跌仆肿痛，疮痈，蛇虫咬伤。

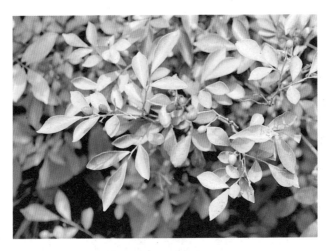

九里香　　*Murraya exotica* L.

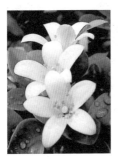

九里香花

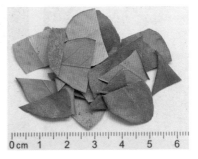

九里香

【别　　　名】南岭荛花、地棉皮、黄皮子、地棉根、山豆子、小金腰带。

【来　　　源】为瑞香科植物了哥王 *Wikstroemia indica*（L.）C.A.Mey. 的根。

【植物识别要点】小灌木。茎红褐色，皮部富纤维。叶对生，纸质，长椭圆形或倒卵形。花黄绿色，数朵排成顶生的短总状花序；花被筒状，柱头大，近球形。浆果卵形，熟时鲜红色。

【性 味 功 效】辛，寒；有毒。清热解毒，消肿散结，止痛。

【应　　　用】用于治疗瘰疬，痈肿，风湿痛，百日咳，跌打损伤。

【使 用 注 意】孕妇忌服。粉碎或煎煮过程易引起皮肤过敏。

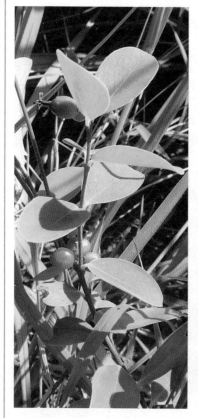

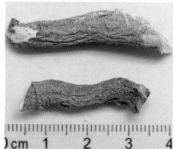

了哥王

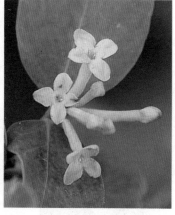

了哥王　*Wikstroemia indica*
（L.）C.A.Mey.

了哥王花

【别　　　名】白面姑、白舌骨、塘边藕。

【来　　　源】为三白草科植物三白草 *Saururus chinensis*（Lour.）Baill. 的地上部分。

【植物识别要点】湿生草本。单叶互生，纸质，密生腺点；基部与托叶合生成鞘状；叶片阔卵状披针形，基部心形；花序下的 2~3 片叶常于夏初变为白色，呈花瓣状。总状花序生于茎上端与叶对生，白色；蒴果近球形。

【性 味 功 效】甘、辛，寒。利尿消肿，清热解毒。

【应　　　用】用于治疗淋沥涩痛，尿路感染，肾炎水肿；外用治疮疡肿毒，湿疹。

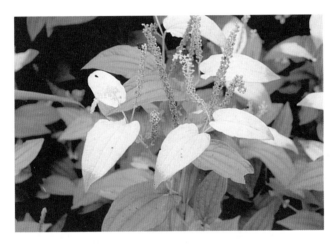

三白草　*Saururus chinensis*（Lour.）Baill.

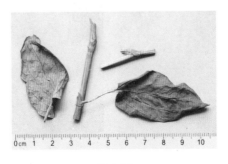

三白草

【别　　　名】藏杉、桃松、狗尾松、三尖松、山榧树、头形杉。

【来　　　源】为三尖杉科植物三尖杉 *Cephalotaxus fortunei* Hook.f. 的枝叶及种子。

【植物识别要点】多年生常绿乔木。叶螺旋状着生，排成二列，线形，稍镰状弯曲，中脉在叶面突起，叶背中脉两侧各有 1 条白色气孔带。雄球花 8~10 聚生成头状，生于叶腋，种子核果状长卵形，熟时紫色。

【性 味 功 效】甘、涩、平。润肺，消积，杀虫。

【应　　　用】种子用于治疗蛔虫病，钩虫病，食积。枝、叶用于抗癌，治恶性肿瘤。

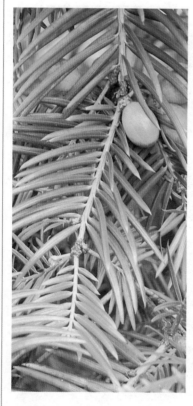

三尖杉　*Cephalotaxus fortunei* Hook.f.

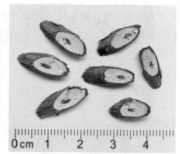

三尖杉

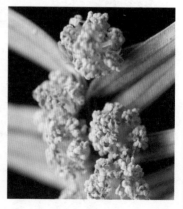

三尖杉球花

【别　　　　名】三脚鳖、三支枪、白芸香、石蛤骨、三岔叶、消黄散。

【来　　　　源】为芸香科植物三桠苦 *Evodia lepta*（Spreng.）Merr. 的全株。

【植物识别要点】为灌木或小乔木，全株味苦。3 小叶复叶对生；小叶片纸质，有腺点。伞房状圆锥花序腋生；花单性，花瓣有腺点；蓇葖果 2~3，外果皮暗黄褐色，半透明，有腺点。

【性 味 功 效】苦，寒。清热解毒，消肿利湿，消炎止痛。

【应　　　　用】用于治疗感冒高热，耳内生疮，外阴瘙痒，肺脓肿等。

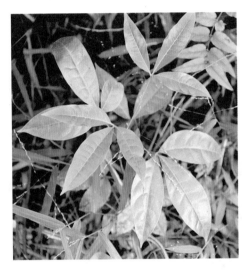

三桠苦　*Evodia lepta*（Spreng.）Merr.

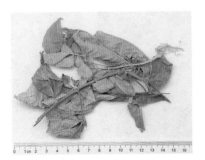

三桠苦

【别　　　名】栌兰、土洋参、福参、假人参、参草、土高丽参。

【来　　　源】为马齿苋科植物土人参 *Talinum paniculatum* (Jacq.)Gaertn. 的根。

【植物识别要点】草本,主根粗壮,圆锥形,皮黑褐色,断面乳白色。茎直立,肉质,基部近木质。叶互生或近对生,叶片稍肉质,倒卵形或倒卵状长椭圆形,基部狭楔形,全缘。蒴果近球形,3瓣裂,坚纸质。

【性 味 功 效】甘,平。健脾润肺,止咳,调经。

【应　　　用】用于治疗脾虚劳倦,泄泻,肺痨咳嗽,盗汗,自汗,月经不调,带下病。

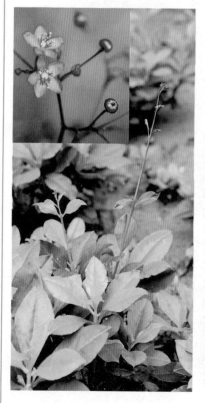

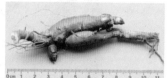

土人参

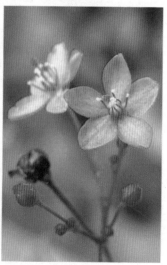

土人参 *Talinum paniculatum* (Jacq.)Gaertn.

土人参花

【别　　　　名】倒钩草、倒梗草。

【来　　　　源】为苋科植物土牛膝 *Achyranthes aspera* L. 的根。

【植物识别要点】多年生草本。茎有棱角或四方形,有白色贴生或开展柔毛,分枝对生,节膨大。单叶对生;椭圆形或椭圆状披针形,两面被柔毛。穗状花序顶生及腋生,花期后反折;花梗长有白色柔毛;小苞片刺状,胞果长圆形。

【性 味 功 效】甘、微苦、微酸、寒。活血祛瘀,泻火解毒,利尿通淋。

【应　　　　用】用于治疗跌打损伤,风湿关节痛,痢疾,咽喉肿痛,淋证水肿。

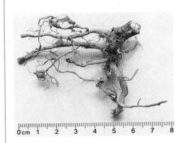

土牛膝

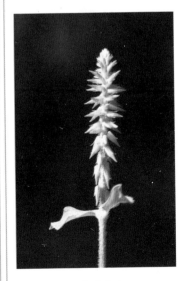

土牛膝花序

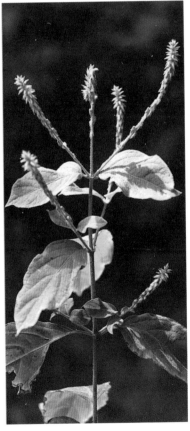

土牛膝　*Achyranthes aspera* L.

【别　　　　名】红泽蓝、天仙草、臭草、钩虫草、虱子草。

【来　　　　源】为藜科植物土荆芥 *Chenopodium ambrosioides* L. 的全草。

【植物识别要点】一年生或多年生草本，揉之有强烈臭气；叶互生，披针形或狭披针形，顶端渐尖，基部渐狭成短柄，边缘有不整齐的钝齿，上部叶渐小而近全缘，胞果扁球形，完全包藏于花被内；种子肾形。

【性 味 功 效】辛，温；有毒。祛风，杀虫，通经，止痛。

【应　　　　用】用于治疗风湿痹痛，钩虫，蛔虫，痛经，经闭，皮肤湿疹，蛇虫咬伤。

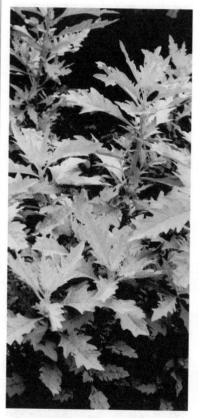

土荆芥 *Chenopodium ambrosioides* L.

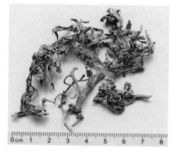

土荆芥

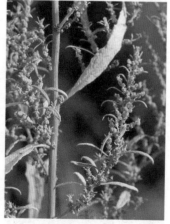

土荆芥果

【别　　　　名】土萆、仙遗粮、饭团根、土苓。

【来　　　　源】为百合科植物光叶菝葜 *Smilax glabra* Roxb. 的干燥根茎。

【植物识别要点】攀援灌木。叶互生，叶片薄革质，窄椭圆状披针形至窄卵状披针形。雌雄异株，花绿白色，六棱状球形，通常10余朵排成伞形花序，花序托膨大，具多枚宿存的小苞片，浆果球形，成熟时紫黑色，具粉霜。

【性 味 功 效】甘、淡、平。解毒，除湿，通利关节。

【应　　　　用】主要用于治疗梅毒及汞中毒所致的肢体拘挛，筋骨疼痛，湿热淋浊，带下，痈肿，瘰疬。

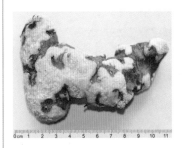

土茯苓

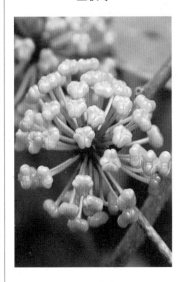

光叶菝葜花序

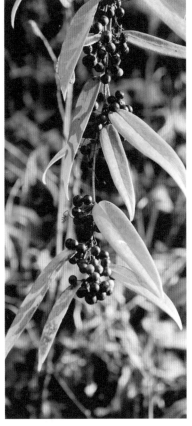

光叶菝葜　*Smilax glabra* Roxb.

【别　　　名】血藤、过山龙、红藤、见血飞、大活血、山红藤、活血藤。

【来　　　源】为木通科植物大血藤 *Sargentodoxa cuneata*（Oliv.）Rehd. et Wils. 的藤茎。

【植物识别要点】落叶木质藤本。茎砍断时有红色液汁渗出。三出复叶互生；侧生小叶基部两侧不对称。花单性，雌雄异株，花瓣6，黄色；花瓣对生；心皮多数，螺旋排列，胚珠1粒。浆果肉质具果柄，多数着生于1球形花托上。

【性 味 功 效】苦，平。清热解毒，活血，祛风止痛。

【应　　　用】用于治疗风湿痹痛，赤痢，血淋，月经不调，疳积，痢疾，跌打损伤。

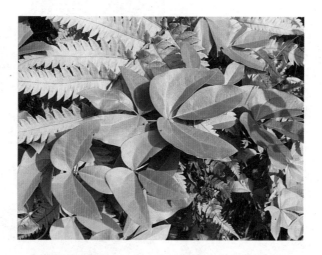

大血藤　*Sargentodoxa cuneata*（Oliv.）Rehd.et Wils.

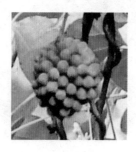

大血藤果

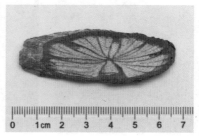

大血藤

【别　　　　名】邛巨、红芽大戟、紫大戟、下马仙、京大戟。

【来　　　　源】为大戟科植物大戟 *Euphorbiae pekinensis* Rupr. 的根。

【植物识别要点】多年生草本,全株含乳汁。茎上部分枝被短柔毛;叶互生,长圆形至披针形。杯状聚伞花序,总苞钟状,花丝与花柄间有1关节,蒴果三棱状球形,表面具疣状突起。

【性 味 功 效】苦、寒;有毒。泻水逐饮,消肿散结。

【应　　　　用】用于治疗水肿,胸腹积水,痰饮积聚,二便不利,痈肿,瘰疬。

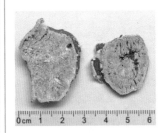

大戟

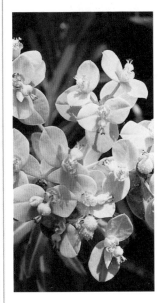

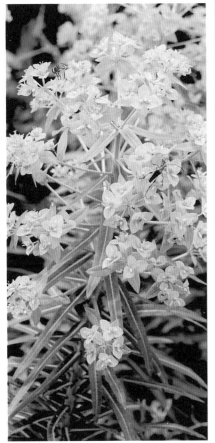

大戟花序　　　　大戟　*Euphorbiae pekinensis* Rupr.

【别　　　名】斩蛇剑、冬不调草、铁扁担、九节连。

【来　　　源】为百合科植物万年青 *Rohdea japonica*（Thunb.）Roth. 的根状茎或全草。

【植物识别要点】多年生常绿草本。根状茎粗短，叶自根状茎丛生，质厚，披针形或带形，边缘略向内褶，直出平行脉多条，花多数，丛生于顶端排列成短穗状花序；浆果球形，橘红色。

【性 味 功 效】苦、甘，寒；有小毒。清热解毒，强心利尿。

【应　　　用】用于治疗咽喉肿痛，细菌性痢疾；外用治跌打损伤，毒蛇咬伤，烧烫伤。

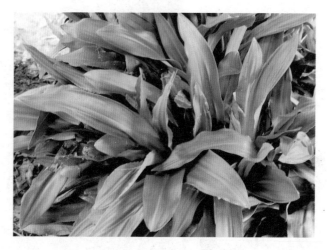

万年青　*Rohdea japonica*（Thunb.）Roth.

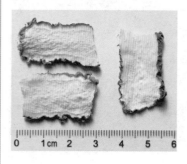

万年青饮片

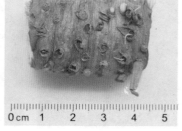

万年青

【别　　　名】接骨草、小叶金不换、小接骨草、驳骨消、驳骨草、骨碎草。

【来　　　源】为爵床科植物小驳骨 *Gendarussa vulgaris* Nees 的地上部分。

【植物识别要点】亚灌木，茎节膨大，嫩枝常深紫色。叶对生；纸质；叶片狭披针形至披针状线形，侧脉每边 6~8 条，穗状花序顶生，苞片裂片三角状披针形，花冠白色或粉红色，蒴果棒状。

【性　味　功　效】辛，温。祛瘀止痛，续筋接骨。

【应　　　用】用于治疗风湿痹痛，月经不调，产后腹痛，跌打肿痛，骨折。

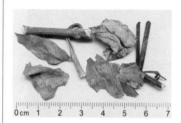

小驳骨

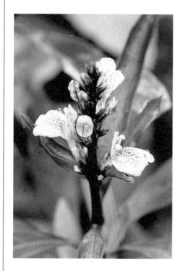

小驳骨花

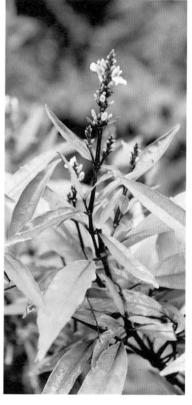

小驳骨　*Gendarussa vulgaris* Nees

【别　　　名】谷茴香、谷茴。

【来　　　源】为伞形科植物茴香 *Foeniculum vulgare* Mill. 的干燥成熟果实。

【植物识别要点】多年生草本,全株有粉霜,有强烈香气,茎有棱。叶互生,2~4回羽状细裂,最终裂片丝状,基部鞘状抱茎,上部叶的柄一部或全部成鞘。复伞形花序顶生,双悬果矩圆形,果棱尖锐,具有特异芳香气。

【性 味 功 效】辛,温。散寒止痛,理气和胃。

【应　　　用】用于治疗寒疝腹痛,痛经,少腹冷痛,睾丸鞘膜积液。

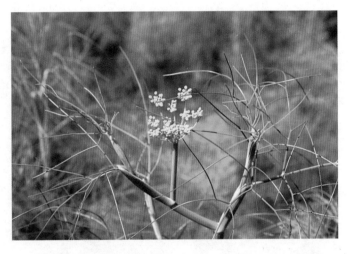

茴香　*Foeniculum vulgare* Mill.

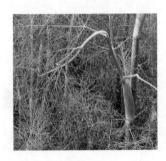

茴香茎叶

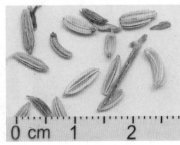

小茴香

【别　　　名】大刺儿菜、大刺盖、老虎脷。

【来　　　源】为菊科植物蓟 *Cirsium japonicum* Fisch.ex DC. 的地上部分和根。

【植物识别要点】多年生草本，鲜时折断可见橙红色油滴渗出。茎基部被白色丝状毛。叶羽状深裂，齿端具针刺，茎生叶互生，基部抱茎。头状花序，总苞片多层，外层顶端有刺，花冠紫红色。瘦果椭圆形。

【性　味　功　效】甘、苦，凉。凉血止血，散瘀解毒消痈。

【应　　　用】用于治疗衄血，吐血，尿血，外伤出血，痈肿疮毒。

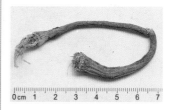

大蓟

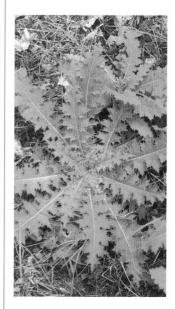

蓟的幼苗

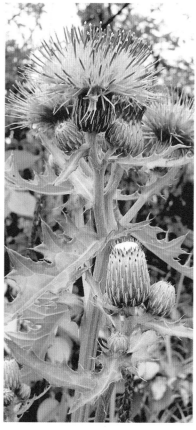

蓟　*Cirsium japonicum* Fisch.ex DC.

山血丹

【别　　　名】细罗伞树、小罗伞、血党、活血胎。
【来　　　源】为紫金牛科植物山血丹(沿海紫金牛)*Ardisia punctata* Lindl. 的根和地上部分。
【植物识别要点】灌木或小灌木,叶片革质或近坚纸质,脉隆起,亚伞形花序,单生或稀为复伞形花序,着生于侧生特殊花枝顶端;花瓣白色,雌蕊与花瓣等长,子房卵珠形,果球形。
【性　味　功　效】苦、甘、辛,温。活血调经,祛风除湿。
【应　　　用】用于治疗经闭,痛经,风湿痹痛,跌打损伤。

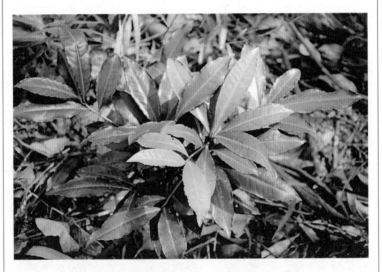

山血丹(沿海紫金牛)　*Ardisia punctata* Lindl.

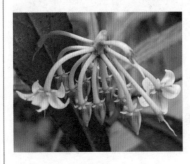

山血丹花序

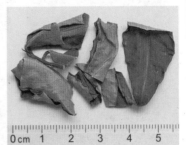

山血丹

【别　　　名】大麦冬、土麦冬、鱼子兰、麦门冬。

【来　　　源】为百合科植物湖北山麦冬 *Liriope spicata*（Thunb.）Lour. var.*prolifera* Y.T.Ma 的干燥块根。

【植物识别要点】多年生常绿草本。须根中部膨大呈纺锤形的肉质块根。叶线形、丛生，稍革质，基部渐狭并具褐色膜质鞘。花葶自叶丛中抽出，总状花序，花淡紫色或近白色。浆果圆形，蓝黑色。

【性　味　功　效】甘、微苦、微寒。养阴生津，润肺清心。

【应　　　用】用于治疗肺燥干咳，虚劳咳嗽，津伤口渴，心烦失眠，肠燥便秘。

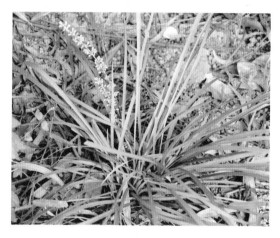

湖北山麦冬　*Liriope spicata*（Thunb.）Lour.var.*prolifera* Y.T.Ma

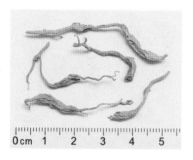

山麦冬

【别　　名】山豆根、日本山豆根、三小叶山豆根。

【来　　源】为豆科植物越南槐 *Sophora tonkinensis* Gagnep. 的干燥根及根茎。

【植物识别要点】灌木,小枝被灰色柔毛或短柔毛。羽状复叶,基部稍膨大,下面被紧贴的灰褐色柔毛,中脉下面明显隆起,总状花序或基部分枝近圆锥状,花萼杯状,花冠黄色,龙骨瓣最大,常呈斜倒卵形或半月形,荚果串珠状,稍扭曲,种子卵形,黑色。

【性 味 功 效】苦,寒;有毒。清火,解毒,消肿,止痛。

【应　　用】用于治疗咽喉肿痛,喘满热咳,痔疾,热肿,秃疮,疥癣,蛇、虫、犬咬伤。

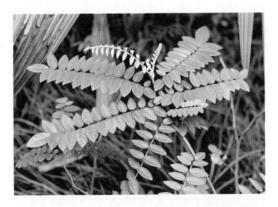

越南槐　*Sophora tonkinensis* Gagnep.

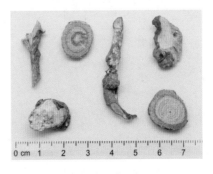

山豆根

【别　　　　名】荜澄茄、山香椒、木姜子、山苍子。

【来　　　　源】为樟科植物山鸡椒 *Litsea cubeba* (Lour.)Pers. 的果实。

【植物识别要点】落叶灌木或小乔木，有强烈姜香。叶互生，叶片长圆状披针，春季先叶开淡黄色小花，雌雄异株，花序每梗顶端有苞片 4，果球形如黄豆大，香辣，基部有 6 齿状宿存花被。

【性 味 功 效】辛、苦，温。祛风散寒，理气止痛。

【应　　　　用】用于治疗胃寒呕逆，脘腹冷痛，寒疝腹痛，感冒头痛，胃痛。

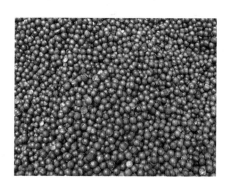

山鸡椒　　*Litsea cubeba*(Lour.)Pers.

山鸡椒

【别　　　名】蜀枣、魆实、山萸肉、实枣儿、肉枣、枣皮、药枣、红枣皮。

【来　　　源】为山茱萸科植物山茱萸 *Cornus officinalis* Sieb.et Zucc.
的干燥成熟果肉。

【植物识别要点】落叶小乔木，单叶对生；脉腋有黄褐色毛丛，弧形平行
排列；花先叶开放，成伞形花序，簇生于小枝顶端，核果
长椭圆形，成熟后红色，种子长椭圆形，两端钝圆。

【性　味　功　效】酸、涩，微温。补益肝肾，收涩固脱。

【应　　　用】用于治疗眩晕耳鸣，腰膝酸痛，阳痿遗精，崩漏带下，内
热消渴。

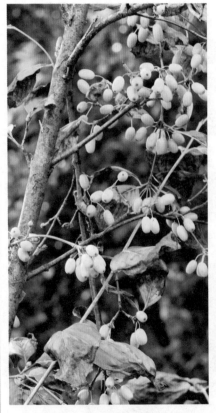

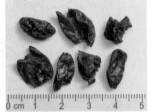

山茱萸

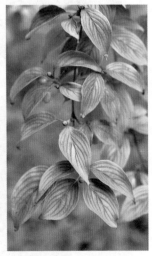

山茱萸　*Cornus officinalis*
Sieb.et Zucc.

山茱萸枝叶及果

【别　　　　名】薯蓣、土薯、山薯蓣、怀山药、淮山、白山药。
【来　　　　源】为薯蓣科植物薯蓣 *Dioscorea opposita* Thunb. 的干燥根茎。
【植物识别要点】多年生缠绕草本。根状茎肉质肥厚，茎细长，有棱线，叶腋常生珠芽名"零余子"，俗称"山药豆"。花雌雄异株，黄绿色，蒴果有 3 棱，呈翅状，种子扁圆形，有宽翅。
【性 味 功 效】甘，平。补脾养胃，生津益肺，补肾涩精。
【应　　　　用】用于治疗脾虚食少，久泻不止，肺虚喘咳，肾虚遗精，虚热消渴。

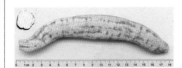

山药

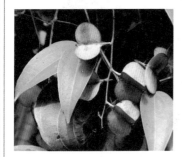

薯蓣果

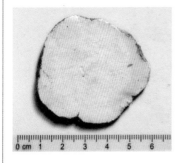

山药饮片

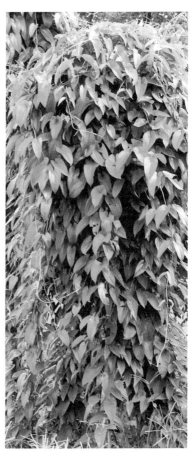

薯蓣 *Dioscorea opposita* Thunb.

【别　　　名】菰腺忍冬。

【来　　　源】为忍冬科植物红腺忍冬 *Lonicera hypoglauca* Miq. 的干燥花蕾或带初开的花。

【植物识别要点】落叶藤本；幼枝、叶柄、叶下面和上面中脉及总花梗均密被上端弯曲的淡黄褐色短柔毛。叶卵形至卵状矩圆形。萼筒无毛，先端5裂，裂片长三角形，被毛，开放者花冠下唇反转，花柱无毛。

【性　味　功　效】甘，寒。清热解毒，疏散风热。

【应　　　用】用于治疗痈肿疔疮，丹毒，热毒血痢，风热感冒，温病发热。

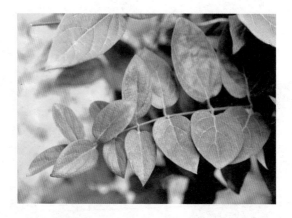

红腺忍冬　*Lonicera hypoglauca* Miq.

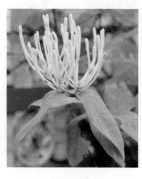

山银花

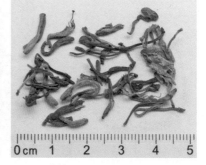

山银花

【别　　　名】红果子、山梨、酸楂。

【来　　　源】为蔷薇科植物山楂 *Crataegus pinnatifida* Bge. 的干燥果实，其根叶也入药。

【植物识别要点】为落叶乔木或大灌木，分枝多。单叶互生，有长柄。托叶镰形，较大，边缘有齿，叶片广卵形或菱状卵形，边缘有5~9羽状裂叶，常稍偏斜。花呈伞房花序。梨果球形，深亮红色，有黄白色小斑点，深端留一深洼，小核3~5。

【性 味 功 效】甘、酸、温。消食化滞，散瘀止痛。

【应　　　用】用于治疗肉食积滞，脘腹胀痛或泄泻等。

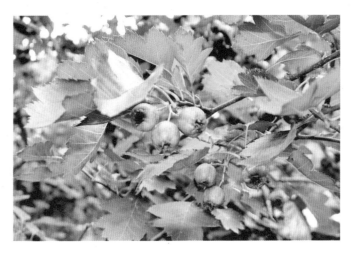

山楂　*Crataegus pinnatifida* Bge.

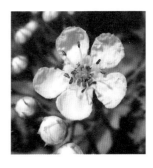

山楂花

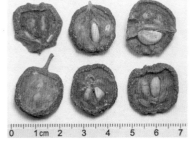

山楂

【别　　　名】沙姜、山辣、三奈。

【来　　　源】为姜科植物山奈 *Kaempferia galanga* L. 的根茎。

【植物识别要点】多年生宿根草本。根状茎块状，单生或丛生，淡绿色，芳香，根从根状茎上生出，粗壮，多数。叶通常2枚，相对而生，平卧地上。叶柄下延呈鞘状。穗状花序自叶鞘中长出，具花4~12朵，芳香，苞片披针形。蒴果。

【性 味 功 效】辛、温。温中，消食，止痛。

【应　　　用】用于治疗心腹冷气痛，停食不化，跌打损伤，牙痛。

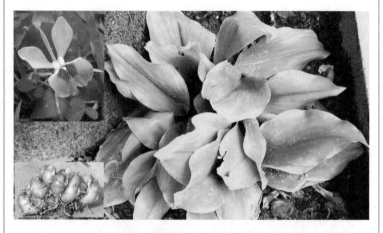

山奈　*Kaempferia galanga* L.

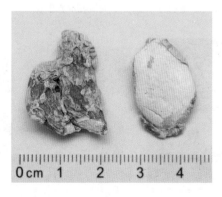

山奈

【别　　　　名】一包针、千年见、千颗针。

【来　　　　源】为天南星科植物千年健 *Homalomena occulta*（Lour.）Schott. 的根茎。

【植物识别要点】多年生草本。根茎匍匐，肉质。鳞叶线状披针形，向上渐狭。叶具肉质长柄，有浅槽，下部膨大，呈翼状，基部扩大呈叶鞘，侧脉平展，向上斜生，干后呈有规则的皱缩。花序 1~3，生于鳞叶之间。浆果。种子长圆形，褐色。

【性 味 功 效】苦、辛，温。祛风湿，健筋骨。

【应　　　　用】用于治疗风寒湿痹，腰膝冷痛。

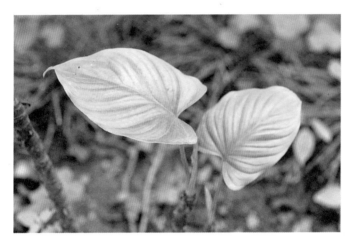

千年健　　*Homalomena occulta*（Lour.）Schott.

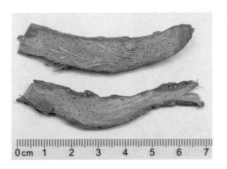

千年健

【别　　　名】千里及、九里明、九岭光。

【来　　　源】为菊科植物千里光 *Senecio scandens* Buch.-Ham.ex D.Don 的干燥地上部分。

【植物识别要点】多年生攀援草本。茎圆柱形细长,曲折稍呈"之"字形上升。叶椭圆状三角形或卵状披针形,边缘具不规则缺刻状齿,微波状或近全缘,两面均有细软毛。头状花序,花黄色。瘦果圆筒形,有细毛。

【性 味 功 效】苦、寒。清热解毒,凉血消肿,清肝明目。

【应　　　用】用于治疗各种炎症性疾病,急性阑尾炎。

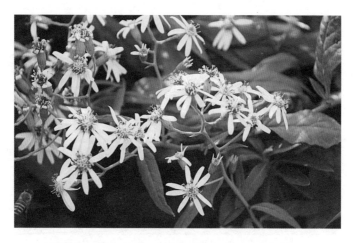

千里光　*Senecio scandens* Buch.-Ham.ex D.Don.

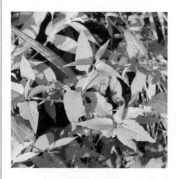

千里光茎叶

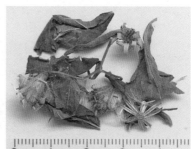

千里光

【别　　　　名】千两金、菩萨豆、续随子。

【来　　　　源】为大戟科植物续随子 *Euphorbia lathyris* L. 的成熟种子。

【植物识别要点】二年生草本。全株无毛,微被白粉,含白色乳汁。单叶对生,线状披针形,无柄,叶片广披针形,顶端锐尖,基部近心形,全缘。总花序顶生,伞状。花序总苞杯状,花单性,每花有雄蕊1枚,雌花1朵。蒴果近球形。种子短圆形。

【性 味 功 效】辛,温;有毒。泻下逐水,破血消癥,解毒杀虫。

【应　　　　用】用于治疗水肿,痰饮,积滞胀满,二便不通。

【注 意 事 项】体弱便溏者及孕妇忌服。

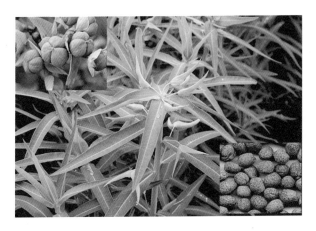

续随子　*Euphorbia lathyris* L.

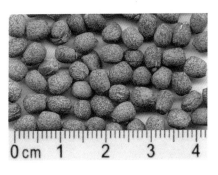

千金子

千金子

【别　　　名】金铃子、川楝实。

【来　　　源】为楝科植物川楝 *Melia toosendan* Sieb.et Zucc. 的干燥成熟果实。

【植物识别要点】落叶乔木。树皮有纵沟纹,幼嫩部分密被星状鳞片。叶互生,二至三回单数羽状复叶,小叶基部圆形,两侧常不对称。紫色花,为腋生圆锥状排列的聚伞花序。核果大,椭圆形或近圆形,黄色或栗棕色,有棱,种子3~5粒。

【性 味 功 效】苦,寒;有小毒。泻火,止痛,杀虫。

【应　　　用】用于治疗胃痛,虫积腹痛,疝痛,痛经。

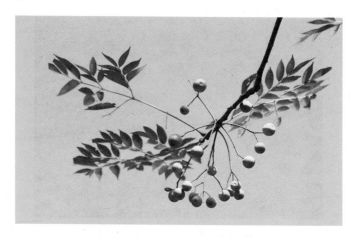

川楝　*Melia toosendan* Sieb.et Zucc.

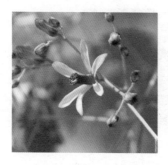

川楝花

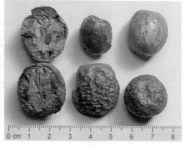

川楝子

【别　　　名】木防己、藤防己、防己。

【来　　　源】为马兜铃科植物广防己 *Aristolochia fangchi* Y.C.Wu ex L.D.Chow et S.M.Hwang 的干燥根。

【植物识别要点】木质藤本。根粗壮,常弯曲,栓皮发达,茎细长而少分支,密被茸毛。叶互生,长圆形或卵状披针形,全缘,嫩叶密被茸毛,老叶厚而无毛。叶腋开紫色喇叭状花,单生。花被管基部膨大,形如烟斗。蒴果具多数种子。

【性 味 功 效】苦、辛,寒。祛风清热,利水消肿。

【应　　　用】用于治疗风湿性关节炎,肾炎,水肿,膀胱炎。

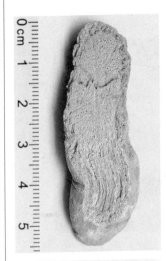

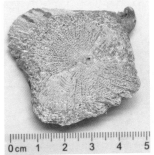

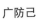

广防己

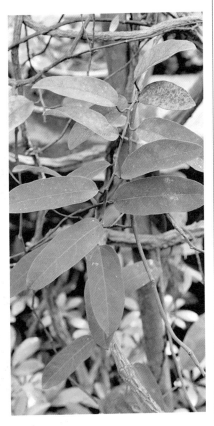

广防己　*Aristolochia fangchi* Y.C.Wu ex L.D.Chow et S.M.Hwang.

【别　　　名】大叶薄荷、山茴香、水蔴叶。

【来　　　源】为唇形科植物广藿香 *Pogostemon cablin*（Blanco）Benth. 的地上部分。

【植物识别要点】多年生草本。茎直立，上部多分枝，密被灰黄色茸毛。叶对生，叶缘具不整齐的粗锯齿。叶脉于背面凸起，腹面稍凹狭，没有叶脉分布的叶肉部分则于腹面稍隆起。轮伞花序多密集，组成连续的假穗状花序。小坚果近球形，稍压扁。

【性　味　功　效】辛，微温。芳香化浊，开胃止呕，发表解暑。

【应　　　用】用于治疗湿浊中阻，脘痞呕吐，暑湿倦怠。

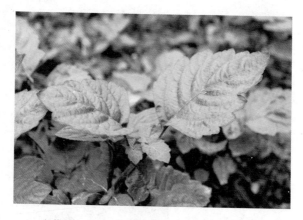

广藿香　　*Pogostemon cablin*（Blanco）Benth.

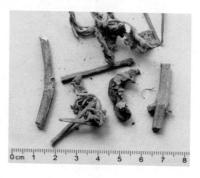

广藿香

【别　　　名】鬼箭羽、鬼箭、六月凌、四面风。

【来　　　源】为卫矛科植物卫矛 *Euonymus alatus*（Thunb.）Sieb. 具翅状物的枝条或翅状附属物。

【植物识别要点】灌木。小枝常具 2~4 列宽阔木栓翅。叶卵状椭圆形，边缘具细锯齿，两面光滑无毛。聚伞花序 1~3 花，花白绿色。蒴果 1~4 深裂，裂瓣椭圆状，种子椭圆状或阔椭圆状，种皮褐色或浅棕色，假种皮橙红色，全包种子。

【性 味 功 效】苦，寒。破血通经，解毒消肿，杀虫。

【应　　　用】用于治疗经闭，癥瘕，产后瘀滞腹痛，虫积腹痛。

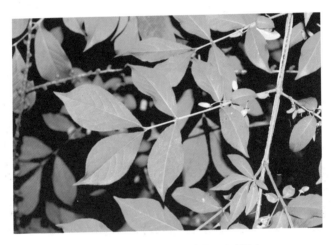

卫矛　*Euonymus alatus*（Thunb.）Sieb.

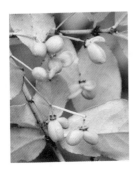

卫矛果

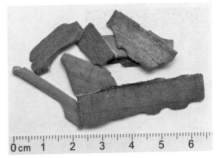

卫矛

【别　　　名】爆格蚤、冬青子。

【来　　　源】为木犀科植物女贞 *Ligustrum lucidum* Ait. 的果实。

【植物识别要点】常绿大灌木或乔木。树干直立，具明显皮孔，叶对生，叶片卵形至卵状披针形。夏季开白色小花，圆锥花序顶生，花芳香，密集，花萼及花冠钟状。浆果状核果，长圆形，一侧稍凸，熟时蓝黑色。

【性　味　功　效】苦，平。滋补肝肾，乌发明目。

【应　　　用】用于治疗肝肾阴虚，头晕目眩，耳鸣，头发早白。

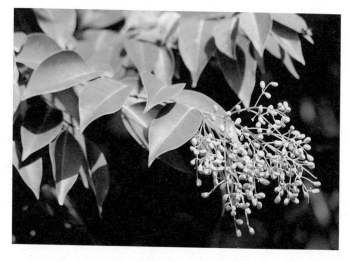

女贞　*Ligustrum lucidum* Ait.

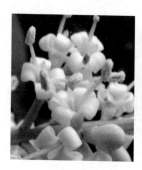

女贞花

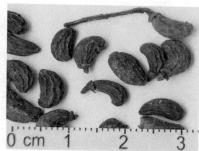

女贞子

【别　　　　名】乳籽草、飞相草。

【来　　　　源】为大戟科植物飞扬草 *Euphorbia hirta* L. 的干燥全草。

【植物识别要点】一年生草本。茎易折断，断面中空，地上部分被长粗毛。叶对生，皱缩，展平后叶片椭圆状卵形或略近菱形，有3条较明显的叶脉。聚伞花序密集成头状，腋生。蒴果卵状三棱形。

【性 味 功 效】辛、酸、凉；有小毒。清热解毒，利湿止痒，通乳。

【应　　　　用】用于治疗肺痈，疔疮肿毒，牙疳，热淋，产后少乳。

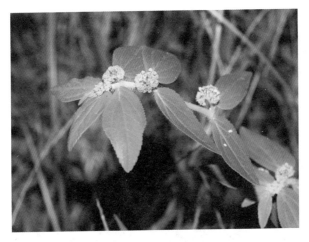

飞扬草　*Euphorbia hirta* L.

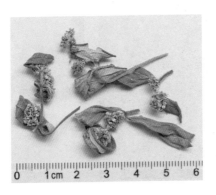

飞扬草

【别　　　名】马兰头、田边菊、路边菊、鱼鳅串、蓑衣莲。

【来　　　源】为菊科植物马兰 *Kalimeris indica*（L.）Sch.-Bip. 的干燥全草。

【植物识别要点】多年生草本。单叶互生，叶片倒卵形、椭圆形至披针形。头状花序呈疏伞房状，总苞半球形，花托圆锥形，舌状花 1 层，浅紫色，管状花被短密毛，黄色。瘦果倒卵状矩圆形，褐色。

【性 味 功 效】辛，凉。清热解毒，利湿消食。

【应　　　用】用于治疗疮痈肿痛，疔疮炎肿，瘀热吐衄，利小便。

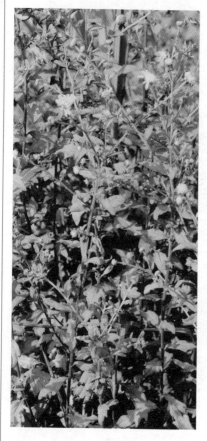

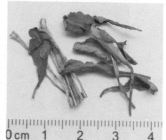

马兰

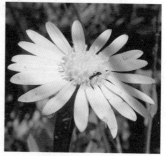

马兰花

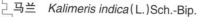

马兰　*Kalimeris indica*（L.）Sch.-Bip.

【别　　　名】马苋、五行草、长命菜、五方草、瓜子菜。

【来　　　源】为马齿苋科植物马齿苋 *Portulaca oleracea* L. 的干燥地上部分。

【植物识别要点】一年生草本。茎平卧或斜倚,有明显纵沟纹。叶对生或互生,叶片扁平,肥厚,倒卵形,叶柄粗短。花小,花瓣5,稀4,黄色。蒴果卵球形,种子细小,具小疣状凸起。

【性 味 功 效】酸,寒。清热解毒,凉血止血,止痢。

【应　　　用】用于治疗热毒血痢,痈肿疔疮,湿疹,丹毒,崩漏下血。

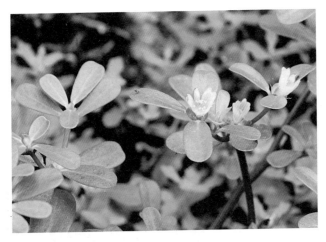

马齿苋　*Portulaca oleracea* L.

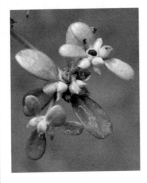

马齿苋果

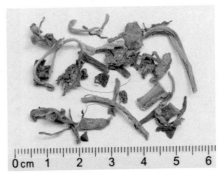

马齿苋

【别　　　名】兜铃根、青木香、蛇参果、三百银药、野木香根、定海根。

【来　　　源】为马兜铃科植物马兜铃 *Aristolochia debilis* Sieb.et Zucc. 的干燥成熟果实。

【植物识别要点】草质藤本。茎柔弱，有腐肉味。叶互生纸质，卵状三角形。花单生叶腋，花被基部球状，中部管状，上部成一偏斜的舌片。蒴果近球形，种子三角形，扁平而薄，有宽翅，有胚乳。

【性味功效】苦，微寒。清肺降气，止咳平喘，清肠消痔。

【应　　　用】用于治疗肺热咳嗽，痰中带血，肠热痔血，痔疮肿痛。

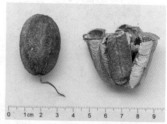

马兜铃

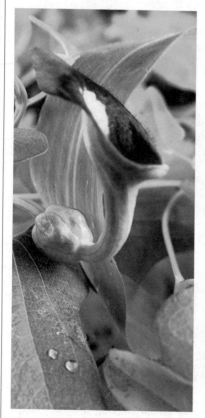

马兜铃　*Aristolochia debilis*
　　　　Sieb.et Zucc.

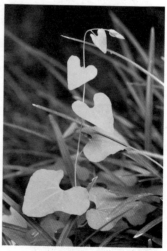

马兜铃茎叶

【别　　　名】荷苞草、金锁匙、黄疸(胆)草、金钱草、玉馄饨。

【来　　　源】为旋花科植物马蹄金 *Dichondra repens* Forst. 的干燥全草。

【植物识别要点】多年生匍匐小草本,茎细长,被灰色短柔毛,节上生根。叶肾形至圆形,叶面微被毛,背面被贴生短柔毛,全缘,具长的叶柄。花单生叶腋,花冠钟状,黄色。蒴果近球形,小,膜质。

【性 味 功 效】辛,平。清热,利湿,解毒。

【应　　　用】用于治疗疔疮肿毒,跌打损伤,急慢性肝炎,泌尿系感染,毒蛇咬伤等。

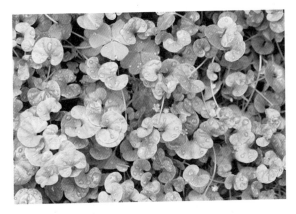

马蹄金　*Dichondra repens* Forst.

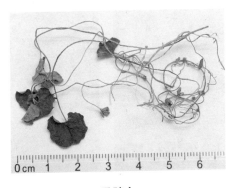

马蹄金

【别　　　名】铁马鞭、马鞭子、透骨草、兔子草、风须草、蜻蜓草。

【来　　　源】为马鞭草科植物马鞭草 *Verbena officinalis* L. 的干燥地上部分。

【植物识别要点】多年生草本，茎四方形，多分枝。叶对生，叶片卵圆形至倒卵形或长圆状披针形。花两性，常两侧对称，穗状花序细长，有小花多数，花冠淡紫至蓝色。果长圆形为核果或蒴果状。

【性　味　功　效】苦，凉。活血散瘀，解毒，利水，退黄，截疟。

【应　　　用】用于治疗癥瘕积聚，痛经闭经，喉痹，痈肿，水肿，黄疸，疟疾。

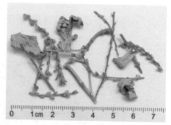

马鞭草

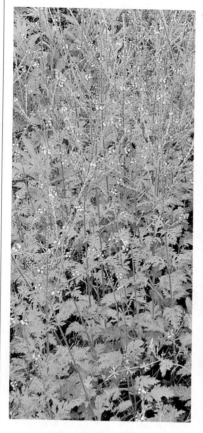

马鞭草　　*Verbena officinalis* L.

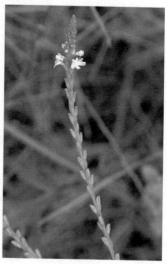

马鞭草花果

【别　　　名】凤尾草、铁脚鸡、山鸡尾、金鸡尾。

【来　　　源】为凤尾蕨科植物井栏边草 *Pteris multifida* Poir. 的干燥全草。

【植物识别要点】根状茎短而直立,叶多数,密而簇生,明显二型。不育叶柄稍有光泽,光滑,叶片卵状长圆形。能育叶有较长的柄。叶干后草质,暗绿色,遍体无毛;叶轴禾秆色,稍有光泽。

【性 味 功 效】淡,凉。清热利湿、解毒、凉血止血、收敛、止痢。

【应　　　用】用于治疗肝炎、痢疾、便血、鼻衄、痈肿、湿疹等。

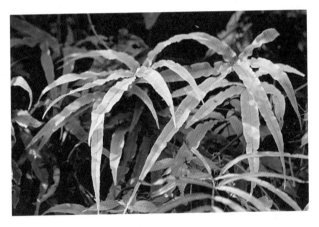

井栏边草　*Pteris multifida* Poir.

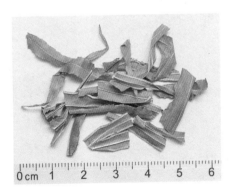

井栏边草

【别　　　　名】莨菪、牙痛草、马铃草、米罐子。

【来　　　　源】为茄科植物莨菪 *Hyoscyamus niger* L. 的干燥成熟种子。

【植物识别要点】草本,全体被黏性腺毛。根较粗壮,肉质而后变纤维质,
花在茎中部以下单生于叶腋,在茎上端则单生于苞状
叶腋内而聚集成蝎尾式总状花序。花萼筒状钟形。蒴
果卵球形。种子近圆盘形,淡黄棕色。

【性 味 功 效】苦、辛,温;有大毒。解痉止痛,平喘,安神。

【应　　　　用】用于治疗胃脘挛痛,喘咳,癫狂。

【注 意 事 项】心脏病,心动过速,青光眼患者及孕妇禁用。

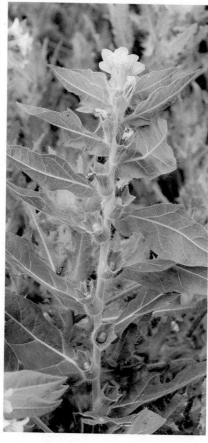

莨菪　*Hyoscyamus niger* L.

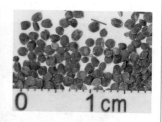

天仙子

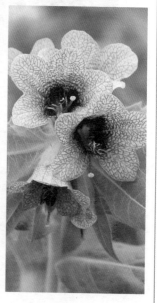

莨菪花

【别　　　名】天门冬、三百棒、丝冬、老虎尾巴根。

【来　　　源】为百合科植物天冬 Asparagus cochinchinensis (Lour.) Merr. 的干燥块根。

【植物识别要点】攀援草本。块根肉质，纺锤状膨大，簇生。茎细，分枝具棱或狭翅，叶状枝通常每 3 枝成簇，叶退化成鳞片，基部有木质倒生刺，花 2 朵腋生，单性异株，淡绿色。浆果成熟时红色。

【性 味 功 效】甘、苦，寒。养阴润燥，清肺生津。

【应　　　用】用于治疗肺燥干咳，骨蒸潮热，内热消渴，热病津伤。

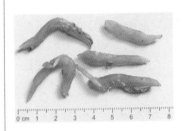

天冬

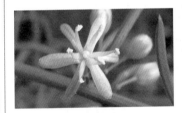

天冬花

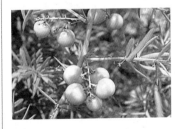

天冬果

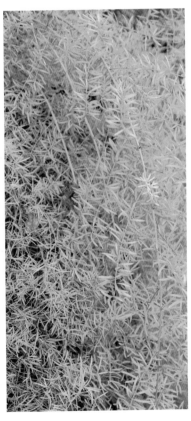

天冬　Asparagus cochinchinensis (Lour.) Merr.

【别　　名】石腊红、入腊红、日烂红、洋葵。

【来　　源】为牻牛儿苗科植物天竺葵 *Pelargonium hortorum* Bailey 的干燥花。

【植物识别要点】多年生草本,茎直立,基部木质化,上部肉质,多分枝或不分枝,具明显的节,密被短柔毛,具浓烈鱼腥味,叶互生,托叶宽三角形或卵形,叶片圆形或肾形。伞形花序腋生,具多花,蒴果被柔毛。

【性 味 功 效】苦、涩、凉。止血,利尿。

【应　　用】用于治疗收缩血管,肝肾排毒,减轻忧郁不安。

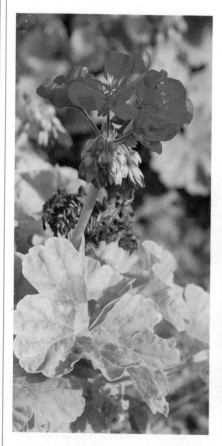

天竺葵　*Pelargonium hortorum* Bailey

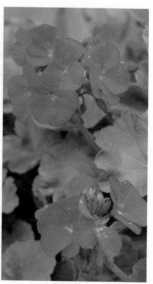

天竺葵

天竺葵花

【别　　　名】石胡荽、鹅不食草、龙灯碗、圆地炮、满天星。

【来　　　源】为伞形科植物天胡荽 *Hydrocotyle sibthorpioides* Lam. 的干燥全草。

【植物识别要点】多年生草本，有气味。茎细长而匍匐，平铺地上成片，节上生根。叶片膜质至草质，圆形或肾圆形，伞形花序与叶对生，单生于节上。果实略呈心形，两侧扁压，中棱在果熟时极为隆起。

【性 味 功 效】苦、辛、寒。清热，利尿，消肿，解毒。

【应　　　用】用于治疗黄疸、赤白痢疾、目翳、喉肿、痈疽疔疮、跌打瘀伤。

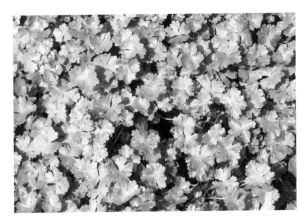

天胡荽　*Hydrocotyle sibthorpioides* Lam.

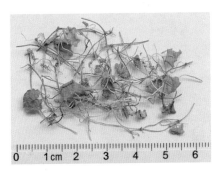

天胡荽

【别　　　名】南星、半边莲、狗爪半夏、麻芋子、独足伞、山磨芋。

【来　　　源】为天南星科植物天南星 *Arisaema heterophyllum* Blume 的干燥块茎。

【植物识别要点】草本，块茎近球状或扁球状，直径 1.5cm 左右。叶 1 片，鸟趾状全裂，裂片 9~17 枚，通常 13 枚左右，倒披针形。佛焰苞绿色，花序轴先端附属物鼠尾状，浆果红色。

【性　味　功　效】苦、辛，温；有毒。燥湿化痰，祛风止痉，散结消肿。

【应　　　用】用于治疗顽痰咳嗽，风痰眩晕等；外用治痈肿，蛇虫咬伤。

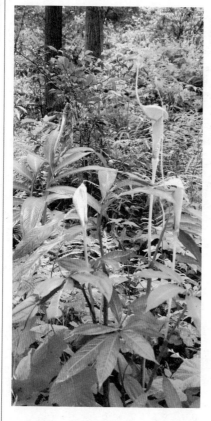

天南星　*Arisaema heterophyllum* Blume

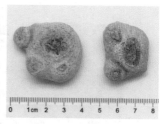

天南星

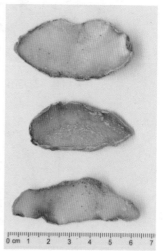

天南星饮片

【别　　　名】赤箭。

【来　　　源】为兰科植物天麻 *Gastrodia elata* Bl. 的干燥块茎。

【植物识别要点】茎直立,叶退化成膜质鳞片,颜色与茎色相同,下部鞘
状抱茎。总状花序,花淡绿黄色或橙红色,花被合生,
下部壶状,上部歪斜,唇瓣白色。蒴果倒卵状椭圆形。

【性　味　功　效】甘,平。息风止痉,平抑肝阳,祛风通络。

【应　　　用】用于治疗小儿惊风,头痛眩晕,手足不遂,肢体麻木,风
湿痹痛。

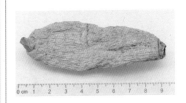

天麻

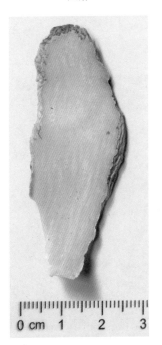

天麻饮片

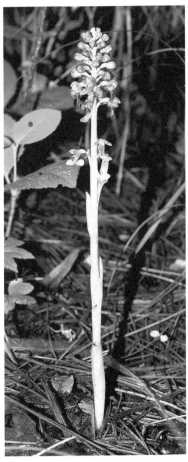

天麻　*Gastrodia elata* Bl.

【别　　　名】手扎藤、金丝藤、面线藤、马尾丝、无头藤。

【来　　　源】为樟科植物无根藤 *Cassytha filiformis* L. 的干燥全草。

【植物识别要点】寄生缠绕草本，借盘状吸根攀附于寄主植物上。茎线形，绿色或绿褐色，稍木质，幼嫩部分被锈色短柔毛，叶退化为微小的鳞片。穗状花序密被锈色短柔毛，果小，卵球形，包藏于花后增大的肉质果托内。

【性 味 功 效】甘、微苦、凉；有小毒。化湿消肿，通淋利尿。

【应　　　用】用于治疗肾炎水肿，尿路结石，尿路感染，跌打疖肿及湿疹。

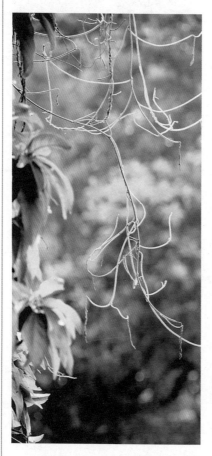

无根藤　*Cassytha filiformis* L.

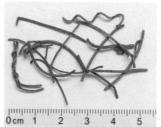

无根藤

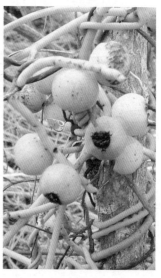

无根藤果

【别　　　名】杂色云芝、彩绒革盖菌、瓦菌。

【来　　　源】为多孔菌科真菌彩绒革盖菌 *Coriolus versicolor*（L.ex Fr.）Quel. 的干燥子实体。

【植物识别要点】菌盖单个呈扇形、半圆形或贝壳形，常数个叠生成覆瓦状或莲座状。表面密生灰、褐、蓝、紫黑等颜色的绒毛（菌丝），构成多色的狭窄同心性环带，边缘薄，腹面灰褐色、黄棕色或淡黄色，无菌管处呈白色，菌管密集，管口近圆形至多角形。

【性　味　功　效】甘，平。健脾利湿，清热解毒。

【应　　　用】用于治疗湿热黄疸，胁痛，倦怠乏力。

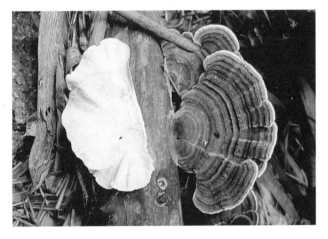

彩绒革盖菌　　*Coriolus versicolor*（L.ex Fr.）Quel.

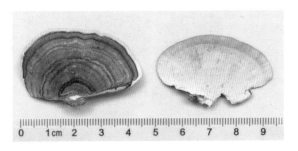

云芝

【别　　　　名】皱皮木瓜、贴梗木瓜、铁脚梨。

【来　　　　源】为蔷薇科植物贴梗海棠 *Chaenomeles speciosa*（Sweet）Nakai. 的干燥近成熟果实。

【植物识别要点】落叶灌木。枝有刺。叶卵形至长椭圆形，叶缘有尖锐锯齿，托叶大型，肾形或半圆形。花猩红色、稀淡红色或白色，花梗粗短，托杯钟状。梨果球形或卵形，黄色或黄绿色。种子扁长三角形。

【性　味　功　效】酸，温。舒筋活络，和胃化湿。

【应　　　　用】用于治疗湿痹拘挛，暑湿吐泻，转筋挛痛，脚气水肿。

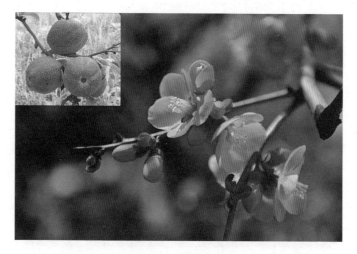

贴梗海棠　*Chaenomeles speciosa*（Sweet）Nakai.

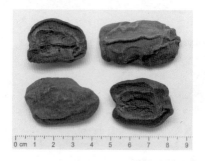

木瓜

【别　　　名】土木香、穿山龙、盘古风、乌龙、大防己、蓝田防己。

【来　　　源】为防己科植物木防己 *Cocculus orbiculatus*（L.）DC. 的干燥根。

【植物识别要点】木质藤本,有条纹。叶片纸质至近革质,形状变异极大。聚伞花序少花,腋生,或排成多花,狭窄聚伞圆锥花序,顶生或腋生,被柔毛。核果近球形,果核骨质,背部有小横肋状雕纹。

【性 味 功 效】苦、辛、寒。祛风除湿,通经活络,解毒消肿。

【应　　　用】用于治疗风湿痹痛,小便淋痛,闭经,跌打损伤等。

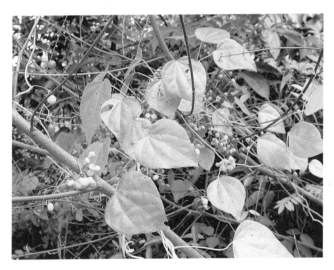

木防己　*Cocculus orbiculatus*（L.）DC.

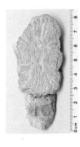

木防己饮片

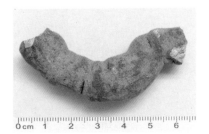

木防己

【别　　名】山通草、野木瓜、通草、丁翁、附通子、万年藤。

【来　　源】为木通科植物木通 *Akebia quinata*（Thunb.）Decne. 的干燥藤茎。

【植物识别要点】木质藤本。茎纤细，缠绕，茎皮灰褐色，有圆形、小而凸起的皮孔。掌状复叶互生或在短枝上簇生，伞房花序式的总状花序腋生，果孪生或单生，长圆形或椭圆形，成熟时紫色，腹缝开裂。

【性 味 功 效】苦，寒。利尿通淋，清心除烦，通经下乳。

【应　　用】用于治疗淋证，水肿，心烦尿赤，闭经乳少，湿热痹痛。

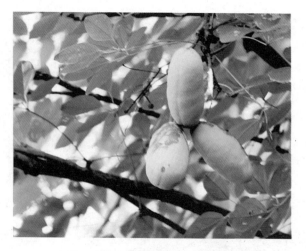

木通　*Akebia quinata*（Thunb.）Decne.

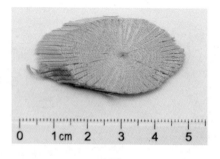

木通

【别　　　名】木棉、红棉、英雄树、攀枝花、斑芝棉、攀枝。

【来　　　源】为木棉科植物木棉 *Gossampinus malabarica*（DC.）Merr.
的干燥花。

【植物识别要点】大乔木，掌状复叶，托叶小。花单生枝顶叶腋，通常红
色，花瓣肉质。蒴果长圆形，密被灰白色长柔毛和星状
柔毛。种子多数，倒卵形，光滑。

【性　味　功　效】甘、淡、凉。清热利湿，解毒。

【应　　　用】用于治疗泄泻，痢疾，痔疮出血。

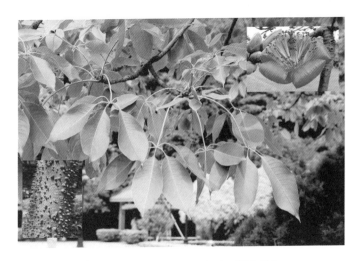

木棉　*Gossampinus malabarica*（DC.）Merr.

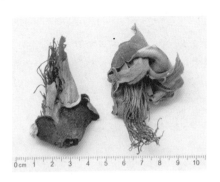

木棉花

【别　　　　名】木棉、荆条、朝开暮落花、喇叭花。

【来　　　　源】为锦葵科植物木槿 *Hibiscus syriacus* L. 的花。

【植物识别要点】灌木。叶菱形至三角状卵形,托叶线形。花单生于枝端叶腋间,花萼、花钟形,淡紫色。蒴果卵圆形,密被黄色星状绒毛。种子肾形,背部被黄白色长柔毛。

【性 味 功 效】甘、苦,凉。清热,利湿,凉血。

【应　　　　用】用于治疗反胃,痢疾,脱肛,吐血;外敷可治疗疮疖肿。

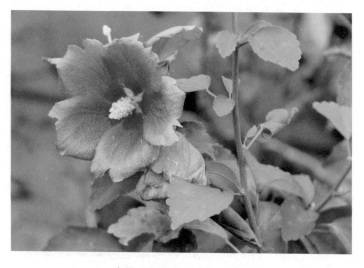

木槿　　*Hibiscus syriacus* L.

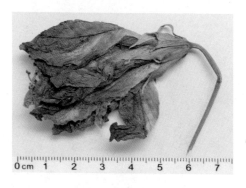

木槿

【别　　　名】白刺、目骨、追风使、南五加皮。

【来　　　源】为五加科植物细柱五加 *Acanthopanax gracilistylus* W.W.Smith. 的干燥根皮。

【植物识别要点】木本。茎常有刺。叶多互生。花小，两性，辐射对称；伞形花序或集成头状花序，雄蕊生于花盘边缘，花盘生于子房顶部，子房下位。浆果。

【性　味　功　效】辛、苦，温。祛风除湿，补益肝肾，强筋壮骨，利水消肿。

【应　　　用】用于治疗风湿痹病，筋骨痿软，体虚乏力。

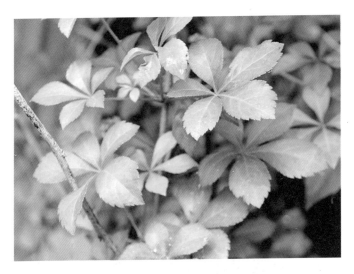

细柱五加　*Acanthopanax gracilistylus* W.W.Smith.

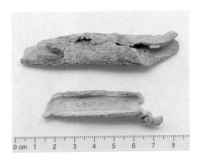

五加皮

【别　　　名】五梅子、山花椒。

【来　　　源】为木兰科植物五味子 *Schisandra chinensis*（Turcz.）Baill. 的干燥成熟果实。

【植物识别要点】落叶本质藤木。叶近膜质，阔椭圆形或倒卵形，边缘具腺齿。聚合果，小浆果红色，近球形或倒卵圆形，果皮具不明显腺点，种子1~2粒，肾形，淡褐色，种皮光滑，种脐明显凹入成 U 形。果肉气微，味酸。

【性 味 功 效】酸、甘、温。收敛固涩，益气生津，补肾宁心。

【应　　　用】用于治疗久咳虚喘，梦遗滑精，自汗盗汗，津伤口渴，心悸失眠。

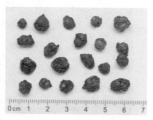

五味子

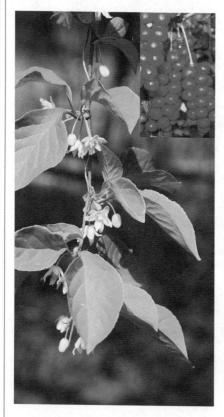

五味子　*Schisandra chinensis*
（Turcz.）Baill.

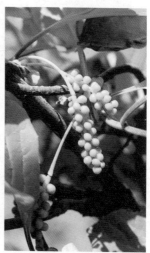

五味子幼果

【别　　　名】粗叶榕、丫枫小树、大青叶、佛掌榕、掌叶榕。

【来　　　源】为桑科植物粗叶榕 *Ficus hirta* Vahl 的干燥根。

【植物识别要点】灌木或小乔木，嫩枝中空，小枝、叶和榕果均被金黄色
　　　　　　　　开展的长硬毛。叶互生，其叶子像五指，有细毛。榕果
　　　　　　　　成对腋生或生于已落叶枝上，球形或椭圆球形，成熟时
　　　　　　　　像毛桃。

【性 味 功 效】甘，平。祛风除湿，健脾补肺，舒筋活络。

【应　　　用】用于治疗风湿痿痹、脾虚浮肿、腰腿痛、肺虚咳嗽等。

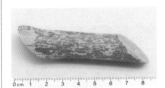

五指毛桃

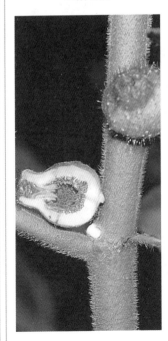

粗叶榕果

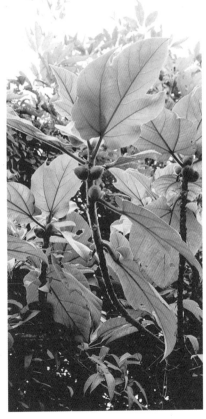

粗叶榕　*Ficus hirta* Vahl.

五倍子

【别　　名】青麸杨、倍子树、盐肤木。

【来　　源】本品为漆树科植物盐肤木 *Rhus chinensis* Mill. 叶上的虫瘿。

【植物识别要点】落叶小乔木或灌木。奇数羽状复叶有小叶 3~6 对，叶轴上部具狭翅，叶背疏被微柔毛或仅脉上被毛，侧脉较密，圆锥花序宽大，多分枝，密被微绒毛，苞片钻形，核果球形，略压扁，被具节柔毛和腺毛，成熟时红色。

【性 味 功 效】酸、涩，寒。敛肺降火，涩肠止泻，敛汗，止血，收湿敛疮。

【应　　用】用于治疗肺虚久咳，久泻久痢，痈肿疮毒，皮肤湿烂。

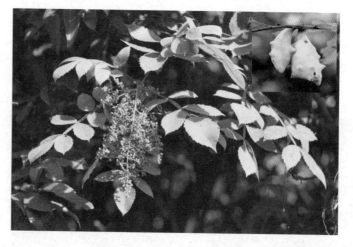

盐肤木　*Rhus chinensis* Mill.

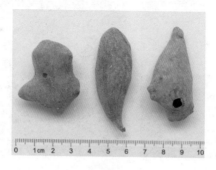

五倍子

【别　　　　名】车前、猪耳草、平车前、东串串、小车前。

【来　　　　源】为车前科植物车前 *Plantago asiatica* L. 的干燥全草。

【植物识别要点】草本。叶基生呈莲座状，平卧、斜展或直立，叶片薄纸质或纸质。蒴果纺锤状卵形、卵球形或圆锥状卵形。种子卵状椭圆形或椭圆形，具角，黑褐色至黑色，背腹面微隆起。

【性 味 功 效】甘，寒。清热利尿通淋，祛痰，凉血，解毒。

【应　　　　用】用于治疗热淋涩痛，水肿胀满，暑湿泄泻，目赤肿痛，痰热咳嗽。

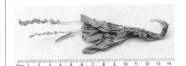

车前草

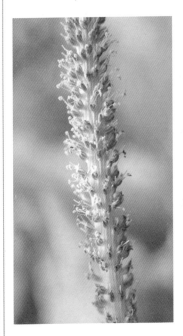

车前花果

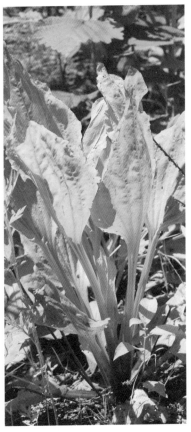

车前　*Plantago asiatica* L.

【别　　　名】油葱、象鼻草。

【来　　　源】为百合科植物芦荟 *Aloe vera* L.var.*chinensis*（Haw.）Berg. 叶的汁液浓缩干燥物。

【植物识别要点】茎较短。叶近簇生或稍二列（幼小植株），肥厚多汁，条状披针形，粉绿色。总状花序具几十朵花；苞片近披针形，先端锐尖；雄蕊与花被近等长或略长，花柱明显伸出花被外。

【性　味　功　效】苦，寒。泻下通便，清肝泻火，杀虫疗疳。

【应　　　用】用于治疗热结便秘，惊痫抽搐，小儿疳积，外治癣疮。

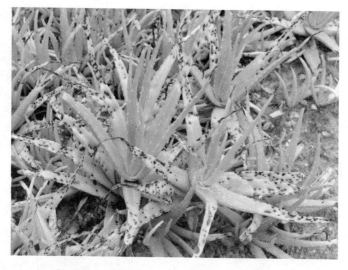

芦荟　*Aloe vera* L.var.*Chinesis*（Haw.）Berg.

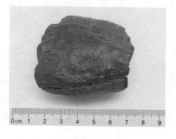

中国芦荟

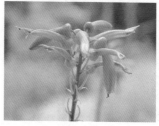

中国芦荟花序

【别　　　名】奶蓟、老鼠筋、水飞雉。

【来　　　源】为菊科植物水飞蓟 *Silybum marianum* (L.)Gaertn. 的干燥成熟果实。

【植物识别要点】草本。茎直立,分枝,有条棱,极少不分枝。莲座状基生叶与下部茎叶有叶柄,全形椭圆形或倒披针形,头状花序较大。瘦果压扁,长椭圆形或长倒卵形,褐色。

【性　味　功　效】苦,凉。清热解毒,疏肝利胆。

【应　　　用】用于治疗肝胆湿热,胁痛,黄疸。

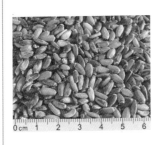

水飞蓟

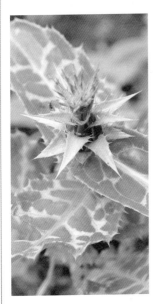

水飞蓟花

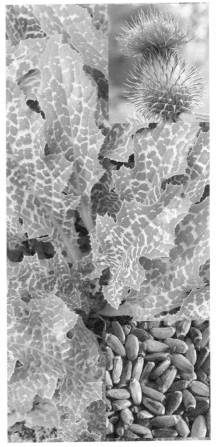

水飞蓟　*Silybum marianum* (L.)Gaertn.

【别　　　　名】三荚草、金钮子。

【来　　　　源】为莎草科植物短叶水蜈蚣 *Kyllinga brevifolia* Rottb. 的全草。

【植物识别要点】根状茎长而匍匐,外被膜质、褐色的鳞片,具多数节间,每一节上长一秆。秆成列地散生,细弱,扁三棱形,平滑,基部不膨大,穗状花序单个,球形或卵球形,具极多数密生的小穗。小坚果。

【性　味　功　效】辛,平。疏风解表,清热利湿,止咳化痰,祛瘀消肿。

【应　　　　用】用于治疗感冒风寒,黄疸,疮疡肿毒,跌打刀伤。

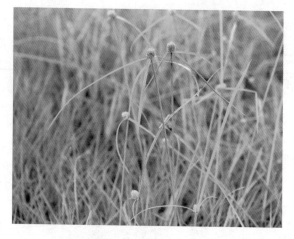

短叶水蜈蚣　*Kyllinga brevifolia* Rottb.

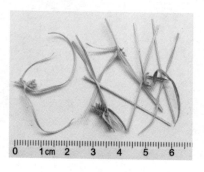

水蜈蚣

【别　　　名】加布、剪刀树、箭毒木。

【来　　　源】为桑科植物见血封喉 *Antiaris toxicaria*（Pers.）Lesch. 的乳汁和种子。

【植物识别要点】乔木，小枝幼时被棕色柔毛，叶椭圆形至倒卵形。核果梨形，具宿存苞片，成熟的核果，鲜红至紫红色。种子外种皮坚硬。

【性 味 功 效】苦，温；有大毒。鲜树汁：强心、麻醉；种子：解热。

【应　　　用】外用治淋巴结结核；种子主治痢疾。

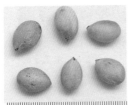

见血封喉

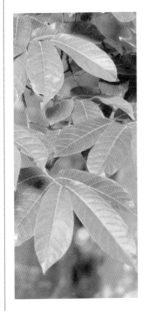

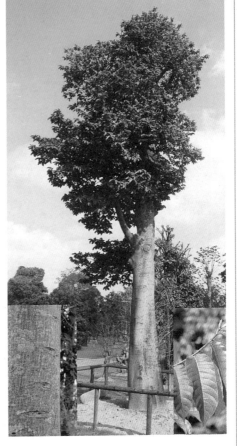

见血封喉枝叶　　　见血封喉　*Antiaris toxicaria*（Pers.）Lesch.

牛蒡子

【别　　　　名】恶实、大力子。

【来　　　　源】为菊科植物牛蒡 *Arctium lappa* L. 的干燥成熟果实。

【植物识别要点】草本。基生叶丛生，茎生叶互生；阔卵形或心形。头状花序丛生或排成伞房状，总苞片披针形，顶端钩状弯曲，全为管状花，淡紫色。瘦果扁卵形，冠毛短刚毛状。

【性 味 功 效】辛、苦，寒。疏散风热，宣肺透疹，解毒利咽。

【应　　　　用】用于治疗风热感冒，麻疹，风疹，痄腮，丹毒，痈肿疮毒。

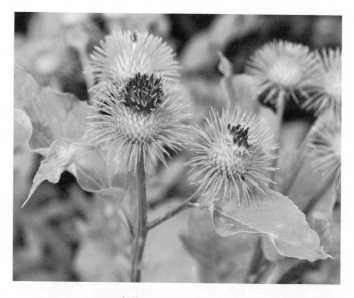

牛蒡　*Arctium lappa* L.

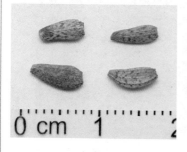
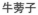

牛蒡子

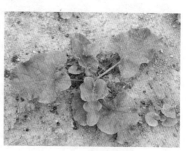

牛蒡幼苗

70

【别　　　　名】牛磕膝。

【来　　　　源】为苋科植物牛膝 *Achyranthes bidentata* Blume 的干燥根。

【植物识别要点】多年生草本,根圆柱形,土黄色。茎有棱角或四方形,绿色或带紫色。叶片椭圆形或椭圆披针形,少数倒披针形。穗状花序顶生及腋生,胞果矩圆形,黄褐色,光滑。种子矩圆形,黄褐色。

【性　味　功　效】苦、甘、酸,平。逐瘀通经,补肝肾,强筋骨,利尿通淋,引血下行。

【应　　　　用】用于治疗经闭,筋骨无力,淋证,头痛,口疮,吐血,衄血。

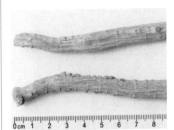

牛膝

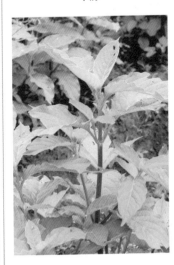

牛膝茎叶

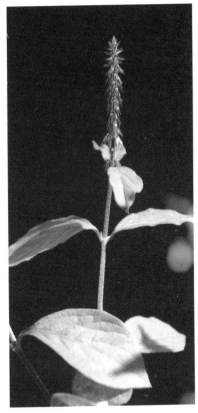

牛膝　*Achyranthes bidentata* Blume

【别　　　名】茶叶冬青、密毛假黄杨、密毛冬青。

【来　　　源】为冬青科植物毛冬青 *Ilex pubescens* Hook.et Arn. 的干燥根。

【植物识别要点】常绿灌木或小乔木，小枝纤细，近四棱形，密被长硬毛，具纵棱脊，具近新月形叶痕。叶片纸质或膜质，椭圆形或长卵形，花序簇生，密被长硬毛。果球形，干时具纵棱沟。

【性 味 功 效】苦、甘，平。活血祛瘀，清热解毒，祛痰止咳。

【应　　　用】用于治疗风热感冒，肺热喘咳，喉头水肿。

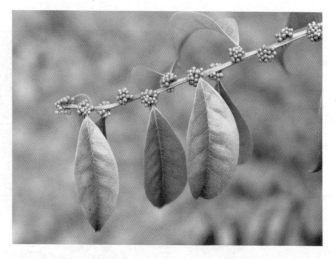

毛冬青　　*Ilex pubescens* Hook.et Arn.

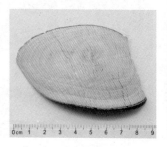

毛冬青

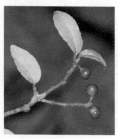

毛冬青果

【别　　　　名】洋地黄。

【来　　　　源】为玄参科植物毛地黄 *Digitalis purpurea* L. 的干燥叶。

【植物识别要点】草本，除花冠外，全体被灰白色短柔毛和腺毛。基生叶多数成莲座状，叶柄具狭翅，叶片卵形或长椭圆形。蒴果卵形，种子短棒状，具蜂窝状网纹和极细的柔毛。

【性 味 功 效】苦，温。强心，利尿。

【应　　　　用】用于充血性心力衰竭和某些心律失常。为重要的强心药物。

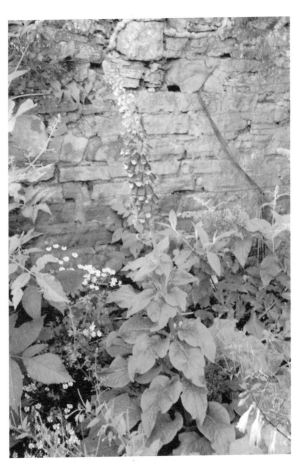

毛地黄　*Digitalis purpurea* L.

毛茛

【别　　　　名】老虎脚迹、五虎草。

【来　　　　源】为毛茛科植物毛茛 *Ranunculus japonicus* Thunb. 的全草。

【植物识别要点】草本。茎直立，中空，有槽，具分枝，生开展或贴伏的柔毛。基生叶多数，叶片圆心形或五角形。聚伞花序有多数花，疏散，聚合果近球形，瘦果扁平，喙短直或外弯。

【性 味 功 效】辛，温；有毒。退黄，定喘，截疟，镇痛，消翳。

【应　　　　用】用于治疗鹤膝风，痈肿、恶疮、疥癣，牙痛，火眼等。

【注 意 事 项】本品有毒，一般不作内服。皮肤有破损及过敏者禁用，孕妇慎用。

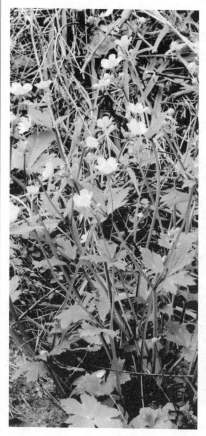

毛茛　　*Ranunculus japonicus* Thunb.

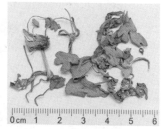

毛茛

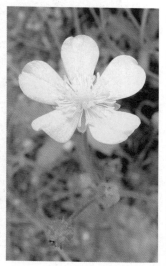

毛茛花果

【别　　　名】绿升麻。

【来　　　源】为毛茛科植物升麻 *Cimicifuga foetida* L. 的干燥根茎。

【植物识别要点】根状茎有许多内陷的圆洞状老茎残迹。叶为 2~3 回三出状羽状复叶,茎下部叶的叶片三角形,顶生小叶具长柄,菱形,菁葵长圆形,有伏毛,顶端有短喙。种子椭圆形,有鳞翅。

【性　味　功　效】辛、微甘、微寒。发表透疹,清热解毒,升举阳气。

【应　　　用】用于治疗风热头痛,咽喉肿痛,麻疹不透,阳毒发斑,子宫脱垂。

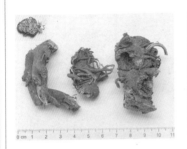

升麻

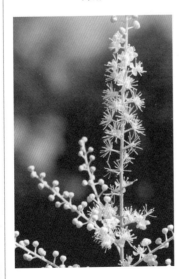

升麻花序

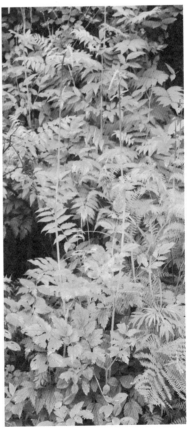

升麻　*Cimicifuga foetida* L.

【别　　　名】雁来红、日日草、日日新、三万花。

【来　　　源】为夹竹桃科植物长春花 *Catharanthus roseus*（L.）G.Don. 的干燥全草。

【植物识别要点】半灌木，茎近方形，有条纹。叶膜质，倒卵状长圆形。花萼5深裂，萼片披针形或钻状渐尖，花冠红色，高脚碟状，花冠筒圆筒状，蓇葖果双生，直立，平行或略叉开，外果皮厚纸质，有条纹，被柔毛。

【性　味　功　效】微苦，凉。凉血降压，镇静安神。

【应　　　用】用于治疗高血压、恶性淋巴瘤、单核细胞性白血病。

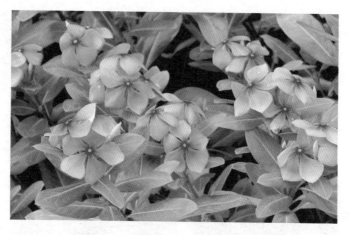

长春花　*Catharanthus roseus*（L.）G.Don.

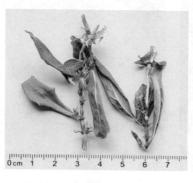

长春花

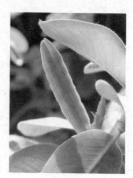

长春花果

【别　　　名】毛橘红（化州柚）、光七爪、光五爪（柚）。

【来　　　源】为芸香科植物化州柚 *Citrus grandis*（Burm.）Merr. cv.Tomentosa 的未成熟或近成熟的干燥外层果皮。

【植物识别要点】常绿乔木，幼枝、新叶被短柔毛。单身复叶互生，长椭圆形、卵状椭圆形或阔卵形。花单生或为总状花序，腋生，花瓣白色，子房长圆形。柑果梨形、倒卵形或圆形。

【性 味 功 效】辛、苦，温。理气宽中，燥湿化痰。

【应　　　用】用于治疗咳嗽痰多，食积伤酒，呕恶痞闷。

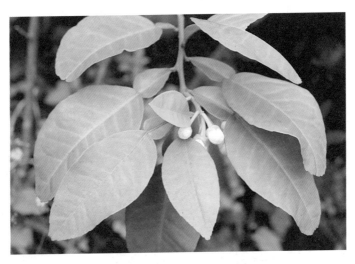

化州柚　*Citrus grandis*（Burm.）Merr.cv.Tomentosa

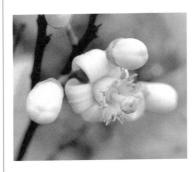

化州柚花

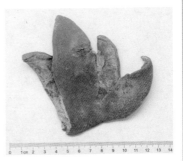

化橘红

月见草

【别　　　名】山芝麻、夜来香。

【来　　　源】为柳叶菜科植物月见草 *Oenothera biennis* L. 的干燥根。

【植物识别要点】草本，基生莲座叶丛紧贴地面。基生叶倒披针形，茎生叶椭圆形至倒披针形，花序穗状，不分枝。蒴果锥状圆柱形。种子棱形，具棱角，各面具不整齐洼点。

【性 味 功 效】甘，温。强筋壮骨，祛风除湿。

【应　　　用】用于治疗风湿病，筋骨疼痛。

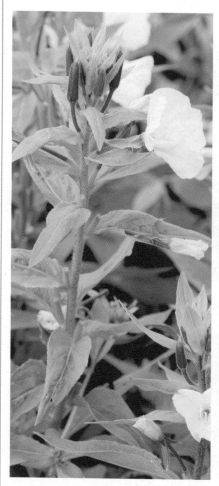

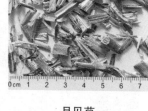

月见草

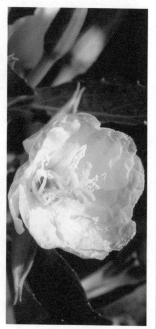

月见草　*Oenothera biennis* L.

月见草花

【别　　　名】月月红、月月花。

【来　　　源】为蔷薇科植物月季 *Rosa chinensis* Jacq. 的干燥花。

【植物识别要点】直立灌木，小叶片宽卵形至卵状长圆形，托叶大部贴生于叶柄，边缘常有腺毛。花瓣重瓣至半重瓣，红色、粉红色至白色，倒卵形，先端有凹缺，基部楔形。果卵球形或梨形。

【性 味 功 效】甘，温。活血调经，疏肝解郁。

【应　　　用】用于治疗气滞血瘀，月经不调，痛经，闭经，胸胁胀痛。

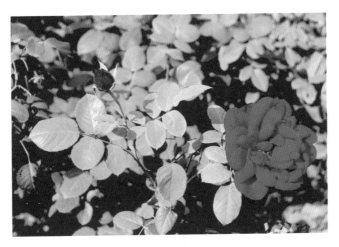

月季　*Rosa chinensis* Jacq.

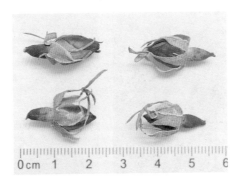

月季花

【别　　名】赤参、血参根、大红袍、紫丹参、红根。

【来　　源】为唇形科植物丹参 *Salvia miltiorrhiza* Bunge 的干燥根和根茎。

【植物识别要点】多年生草本，全株密被长柔毛及腺毛，触手有黏性。根外皮砖红色。羽状复叶对生，卵圆形或椭圆状卵形，上面有皱，下面毛较密。花萼二唇形，花冠紫色，管内有毛环。

【性 味 功 效】苦，微寒。活血祛瘀，通经止痛，清心除烦，凉血消痈。

【应　　用】用于治疗胸痹心痛，脘腹胁痛，癥瘕积聚，热痹疼痛等。

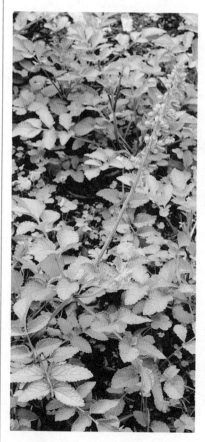

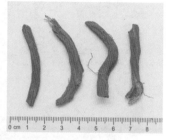

丹参

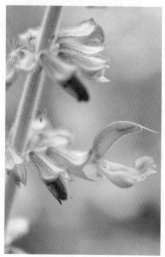

丹参　*Salvia miltiorrhiza* Bunge

丹参花

【别　　　　名】天台乌、台乌、短樟、矮樟。

【来　　　　源】为樟科植物乌药 *Lindera aggregata*（Sims）Kosterm. 的
　　　　　　　　块根。

【植物识别要点】常绿灌木或小乔木。树皮灰褐色。幼枝密被金黄色绢
　　　　　　　　毛。叶互生，革质，柄短，叶片椭圆形或卵形，下面密生
　　　　　　　　灰白色柔毛，三出脉。雌雄异株；伞形花序腋生，花被
　　　　　　　　片 6。核果球形，熟时黑色。

【性 味 功 效】辛，温。行气止痛，温肾散寒。

【应　　　　用】用于治疗胸腹胀痛，气逆喘急，膀胱虚冷，遗尿尿频，疝
　　　　　　　　气，痛经。

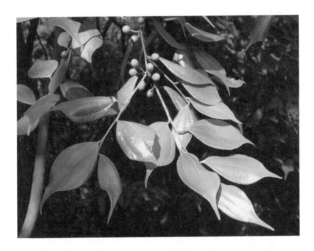

乌药　　*Lindera aggregata*（Sims）Kosterm.

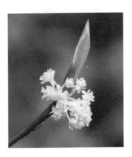

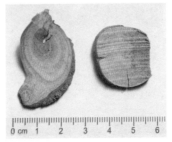

乌药花　　　　　　　　　　　乌药

【别　　　名】木樟树、木蜡树、乌桕木、桕树。

【来　　　源】为大戟科植物乌桕 *Sapium sebiferum*(L.)Roxb. 的根皮。

【植物识别要点】乔木，含乳汁。叶互生，菱形或菱状卵形；叶柄细长，顶端具2腺体。花单性同株，总状花序顶生：最初全为雄花，随后1~4朵雌花生于花序基部。蒴果梨状球形。种子近圆形，外被白蜡层。

【性　味　功　效】苦，微温；有小毒。清热利湿，拔毒消肿。

【应　　　用】用于治疗水肿，臌胀，癥瘕积聚，二便不通，湿疮，疥癣，疔毒。

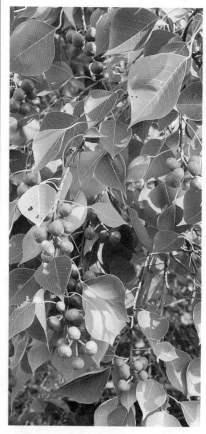

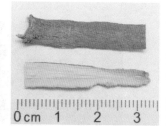

乌桕

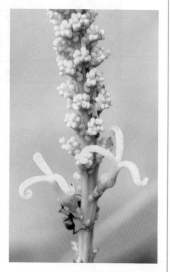

乌桕　*Sapium sebiferum*(L.)Roxb.

乌桕花

【别　　名】五爪龙、五叶莓、地五加、乌蔹草。

【来　　源】为葡萄科植物乌蔹莓 *Cayratia japonica* (Thunb.)Gagnep. 的全草。

【植物识别要点】草质藤本。茎卷须与叶对生。掌状复叶，鸟足状；小叶5，椭圆卵形，中间小叶较大，侧生小叶较小。聚伞花序腋生或假腋生，具长柄，花小，黄绿色，具短柄，花瓣4，雄蕊4与花瓣对生。浆果卵形。熟时黑色。

【性味功效】苦、酸，寒。清热解毒，活血散瘀，利尿。

【应　　用】用于治疗咽喉肿痛，疖肿，痢疾，尿血，白浊，跌打损伤，毒蛇咬伤。

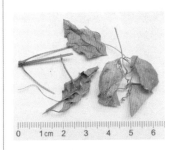

乌蔹莓

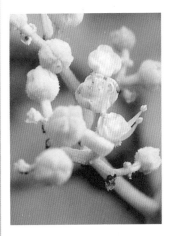

乌蔹莓花

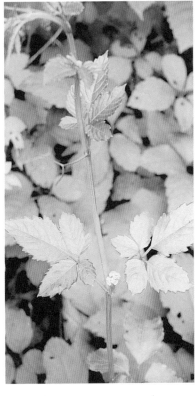

乌蔹莓　*Cayratia japonica* (Thunb.)Gagnep.

【别　　　　名】乌韭、小叶野鸡尾、蜢蚱参、细叶凤凰尾。

【来　　　　源】为鳞始蕨科植物乌蕨 *Stenoloma chusanum* Ching 的全草。

【植物识别要点】多年生草本。根状茎短而横走。叶近生,无毛;叶片披针形或卵圆形,四回羽状细裂,末回裂片阔楔形;叶脉在小裂片上二叉。孢子囊群顶生,圆形,每裂片 1~2 枚,囊群盖灰棕色,杯形或浅杯形。

【性 味 功 效】苦,寒。清热解毒,祛暑利湿,凉血止血。

【应　　　　用】用于治疗感冒发热、扁桃体炎、痢疾、便血和外伤出血,皮肤湿疹。

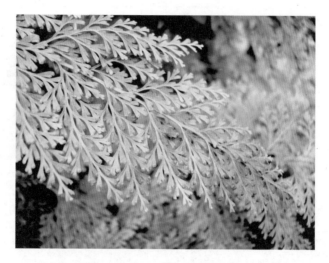

乌蕨　*Stenoloma chusanum* Ching

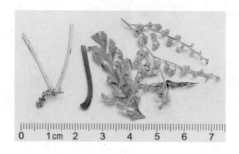

乌蕨

【别　　　名】赤地利、火炭星。

【来　　　源】为蓼科植物火炭母 *Polygonum chinense* L. 的全草。

【植物识别要点】多年生蔓生草本。单叶互生，叶柄短而有翅；叶卵形或卵状椭圆形，有时具两耳状裂片，常有紫黑色 V 形斑块；托叶鞘膜质。数个头状花序排成伞房花序或圆锥花序；花白色或淡红色；花被 5 深裂。瘦果卵形，具 3 棱，黑色。

【性 味 功 效】微酸、涩、微寒。清热利湿，凉血解毒。

【应　　　用】用于治疗泄泻，痢疾，咽痛，疖肿，湿疹，毒蛇咬伤。

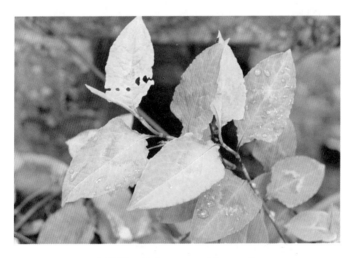

火炭母　*Polygonum chinense* L.

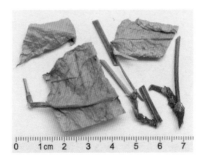

火炭母

【别　　　　名】麻仁、大麻仁、火麻子。

【来　　　　源】为桑科植物大麻 *Cannabis sativa* L. 的果实。

【植物识别要点】草本。茎有纵沟和短柔毛。叶互生或下部的对生，掌状全裂，裂片 3~11，披针形，具粗锯齿。花单性异株；雄花成疏生的圆锥花序，黄绿色，花被和雄蕊各 5；雌花丛生叶腋，绿色，花被 1。瘦果扁卵形，外有黄褐色苞片。

【性　味　功　效】甘，平。润肠通便。

【应　　　　用】用于治疗血虚津亏，肠燥便秘。

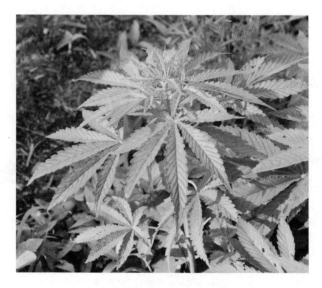

大麻　*Cannabis sativa* L.

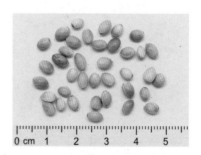

火麻仁

【别　　　　名】巴菽、刚子、巴仁、双眼龙、巴米、巴果、江子、猛子仁。

【来　　　　源】为大戟科植物巴豆 *Croton tiglium* L. 的果实。

【植物识别要点】常绿小乔木,疏生星状毛。叶互生,卵形至矩圆状卵形,
　　　　　　　　基部两侧各有 1 腺体。花小,绿色,单性同株,顶生总
　　　　　　　　状花序。雄花在上,雌花在下,无花瓣。蒴果卵圆形,
　　　　　　　　有 3 钝棱;种子长卵形。

【性 味 功 效】辛,热;有大毒。外用蚀疮。

【应　　　　用】用于治疗恶疮疥癣,疣痣。

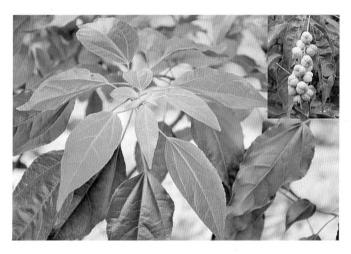

巴豆　　*Croton tiglium* L.

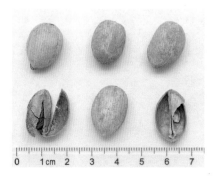

巴豆

【别　　　名】巴戟、巴戟肉、巴棘、念珠巴戟、巴吉、戟天。

【来　　　源】为茜草科植物巴戟天 *Morinda officinalis* How 的根。

【植物识别要点】缠绕藤本。叶对生,背脉及叶柄被短粗毛;托叶鞘状。花序头状,萼筒半球形,先端有不规则的齿裂;花冠白色,常 4 深裂,内弯。聚合果近球形,红色。

【性 味 功 效】甘、辛,微温。补肾阳,强筋骨,祛风湿。

【应　　　用】用于治疗阳痿遗精,宫冷不孕,月经不调,少腹冷痛,风湿痹痛,筋骨痿软。

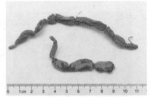

巴戟天

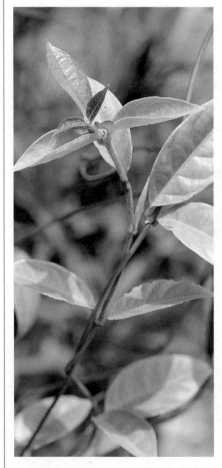

巴戟天　*Morinda officinalis* How

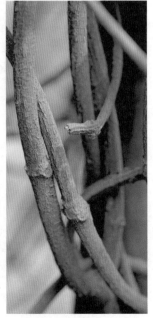

巴戟天茎

【别　　　名】辛一、辛夷花、木笔花、玉兰花、木莲花。

【来　　　源】为木兰科植物玉兰 *Magnolia denudata* Desr. 的花蕾。

【植物识别要点】落叶乔木，嫩枝有毛。叶互生，上面有光泽，下面被柔
　　　　　　　　毛。花大，钟状，先叶开放，白色；花被片9，3轮；雄蕊、
　　　　　　　　心皮多数，螺旋状排列于伸长的花托上。蓇葖果顶端
　　　　　　　　圆形，聚合成圆筒形。

【性　味　功　效】辛，温。散风寒，通鼻窍。

【应　　　用】用于治疗风寒头痛，鼻塞流涕，鼻衄，鼻渊。

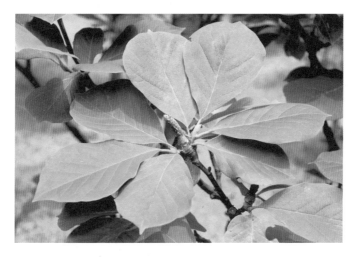

玉兰　*Magnolia denudata* Desr.

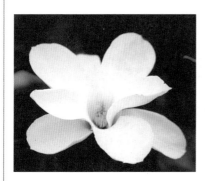

玉兰花

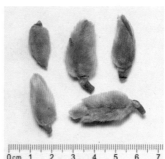

玉兰

【别　　　名】萎蕤、尾参、竹根七、玉竹参、葳参、萎香。

【来　　　源】为百合科植物玉竹 *Polygonatum odoratum* (Mill.) Druce 的根茎。

【植物识别要点】多年生草本。茎具纵棱。叶互生，椭圆形至卵状矩圆形，顶端尖。花序腋生，花被筒状，白色或顶端黄绿色，裂片 6，雄蕊 6，花丝近光滑至具乳头状突起。浆果，熟时蓝黑色。

【性 味 功 效】甘，微寒。养阴润燥，生津止渴。

【应　　　用】用于治疗肺胃阴伤，燥热咳嗽，咽干口渴，内热消渴。

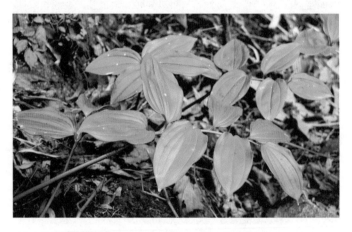

玉竹　*Polygonatum odoratum* (Mill.) Druce

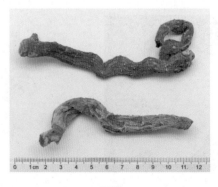

玉竹

【别　　　　名】甜草根、蜜草、粉草、节甘草、甘草梢、国老。

【来　　　　源】为豆科植物甘草 *Glycyrrhiza uralensis* Fisch. 的根及根茎。

【植物识别要点】多年生草本，全株被白色短毛和腺毛。羽状复叶互生；
　　　　　　　　小叶 7~17，卵形或宽卵形。总状花序腋生；花密集；花
　　　　　　　　萼钟状，5 裂；花冠蝶形，紫红色或蓝紫色。荚果条形，
　　　　　　　　呈镰刀状或环状弯曲；种子肾形。

【性　味　功　效】甘、平。补脾益气，清热解毒，祛痰止咳，缓急止痛，调
　　　　　　　　和诸药。

【应　　　　用】用于治疗脾胃虚弱，咳嗽痰多，脘腹、四肢挛急疼痛，痈
　　　　　　　　肿疮毒；缓解药物毒性、烈性。

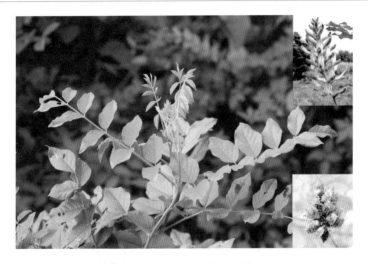

甘草　*Glycyrrhiza uralensis* Fisch.

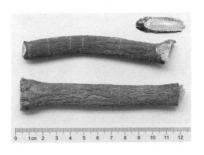

甘草

【别　　　名】苦泽、甘泽、肿手花根、重泽、甘蒿。

【来　　　源】为大戟科植物甘遂 *Euphorbia kansui* T.N.Liou ex T.P.Wang 的块根。

【植物识别要点】草本,有乳汁。叶互生,近无柄,条状披针形,全缘。杯状聚伞花序,常 5~9 枝簇生于茎端,总苞先端 4 裂,腺体 4。花单性,无花被;雄花多数和雌花 1 枚生于同一总苞中;蒴果近球形。

【性 味 功 效】苦,寒;有毒。泻水逐饮,消肿散结。

【应　　　用】用于治疗水肿胀满,胸腹积水,痰饮积聚,气逆咳喘,二便不利,风痰癫痫,痈肿疮毒。

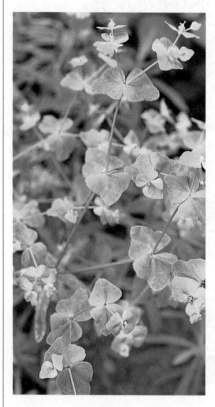

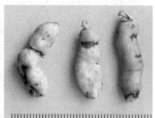

甘遂

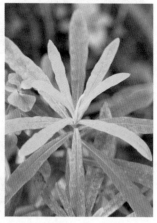

甘遂　*Euphorbia kansui* T.N.Liou ex T.P.Wang

甘遂幼苗

【别　　　名】艾蒿、大叶艾、萎蒿、艾绒、蕲艾、艾蓬、灸草。

【来　　　源】为菊科植物艾 *Artemisia argyi* Lévl.et Vant. 的叶。

【植物识别要点】草本。茎被密茸毛，叶互生，中下部叶片广阔，3~5 或羽状深裂，边缘有齿，上面散生白色腺点；头状花序多数，集成总状；总苞片 4~5 层，边缘膜质；两性花紫褐色。瘦果椭圆形。

【性　味　功　效】辛、苦，温；有小毒。温经止血，散寒止痛。外用祛湿止痒。

【应　　　用】用于治疗吐血、衄血、崩漏，月经过多，经寒不调，宫冷不孕；外治皮肤瘙痒。

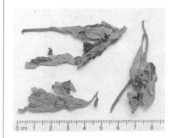

艾叶

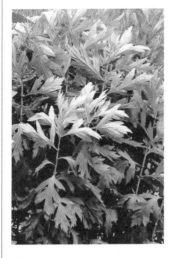

艾叶背面

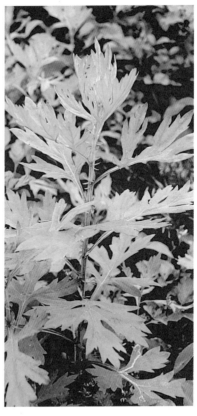

艾　*Artemisia argyi* Lévl.et Vant.

【别　　　名】片脑、冰片脑、婆津香、艾脑香。

【来　　　源】为菊科植物艾纳香 *Blumea balsamifera*（L.）DC. 的新鲜叶经提取加工制成的结晶。

【植物识别要点】亚灌木或多年生草本。叶长圆状披针形或卵形，上面发皱，密生硬短毛，下面有密绢状绵毛。头状花序多数，总苞片4~5层；两性花管状，裂片卵形，雌花丝状，无毛。瘦果矩圆形。

【性 味 功 效】辛、苦，微寒。开窍醒神，清热止痛。

【应　　　用】用于治疗热病神昏、痉厥，中风痰厥，气郁暴厥，中恶昏迷，目赤，口疮，咽喉肿痛，耳道流脓。

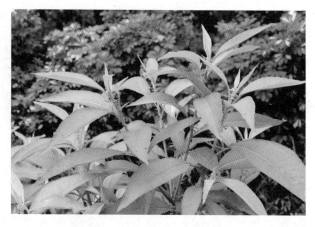

艾纳香　*Blumea balsamifera*（L.）DC.

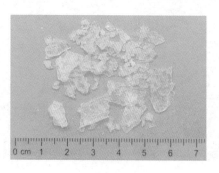

艾纳香

【别　　　　名】木贼草、土木贼、锁眉草、笔杆草。

【来　　　　源】为木贼科植物节节草 *Equisetum ramosissimum* Desf. 的
　　　　　　　　全草。

【植物识别要点】中小型植物。主枝多在下部分枝,成簇生状。主枝有
　　　　　　　　脊5~14条,鞘筒狭长,鞘齿5~12枚,三角形。侧枝较硬,
　　　　　　　　有脊5~8条,鞘齿5~8个,披针形。孢子囊穗短棒状或
　　　　　　　　椭圆形。

【性 味 功 效】甘、微苦,平。清热,利尿,明目退翳,祛痰止咳。

【应　　　　用】用于治疗目赤肿痛,角膜云翳,肝炎,咳嗽,支气管炎,
　　　　　　　　泌尿系感染。

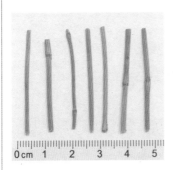

节节草

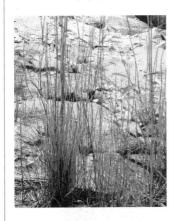

节节草群落

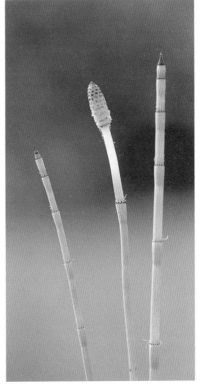

节节草　*Equisetum ramosissimum*
Desf.

【别　　　名】石橄榄、石上莲。

【来　　　源】为兰科植物石仙桃 *Pholidota chinensis* Lindl. 的全草。

【植物识别要点】附生兰。假鳞茎矩圆形或卵状矩圆形,肉质,顶生2叶。叶椭圆披针形或倒披针形,渐尖,基部收狭成短柄。花葶生于假鳞茎顶端。花苞片狭卵形,2列;花先于叶,白色或带黄色,萼片卵形;花瓣和萼片近等长。

【性 味 功 效】甘、淡,微寒。养阴清热,润肺止咳。

【应　　　用】用于治疗热病津伤口渴,阴虚燥咳等。

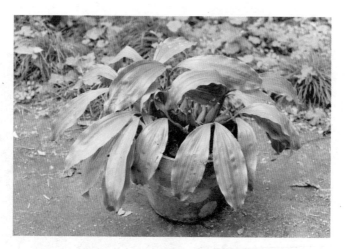

石仙桃　*Pholidota chinensis* Lindl.

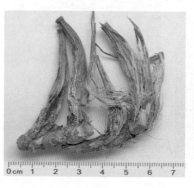

石仙桃

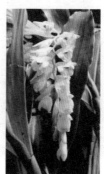

石仙桃花

【别　　　名】洛阳花、鹅毛石竹。

【来　　　源】为石竹科植物石竹 *Dianthus chinensis* L. 的带花全草。

【植物识别要点】草本。茎簇生。叶条形或线状披针形,顶端渐尖,基部成短鞘。花瓣 5,鲜红色、白色或粉红色,瓣片扇状倒卵形,边缘有不整齐浅齿裂。蒴果矩圆形;种子灰黑色,卵形,缘有狭翅。

【性　味　功　效】苦,寒。清热利水,破血通经。

【应　　　用】用于治疗小便不通,淋病,水肿,经闭,痈肿,目赤障翳。

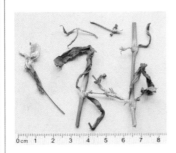

石竹

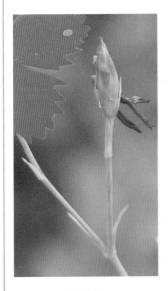

石竹果

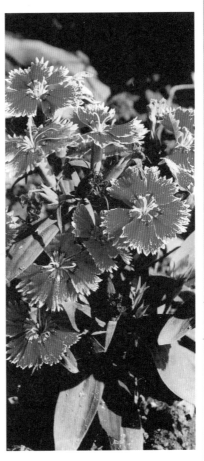

石竹　*Dianthus chinensis* L.

【别　　　名】九节菖蒲、水剑草、石菖、菖蒲、菖朴、剑菖、石菖朴。

【来　　　源】为天南星科植物石菖蒲 *Acorus tatarinowii* Schott 的根茎。

【植物识别要点】多年簇生草本，有香气。叶无柄，较薄，线形，基部对折，先端渐狭，无中脉。花序柄腋生，三棱形。佛焰苞叶状，肉穗花序圆柱状；花两性，淡黄绿色；花被片 6，雄蕊 6。浆果倒卵形。

【性 味 功 效】辛、苦，温。开窍豁痰，醒神益智，化湿开胃。

【应　　　用】用于治疗神昏癫痫，健忘失眠，耳鸣耳聋，脘痞不饥，噤口下痢。

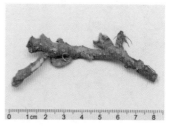

石菖蒲

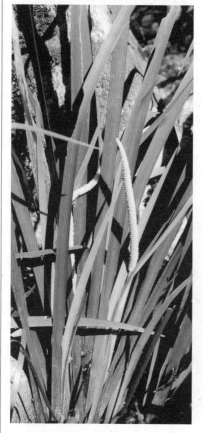

石菖蒲　*Acorus tatarinowii* Schott

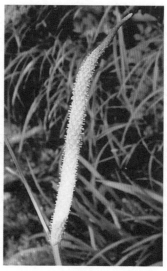

石菖蒲花序

【别　　　　名】扁金钗、石斗、金钗、角斗、金石斛、川石斛。

【来　　　　源】为兰科植物金钗石斛 *Dendrobium nobile* Lindl. 的新鲜或干燥茎。

【植物识别要点】多年生草本。茎丛生，直立，上部多少回折状，稍扁，具槽纹，节略粗，基部收窄。叶近革质，矩圆形，先端 2 圆裂。总状花序具花 1~4；花大，下垂，白色带淡紫色顶端；唇瓣倒卵状矩圆形，唇盘上面具 1 个紫斑。蒴果。

【性 味 功 效】甘，微寒。益胃生津，滋阴清热。

【应　　　　用】用于治疗热病津伤，口干烦渴，胃阴不足，食少干呕，病后虚热不退，阴虚火旺，骨蒸劳热，目暗不明，筋骨痿软。

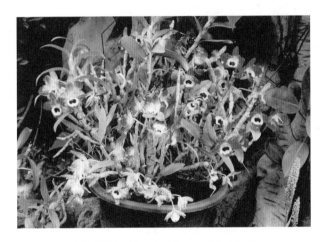

金钗石斛　　*Dendrobium nobile* Lindl.

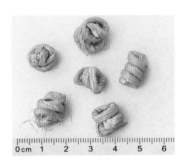

石斛

【别　　　名】蟑螂花、龙爪花、老鸦蒜、蒜头草。

【来　　　源】为石蒜科植物石蒜 *Lycoris radiata*（L'Her.）Herb. 的鳞茎。

【植物识别要点】草本。鳞茎宽椭圆形。叶基生，条形或带形，全缘。花葶先叶抽出，顶生花 4~6，鲜红色或具白色边缘；花被筒极短，上部 6 裂，裂片狭披针形，边缘皱缩，向后反卷；雄蕊 6；子房下位，花柱细长。蒴果背裂，种子多数。

【性 味 功 效】辛、苦，温。消肿，解毒，催吐。

【应　　　用】用于治疗疔疮肿毒，食物中毒，痰涎壅塞，黄疸，水肿腹水。

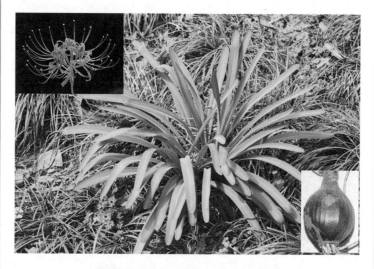

石蒜　*Lycoris radiata*（L'Her.）Herb.

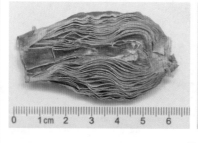

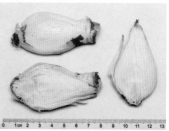

石蒜

【别　　　　名】安石榴、丹若、水晶榴、酸石榴、若榴。

【来　　　　源】为石榴科植物石榴 *Punica granatum* L. 的果皮。

【植物识别要点】落叶灌木或小乔木;幼枝常具四棱,顶端具刺。叶对生或近簇生,矩圆形或倒卵形。两性花 1 至数朵生于枝顶或腋生,花萼宿存,顶端 5~7 裂;花瓣 6,红色,皱缩。浆果近球形,内具薄隔膜。种子多数,有肉质外种皮。

【性 味 功 效】酸,涩,温。涩肠止泻,止血,驱虫。

【应　　　　用】用于治疗久泻,久痢,便血,脱肛,崩漏,带下,虫积腹痛。

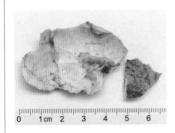

石榴皮

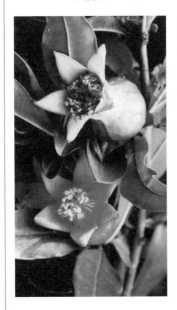

石榴幼果

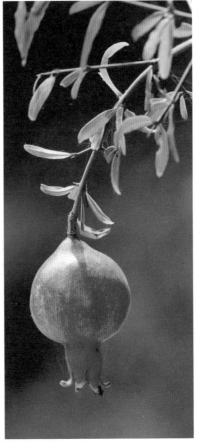

石榴　*Punica granatum* L.

【别　　　　名】胆草、水龙胆、山龙胆草、苦胆草、地胆草。

【来　　　　源】为龙胆科植物龙胆 *Gentiana scabra* Bge. 的根及根茎。

【植物识别要点】多年生草本。茎略具四棱，带紫色。叶对生，下部叶鳞片状，中、上部叶卵状披针形，边缘及下面主脉粗糙，基部抱茎。花簇生茎顶或叶腋；花萼钟状；花冠筒状钟形，蓝紫色，5裂。蒴果卵圆形，有柄；种子条形，边缘有翅。

【性 味 功 效】苦，寒。清热燥湿，泻肝胆火。

【应　　　　用】用于治疗湿热黄疸，阴肿阴痒，带下，湿疹瘙痒，肝火目赤，耳鸣耳聋，胁痛口苦，强中，惊风抽搐。

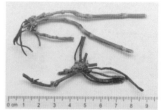

龙胆草

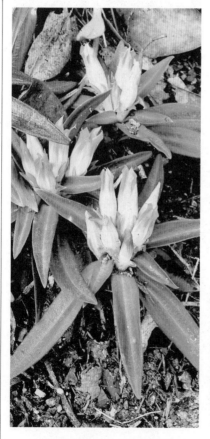

龙胆　*Gentiana scabra* Bge.

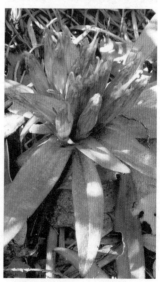

龙胆果

【别　　　名】山丹、卖子木。

【来　　　源】为茜草科植物龙船花 *Ixora chinensis* Lam. 的花。

【植物识别要点】小灌木。叶对生，纸质，矩圆状披针形或倒卵形，全缘。聚伞花序顶生，密聚成伞房状；花序柄深红色，苞片极小；花萼宿存，光滑无毛；花冠高脚碟状，红色或黄红色，裂片4，开放时花冠管细长。浆果近球形，紫红色。

【性 味 功 效】甘、辛，凉。清肝，活血，止痛。

【应　　　用】用于治疗高血压，月经不调，筋骨折伤，疮疡。

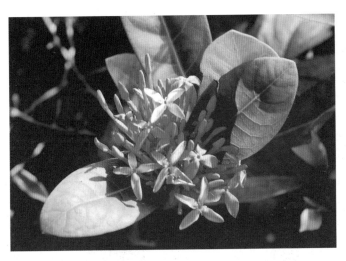

龙船花　*Ixora chinensis* Lam.

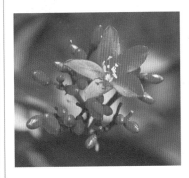

龙船花的花

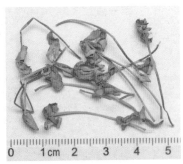

龙船花

【别　　　名】野茄、天茄子、老鸦酸浆草、天泡草、苦葵、山茄子。

【来　　　源】为茄科植物龙葵 *Solanum nigrum* L. 的地上部分。

【植物识别要点】一年生草本。茎直立,多分枝。叶互生,卵形,全缘或有波状齿。花序短蝎尾状或近伞状,侧生或腋外生,有花 4~10,花细小,下垂;花萼杯状;花冠白色,辐状,裂片卵状三角形。浆果球形,黑色;种子近卵形。

【性 味 功 效】苦、微甘,寒;有小毒。清热解毒,利尿。

【应　　　用】用于治疗疮痈肿毒,皮肤湿疹,小便不利,老年性慢性支气管炎,白带过多,前列腺炎,痢疾。

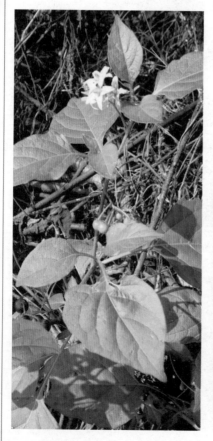

龙葵　*Solanum nigrum* L.

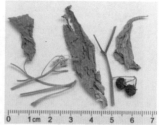

龙葵

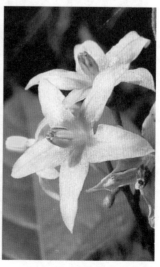

龙葵花

【别　　　名】蝙蝠葛、软豆根、蝙蝠葛根。

【来　　　源】为防己科植物蝙蝠葛 *Menispermum dauricum* DC. 的根茎。

【植物识别要点】缠绕性落叶木质藤本。叶互生,圆肾形或卵圆形,先端尖,边缘近全缘或 3~7 浅裂;叶柄盾状着生。花小,单性异株;花序圆锥状,腋生;雄花萼片 6,花瓣 6~9,黄绿色;雌花心皮 3。果实核果状,黑紫色。

【性 味 功 效】苦,寒;有小毒。清热解毒,祛风止痛。

【应　　　用】用于治疗咽喉肿痛,热毒泻痢,风湿痹痛。

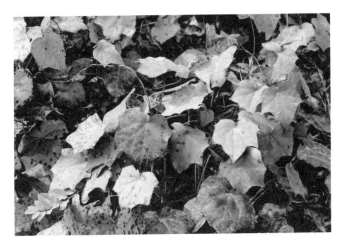

蝙蝠葛　*Menispermum dauricum* DC.

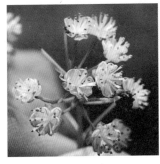

蝙蝠葛花

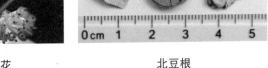

北豆根

【别　　　名】柴胡、硬柴胡、狗头柴胡。

【来　　　源】为伞形科植物柴胡 *Bupleurum chinense* DC. 的根。

【植物识别要点】多年生草本。茎丛生或单生，上部多分枝，稍成"之"字
形。基生叶倒披针形或狭椭圆形，早枯；中部叶倒披针
形或宽条状披针形，下面具粉霜。复伞形花序，总花梗
细长；伞幅3~8；花鲜黄色。双悬果宽椭圆形，棱狭翅状。

【性　味　功　效】辛、苦，微寒。疏散退热，疏肝解郁，升举阳气。

【应　　　用】用于治疗感冒发热，寒热往来，胸胁胀痛，月经不调，子
宫脱垂，脱肛。

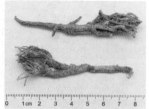

北柴胡

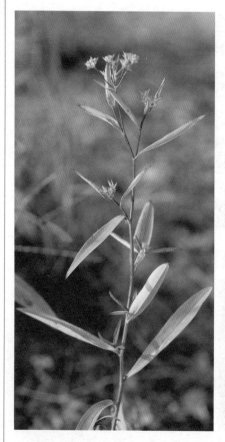

柴胡　*Bupleurum chinense* DC.

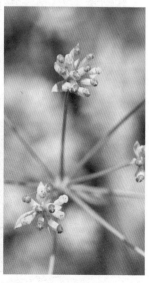

柴胡花序

【别　　　　名】珍珠草、叶后珠。

【来　　　　源】为大戟科植物叶下珠 *Phyllanthus urinaria* L. 的全草。

【植物识别要点】一年生小草本。单叶互生,2 列,极似羽状复叶。叶片
　　　　　　　　长椭圆形,先端斜尖,基部圆形,几无柄。花单性,雌雄
　　　　　　　　同株,无花瓣;雄花 2~3 朵簇生于叶腋,萼片 6;雌花单
　　　　　　　　生于叶腋。蒴果扁球形,红棕色。

【性 味 功 效】微苦、甘,凉。清热利尿,明目,消积。

【应　　　　用】用于治疗肾炎水肿,泌尿系感染,结石等。

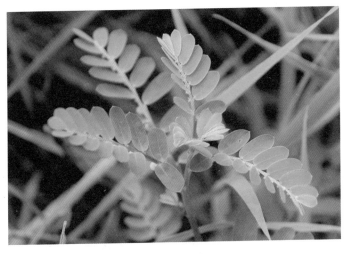

叶下珠　*Phyllanthus urinaria* L.

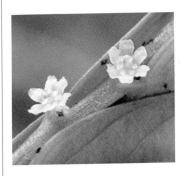

叶下珠花

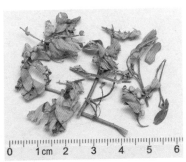

叶下珠

【别　　　名】合萌、水松柏、水槐子、水通草。

【来　　　源】为豆科植物田皂角 *Aeschynomene indica* L. 的全草。

【植物识别要点】半灌木状草本，无毛。羽状复叶；小叶 20 对以上，矩圆形，先端圆钝，基部圆形；无小叶柄，托叶膜质。总状花序腋生，花少数；花萼 2 唇形；花冠黄色带紫纹，旗瓣无爪，翼瓣有爪，龙骨瓣较翼瓣短。荚果条状矩圆形，微弯。

【性 味 功 效】苦、涩、微寒。祛风化痰，拔毒生肌，利尿。

【应　　　用】用于治疗水肿腹胀，小便不利，荨麻疹，疮疖，痈肿，蛇咬伤等。

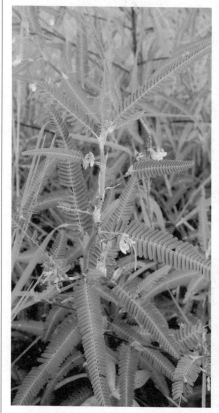

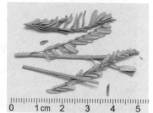

田皂角

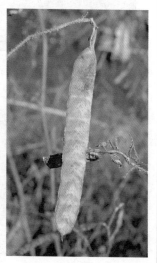

田皂角　　*Aeschynomene indica* L.

田皂角果

【别　　　名】白姜、黄姜、均姜。

【来　　　源】为姜科植物姜 *Zingiber officinale* Rosc. 的新鲜根茎。

【植物识别要点】多年生草本。叶2列，条状披针形；叶舌膜质。花葶单独自根茎抽出；穗状花序卵形；苞片淡绿色；花冠黄绿色，裂片披针形；唇瓣中央裂片矩圆状倒卵形，有紫色条纹及淡黄色斑点，侧裂片卵形；雄蕊微紫色。栽培少开花。

【性 味 功 效】辛，微温。解表散寒，温中止呕，化痰止咳，解鱼蟹毒。

【应　　　用】用于治疗风寒感冒，胃寒呕吐，寒痰咳嗽，鱼蟹中毒。

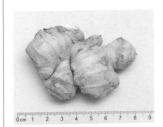

生姜

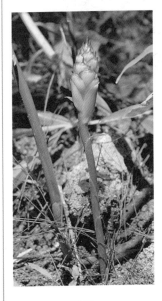

姜果

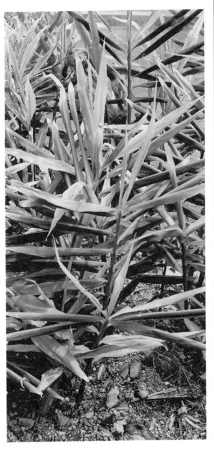

姜　*Zingiber officinale* Rosc.

【别　　　名】地棕根、独茅根、仙毛、仙茅参、千年棕。

【来　　　源】为石蒜科植物仙茅 *Curculigo orchioides* Gaertn. 的根茎。

【植物识别要点】多年生草本。基生叶 3~6，披针形，有时散生长柔毛。花葶极短，隐藏于叶鞘内；花杂性，上部为雄花，下部为两性花；苞片披针形，膜质；花黄色，筒部线形，裂片 6；雄蕊 6；子房下位；浆果长矩圆形，先端有喙。

【性 味 功 效】辛，热；有毒。补肾阳，强筋骨，祛寒湿。

【应　　　用】用于治疗阳痿精冷，筋骨痿软，腰膝冷痛，阳虚冷泻。

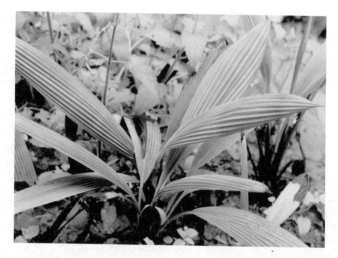

仙茅　*Curculigo orchioides* Gaertn.

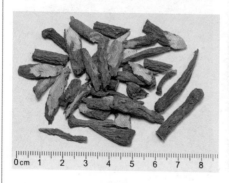

仙茅

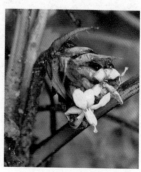

仙茅花

【别　　　名】龙牙草、龙芽、鹤草芽、脱力草、金顶龙芽。

【来　　　源】为蔷薇科植物龙芽草 *Agrimonia pilosa* Ledeb. 的地上部分。

【植物识别要点】多年生草本，密生长柔毛。羽状复叶互生，小叶 5~7，无柄，卵圆形或倒卵形，边缘有锯齿，下面有腺点。总状花序顶生；花萼筒裂片 5，下垂，宿存，裂片基部生多数钩状刚毛；花瓣 5，黄色。瘦果倒圆锥形。

【性 味 功 效】苦、涩、平。收敛止血，截疟，止痢，解毒，补虚。

【应　　　用】用于治疗咯血，吐血，崩漏下血，疟疾，血痢，痈肿疮毒，阴痒带下，脱力劳伤。

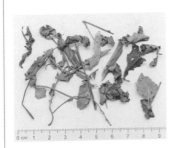

仙鹤草

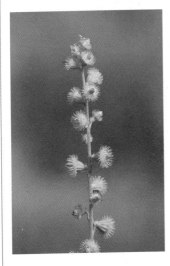

龙芽草果

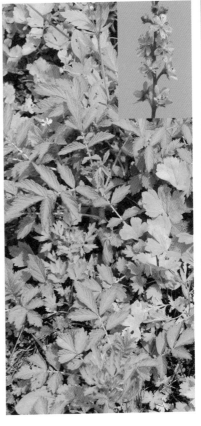

龙芽草　*Agrimonia pilosa* Ledeb.

白及

【别　　　名】白根、白鸡儿头、白芨、白给、紫兰、羊角七、雪如来。

【来　　　源】为兰科植物白及 *Bletilla striata* (Thunb.)Reichb.f. 的块茎。

【植物识别要点】多年生草本。叶 4~6，狭长圆形或披针形，基部成鞘并抱茎。总状花序顶生，花 3~10；花大，紫色或粉红色；萼片和花瓣近等长；唇瓣白色或具紫脉，先端 3 裂，侧裂片合抱蕊柱；蕊柱两侧具狭翅。蒴果圆柱形，具 6 纵肋。

【性　味　功　效】苦、甘、涩，微寒。收敛止血，消肿生肌。

【应　　　用】用于治疗咯血，吐血，外伤出血，疮疡肿毒，皮肤皲裂。

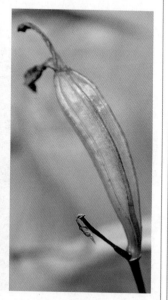

白及

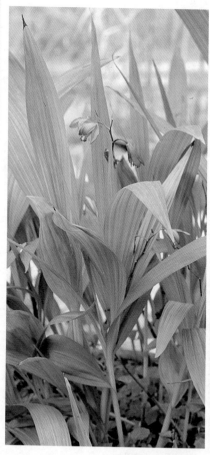

白及　*Bletilla striata*(Thunb.)Reichb.f.

白及果

【别　　　　名】鱼骨刺、满天星、六月雪、白雪丹、路边荆。

【来　　　　源】为茜草科植物白马骨 *Serissa serissoides*（DC.）Druce. 的全株。

【植物识别要点】落叶小灌木。叶对生，形状变异很大，通常卵形至披针形，先端短尖，全缘；托叶膜质，顶有几条刺状毛。花白色，近无梗，簇生小枝顶；花萼裂片5，锐尖，有睫毛；花冠筒与萼裂片近等长。核果近球状，有2个分核。

【性 味 功 效】苦、辛、凉。祛风，利湿，清热，解毒。

【应　　　　用】用于治疗风湿腰腿痛，痢疾，水肿等。

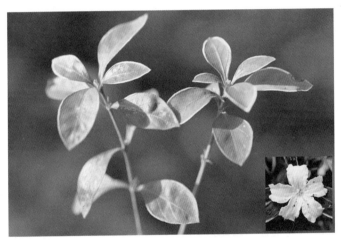

白马骨　*Serissa serissoides*（DC.）Druce.

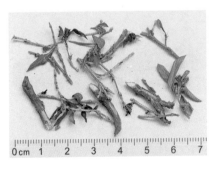

白马骨

【别　　　名】冬术、于术、於潜白术、於术、仙居术。

【来　　　源】为菊科植物白术 *Atractylodes macrocephala* Koidz. 的根茎。

【植物识别要点】多年生草本。叶互生，茎下部叶 3 裂或羽状 5 深裂，裂片卵状披针形至椭圆形；茎上部叶不分裂。头状花序顶生，总苞片约 5~7 层，基部苞片叶状，羽状裂片刺状；管状花，紫红色。瘦果密生柔毛；冠毛羽状。

【性 味 功 效】苦、甘，温。健脾益气，燥湿利水，止汗，安胎。

【应　　　用】用于治疗脾虚食少，腹胀泄泻，痰饮眩悸，水肿，自汗，胎动不安。

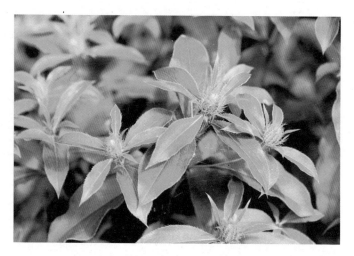

白术　*Atractylodes macrocephala* Koidz.

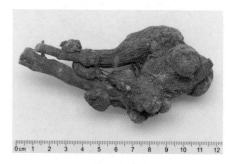

白术

【别　　　名】白兰花、白玉兰、白缅花。

【来　　　源】为木兰科植物白兰 *Michelia alba* DC. 的花。

【植物识别要点】常绿乔木。幼枝和芽被淡黄白色柔毛。叶互生，薄革质，长圆形或卵状椭圆形，全缘；叶柄托叶痕几达叶柄中部。花白色，单生于叶腋，极香；花被片 10 以上；雄蕊和心皮多数，成熟时随着花托的延伸形成疏生的穗状聚合果。

【性 味 功 效】苦、甘、温。健脾益气，燥湿利水，止汗，安胎。

【应　　　用】用于治疗脾虚食少，腹胀泄泻，痰饮眩悸，水肿，自汗，胎动不安。

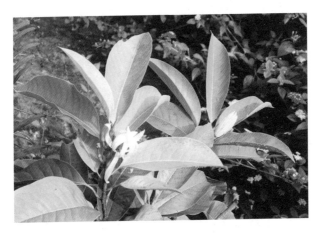

白兰　*Michelia alba* DC.

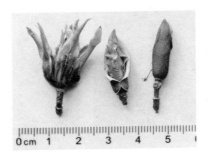

白兰

【别　　名】白头公、白头草、野丈人、老公花、翁草、老和尚头。

【来　　源】为毛茛科植物白头翁 *Pulsatilla chinensis*（Bge.）Regel 的根。

【植物识别要点】多年生草本。基生叶 4~5，叶片宽卵形，3 全裂，中央裂片通常具柄，3 深裂，侧生裂片较小，不等 3 裂。花茎 1~2；花单生；萼片 6，2 轮，蓝紫色；无花瓣；雄蕊和心皮多数。聚合瘦果，宿存花柱羽毛状。

【性 味 功 效】苦，寒。清热解毒，凉血止痢。

【应　　用】用于治疗热毒血痢，阴痒带下，阿米巴痢疾。

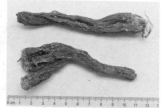

白头翁

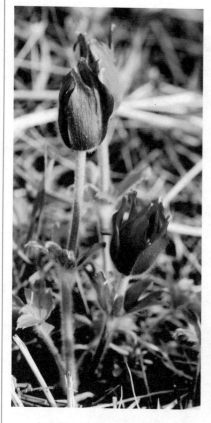

白头翁　*Pulsatilla chinensis*
　　　　（Bge.）Regel

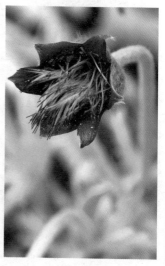

白头翁幼果

【别　　　名】芍药、白芍药、杭白芍、亳白芍、川白芍。

【来　　　源】为毛茛科植物芍药 *Paeonia lactiflora* Pall. 的根。

【植物识别要点】多年生草本。叶互生;茎下部叶为 2 回三出羽状复叶;小叶狭卵形、披针形或椭圆形,边缘密生骨质白色小齿。花顶生并腋生;萼片 4;花瓣白色或粉红色;雄蕊多数;心皮 4~5,无毛。蓇葖果卵形,先端外弯成钩状。

【性 味 功 效】苦、酸,微寒。养血调经,敛阴止汗,柔肝止痛,平抑肝阳。

【应　　　用】用于治疗血虚萎黄,月经不调,自汗,盗汗,胁痛,腹痛,四肢挛痛,头痛眩晕。

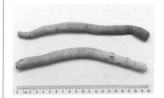

白芍

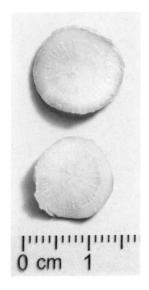

白芍饮片

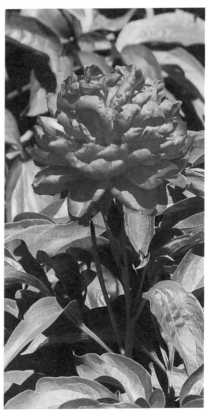

芍药　*Paeonia lactiflora* Pall.

白芷

【别　　　名】香白芷、禹白芷、祁白芷、香棒、泽芬。

【来　　　源】为伞形科植物白芷 *Angelica dahurica*（Fisch.ex Hoffm.）Benth.et Hook.f. 的根。

【植物识别要点】多年生草本。茎中空，近花序处有短柔毛。叶互生，茎下部叶 2~3 回羽状全裂，裂片披针形至矩圆形；茎上部叶简化成叶鞘。复伞形花序；总苞 0~2，鞘状；小总苞片条形；花白色。双悬果椭圆形，分果具 5 棱，侧棱翅状。

【性 味 功 效】辛，温。解表散寒，祛风止痛，宣通鼻窍，燥湿止带，消肿排脓。

【应　　　用】用于治疗感冒头痛，眉棱骨痛，鼻塞流涕，鼻衄，鼻渊，牙痛，带下，疮疡肿痛。

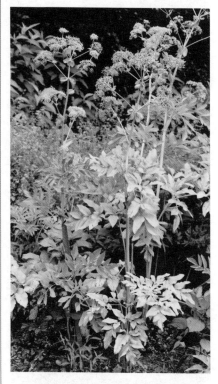

白芷　*Angelica dahurica*（Fisch.ex Hoffm.）Benth.et Hook.f.

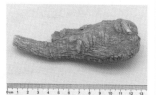

白芷

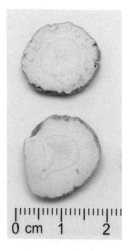

白芷饮片

118

【别　　　名】鬼灯笼、灯笼草、红灯笼。

【来　　　源】为马鞭草科植物白花灯笼 *Clerodendrum fortunatum* L. 的全草。

【植物识别要点】灌木。叶对生，纸质，长椭圆形或倒卵状披针形。聚伞花序腋生，具花 3~9；花萼红紫色，具 5 棱，膨大形似灯笼，基部连合，顶端 5 深裂；花冠淡红色或白色稍带紫色，顶端 5 裂。核果近球形，熟时深蓝绿色，藏于宿萼内。

【性 味 功 效】苦、微甘、寒。清热解毒。

【应　　　用】用于治疗温热病、骨蒸劳热、咳嗽、小儿急惊风；外用治跌打损伤。

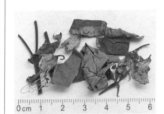

白花灯笼

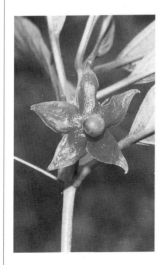

白花灯笼果

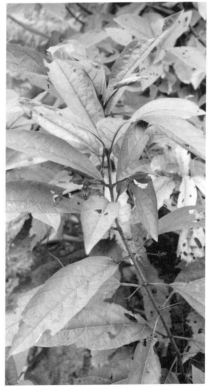

白花灯笼　*Clerodendrum fortunatum* L.

【别　　　　名】扭肚藤、白金银花。

【来　　　　源】为木犀科植物扭肚藤 *Jasminum elongatum*（Bergius）Willd. 的嫩茎。

【植物识别要点】攀援灌木,疏被短柔毛至密被黄褐色绒毛。单叶对生, 叶片纸质,两面被毛。聚伞花序顶生或腋生,苞片线形 或卵状披针形,花冠白色,高脚碟状,裂片 6~9,披针形, 先端锐尖。果黑色,长圆形或卵圆形。

【性 味 功 效】微苦,凉。清热解毒,利湿消滞。

【应　　　　用】用于治疗急性胃肠炎,消化不良,痢疾。

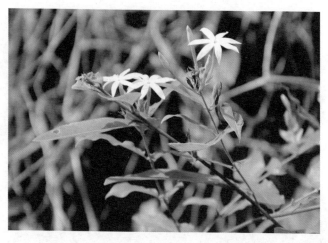

扭肚藤 *Jasminum elongatum*（Bergius）Willd.

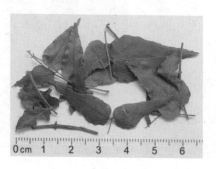

白花茶

【别　　　名】二叶律、龙舌草、蛇舌草。

【来　　　源】为茜草科植物白花蛇舌草 *Hedyotis diffusa* Willd. 的全草。

【植物识别要点】一年生草本。叶十字形对生，膜质，线形，无柄。托叶成鞘状。花白色，单生或2朵生于叶腋，萼管球状，萼裂片4。柱头2裂，裂片广展，有乳头状凸点。蒴果球形，种子细小，有3个棱角，干后深褐色，有深而粗的窝孔。

【性　味　功　效】甘、淡、凉。清热解毒、利湿、散瘀、抗癌。

【应　　　用】用于治疗咽喉肿痛、肠痈、癌肿。

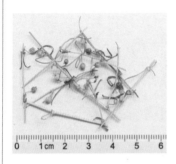

白花蛇舌草

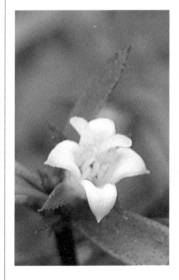

白花蛇舌草花

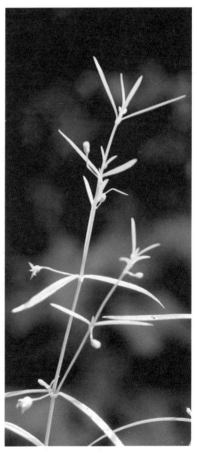

白花蛇舌草　*Hedyotis diffusa* Willd.

【别　　　名】禹白附、独角莲、牛奶白附、雷振子。

【来　　　源】为天南星科植物独角莲 *Typhonium giganteum* Engl. 的干燥块茎。

【植物识别要点】多年生草本。地下块茎卵形至卵状椭圆形，味麻辣，茎节周围生多数须根。叶基生，叶柄基部扩大成鞘状。肉穗花序紫色，具紫色佛焰苞。浆果熟时红色。

【性　味　功　效】辛，温；有毒。祛风痰，定惊搐，解毒散结，止痛。

【应　　　用】用于治疗中风，口眼歪斜，惊风癫痫，破伤风，偏正头痛，毒蛇咬伤。

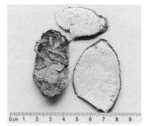

白附子

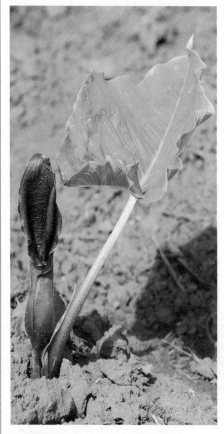

独角莲　*Typhonium giganteum* Engl.

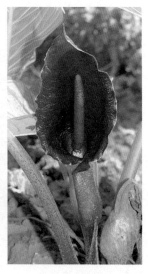

独角莲花

【别　　　名】山甜菜、蔓茄、白草、毛千里光。

【来　　　源】为茄科植物白英 *Solanum lyratum* Thunb. 的全草。

【植物识别要点】草质藤本。茎、叶密被柔毛。叶互生，多数为琴形，常3~5深裂，裂片全缘，中裂片较大，通常卵形，先端渐尖，两面均被白色发亮的长柔毛，聚伞花序，花冠白色，花冠筒隐于萼内，浆果球形，熟时红色，种子近盘状，扁平。

【性　味　功　效】苦、平。清热利湿，解毒消肿，抗癌。

【应　　　用】用于治疗肝炎，胆石病，癌症。

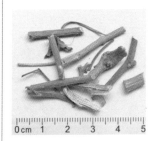

白英

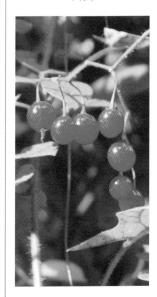

白英果

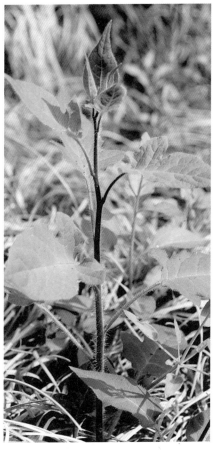

白英　*Solanum lyratum* Thunb.

【别　　　名】丝茅根、茅根。

【来　　　源】为禾本科植物白茅 *Imperata cylindrica* Beauv.var.*major*
　　　　　　　（Nees)C.E.Hubb. 的干燥根茎。

【植物识别要点】多年生草本,根状茎匍匐,白色,节部生有鳞片。叶扁
　　　　　　　平线形,叶鞘聚集于秆基,甚长于其节间,质地较厚,老
　　　　　　　后破碎呈纤维状;圆锥花序柱状,小穗成对生于各节,
　　　　　　　基部密生白色丝状柔毛。

【性 味 功 效】甘,寒。凉血止血,清热利尿。

【应　　　用】用于治疗湿热黄疸,水肿,小便不利。

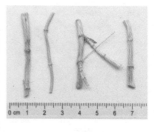

白茅根

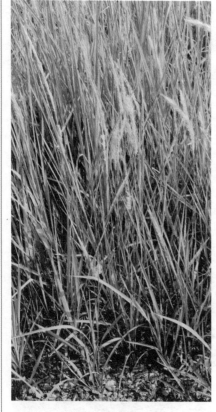

白茅　*Imperata cylindrica* Beauv.var.
major(Nees)C.E.Hubb.

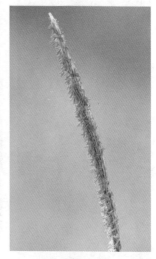

白茅花序

【别　　　名】公孙果。

【来　　　源】银杏科植物银杏 *Ginkgo biloba* L. 的种子。

【植物识别要点】落叶高大乔木。枝有长短枝之分。叶具长柄,在长枝上散生,在短枝上簇生,叶片扇形,二叉分枝细脉。花单性异株,稀同株。种子核果状,外种皮肉质,被白粉。

【性　味　功　效】甘、苦、涩、平;有毒。敛肺止咳,止带缩尿。

【应　　　用】用于治疗喘咳痰多,白带,尿频。

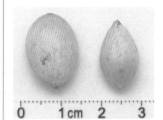

白果

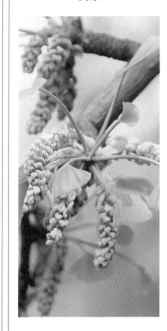

银杏雄球花

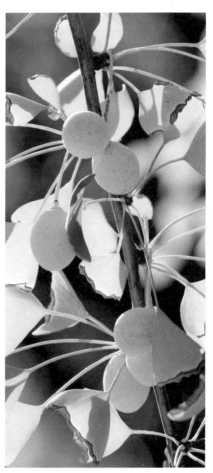

银杏　*Ginkgo biloba* L.

【别　　　名】山黄连、土黄连、断肠草。

【来　　　源】为罂粟科植物白屈菜 *Chelidonium majus* L. 的干燥全草。

【植物识别要点】多年生草本。茎直立，多分枝，具白色细长柔毛，断之
　　　　　　　　有黄色汁液外流。叶互生，一至二回单数羽状分裂。
　　　　　　　　伞形花序顶生和腋生。蒴果条状圆柱形。种子细小，
　　　　　　　　卵球形，生网纹。

【性 味 功 效】苦、凉；有毒。解痉止痛，止咳平喘。

【应　　　用】用于治疗胃脘挛痛，咳嗽气喘，百日咳。

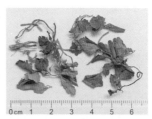

白屈菜

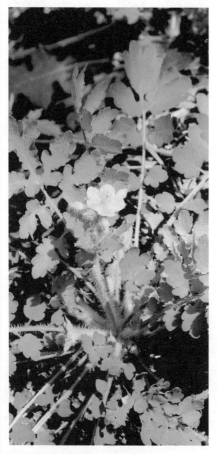

白屈菜　*Chelidonium majus* L.

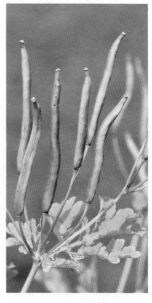

白屈菜果

【别　　　　名】野桐、叶下白。

【来　　　　源】为大戟科植物白背叶 *Mallotus apelta*（Lour.）Muell-Arg. 的全株。

【植物识别要点】灌木或小乔木。叶下面灰白色，单叶互生，具长柄，叶片圆卵形。花单性，异株，无花瓣，花梗极短；花萼裂片3~5枚，外面密生灰白色星状毛和颗粒状腺体；花柱密生羽毛状突起。蒴果近球形，密生被灰白色星状毛的软刺，软刺线形，黄褐色或浅黄色。

【性 味 功 效】微苦、涩，平。清热利湿，解毒止痛，止血。

【应　　　　用】用于治疗淋浊，胃痛，口疮，外伤出血。

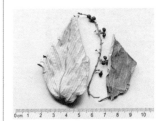

白背叶

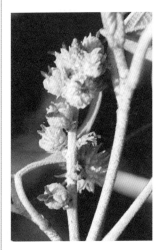

白背叶雌花序

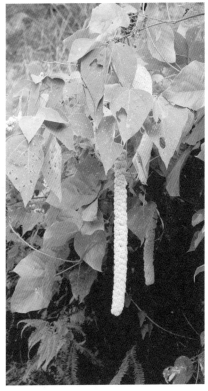

白背叶　*Mallotus apelta*
（Lour.）Muell-Arg.

白背叶

【别　　　名】鹅管白前、竹叶白前。

【来　　　源】为萝藦科植物柳叶白前 *Cynanchum stauntonii*(Decne.)Schltr. ex Lévl. 的干燥根茎和根。

【植物识别要点】多年生直立草本；根状茎横走或斜生，中空如"鹅管"。节上丛生须根，茎上有细棱。单叶对生，具短柄，叶披针形，略革质，无毛。聚伞花序腋生 3~8 朵。蓇葖果长角状。

【性 味 功 效】辛、苦，微温。降气，消痰，止咳。

【应　　　用】用于治疗肺气壅实，咳嗽痰多，胸满喘急。

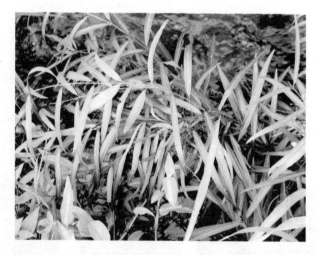

柳叶白前　*Cynanchum stauntonii*(Decne.)Schltr.ex Lévl.

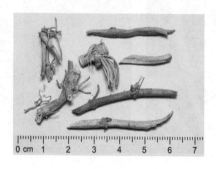

白前

【别　　　　名】山地瓜、野红薯、白根、五爪藤。

【来　　　　源】为葡萄科植物白蔹 *Ampelopsis japonica*（Thunb.）Makino.
　　　　　　　　的干燥块根。

【植物识别要点】多年生攀援藤本。块根粗状、肉质，常数个聚生似地瓜。
　　　　　　　　掌状复叶互生，叶柄较叶片短，无毛。黄绿色小花、聚
　　　　　　　　伞花序与叶对生。浆果球形，熟时蓝色或蓝紫色，有针
　　　　　　　　孔状凹点。

【性　味　功　效】苦，微寒。清热解毒，消痈散结，敛疮生肌。

【应　　　　用】用于治疗痈疽发背，疔疮，烧烫伤。

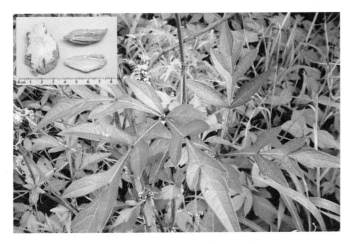

白蔹　*Ampelopsis japonica*（Thunb.）Makino.

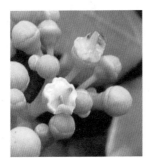

白蔹花

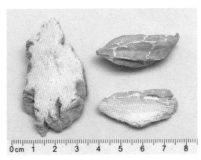

白蔹

白蜡树

【别　　名】秦皮、白荆皮。

【来　　源】为木犀科植物白蜡树 *Fraxinus chinensis* Roxb. 的树皮。

【植物识别要点】落叶乔木。单数羽状复叶对生，小叶片草质或薄革质，细脉在两面凸起，明显网结。圆锥花序生于枝顶。花萼大，桶状，翅果倒披针形，宿存花萼紧抱果的基部，顶端呈不规则 2~3 开裂。

【性 味 功 效】苦、涩、寒。清热燥湿，收涩止痢，止带，明目。

【应　　用】用于治疗疟疾，月经不调，经闭，小儿头疮。

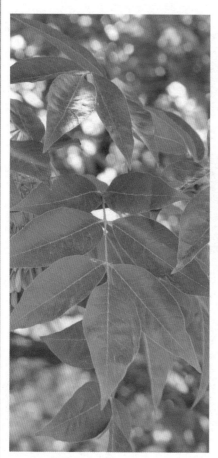

白蜡树　*Fraxinus chinensis* Roxb.

白蜡树

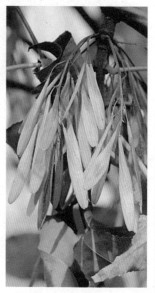

白蜡树果

【别　　　名】八股牛、山牡丹、羊鲜草。

【来　　　源】为芸香科植物白鲜 *Dictamnus dasycarpus* Turcz. 的干燥根皮。

【植物识别要点】多年生草本，全株有强烈香气。根斜出，肉质。单数羽状复叶互生，有柄，小叶对生无柄，总状花序顶生，密生细柔毛及凸起的油腺。蒴果 5 裂，密被白色细柔毛。

【性 味 功 效】苦，寒。清热燥湿，祛风解毒。

【应　　　用】用于治疗湿热疮毒，黄水淋漓，湿疹，疥癣疮癞，黄疸尿赤。

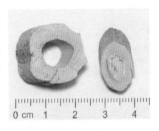

白鲜皮

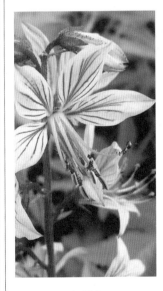

白鲜花

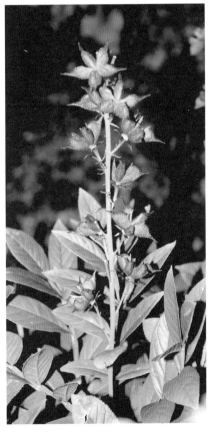

白鲜　*Dictamnus dasycarpus* Turcz.

【别　　　名】白马尾。

【来　　　源】为萝藦科植物白薇 *Cynanchum atratum* Bge. 的干燥根和根茎。

【植物识别要点】多年生草本。根状茎短,簇生多数细长条状根。茎密被灰白色柔毛,折断有白浆。单叶对生,有短柄。叶片广卵形或矩圆形。黑紫色花簇生于茎梢叶腋间。蓇葖果角状纺锤形,种子多数。

【性　味　功　效】苦、咸,寒。清热凉血,利尿通淋,解毒疗疮。

【应　　　用】用于治疗阴虚发热,骨蒸劳热,产后血虚发热,热淋,血淋。

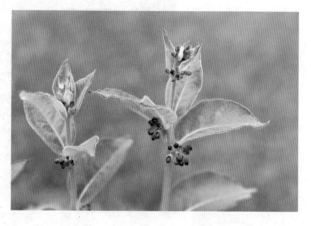

白薇　*Cynanchum atratum* Bge.

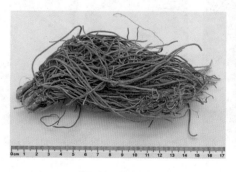

白薇

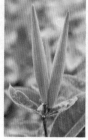

白薇果

【别　　　　名】辰砂草、金锁匙、瓜子草、挂米草、高脚瓜子草、产后草。

【来　　　　源】为远志科植物瓜子金 *Polygala japonica* Houtt. 的全草。

【植物识别要点】草本，茎具纵棱，被卷曲短柔毛。单叶互生，叶片厚纸质，卵形或卵状披针形，主脉上面凹陷，背面隆起，侧脉3~5对，两面凸起，并被短柔毛；总状花序，花瓣3，白色至紫色，龙骨瓣舟状，具流苏状鸡冠状附属物，柱头2，间隔排列，蒴果圆形。

【性　味　功　效】辛、苦、平。活血散瘀，祛痰镇咳，解毒止痛。

【应　　　　用】用于治疗咳嗽痰多，咽喉肿痛；外用治跌打损伤，毒蛇咬伤，疔疮疖肿。

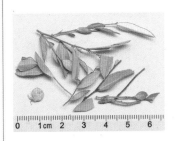

瓜子金

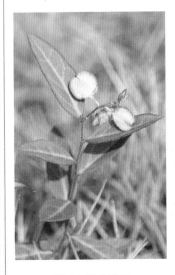

瓜子金枝叶及果

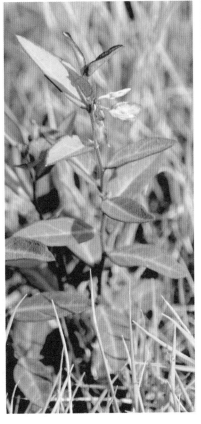

瓜子金　*Polygala japonica* Houtt.

玄参

【别　　　名】八秭麻、川玄参。

【来　　　源】为玄参科植物玄参 *Scrophularia ningpoensis* Hemsl. 的根。

【植物识别要点】多年生草本。支根数条,纺锤形,粗达 3cm。茎四棱形,常带暗紫色,有浅槽;叶片多变,对生,近茎顶者互生,有柄。疏散圆锥花序,花冠唇形,蒴果。

【性 味 功 效】甘、苦、咸,微寒。清热凉血,滋阴降火,解毒散结。

【应　　　用】用于治疗热入营血,温毒发斑,热病伤阴,津伤便秘。

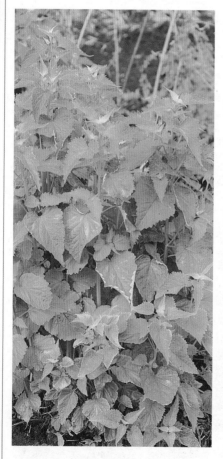

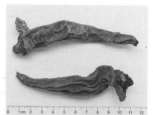

玄参

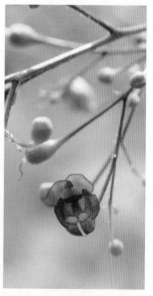

玄参　*Scrophularia ningpoensis* Hemsl.

玄参花

【别　　　　名】细米草、瓜仁草、蛇脷草。

【来　　　　源】为桔梗科植物半边莲 *Lobelia chinensis* Lour. 的全草。

【植物识别要点】多年生矮小草本。有白色乳汁。茎平卧,节处着地生多数须根。叶互生,无柄。花单生,花瓣生于一侧,花冠粉红色或白色,5 裂,裂片近相等。蒴果倒锥状。

【性 味 功 效】辛,平。清热解毒,利尿消肿。

【应　　　　用】用于治疗痈肿疔疮,蛇虫咬伤,臌胀水肿,湿热黄疸,湿疹湿疮。

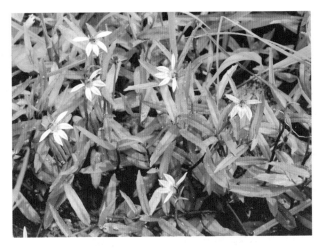

半边莲　*Lobelia chinensis* Lour.

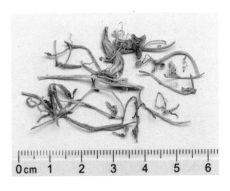

半边莲

半边旗

【别　　　名】半边梳、单边蕨。
【来　　　源】为凤尾蕨科植物半边旗 *Pteris semipinnata* L. 的全草。
【植物识别要点】多年生草本。根状茎粗短，横走或斜上。叶柄基部着
　　　　　　　　生鳞片，叶片二型，半边羽状深裂，侧生羽片 4~7 对，对
　　　　　　　　生或近对生，开展，下部的有短柄，向上无柄，半三角形
　　　　　　　　而略呈镰刀状，两侧极不对称，生孢子的裂片边缘有锯
　　　　　　　　齿，孢子囊沿裂片边沿着生。
【性 味 功 效】苦、辛、凉。清热解毒，凉血止血，消肿止痛。
【应　　　用】用于治疗目赤肿痛，细菌性痢疾，急性肠炎；外用治跌
　　　　　　　　打肿痛。

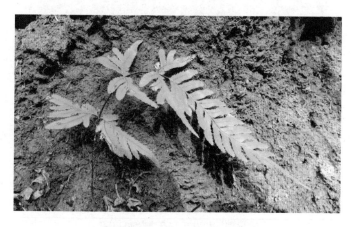

半边旗　*Pteris semipinnata* L.

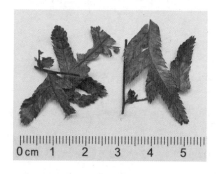

半边旗

【别　　　名】并头草、四方马兰、牙刷草。

【来　　　源】为唇形科植物半枝莲 *Scutellaria barbata* D.Don 的全草。

【植物识别要点】草本。茎四棱形。叶对生,茎下部有的短柄,上部的近于无柄。花冠蓝紫色,冠檐二唇形,上唇盔状,下唇中裂片梯形,轮伞花序顶生,集成偏侧总状花序。小坚果卵形,有细瘤点。

【性 味 功 效】辛、苦,寒。清热解毒,化瘀利尿。

【应　　　用】用于治疗疔疮肿毒,咽喉肿痛,水肿黄疸,蛇虫咬伤。

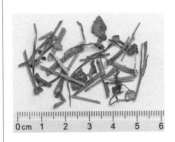

半枝莲

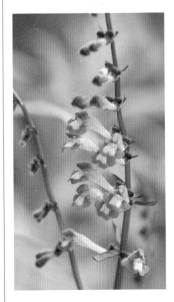

半枝莲花序

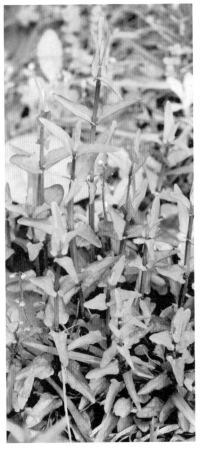

半枝莲　*Scutellaria barbata* D.Don

【别　　　　名】翻白叶树、白背枫、铁巴掌、米纸。

【来　　　　源】为梧桐科植物半枫荷 *Pterospermum heterophyllum* Hance. 的根。

【植物识别要点】常绿乔木。叶异型，革质，幼树或萌发枝上的叶盾形，有长柄。生于成长树上的叶长圆形。花单生或 2~4 朵丛生，花梗粗短，花瓣 5，白色。蒴果木质，椭圆形，种子多数。

【性　味　功　效】甘、温。祛风除湿，舒筋活血。

【应　　　　用】用于治疗风湿性关节炎，类风湿关节炎，腰肌劳损。

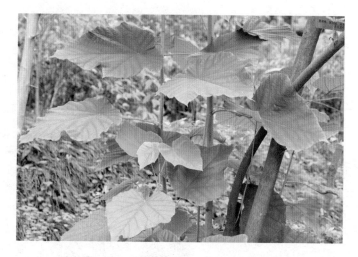

半枫荷　*Pterospermum heterophyllum* Hance.

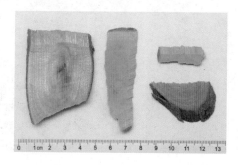

半枫荷

【别　　　名】三叶半夏、半月莲。

【来　　　源】为天南星科植物半夏 *Pinellia ternata*（Thunb.）Breit. 的块茎。

【植物识别要点】多年生草本。地下块茎球形或扁球形，下部生多数须根。小叶椭圆形至披针形，叶柄内侧生珠芽。肉穗花序，佛焰苞绿色，花序附属物鼠尾状。浆果熟时绿色。

【性　味　功　效】辛，温；有毒。燥湿化痰，降逆止呕，消痞散结。

【应　　　用】用于治疗湿痰寒痰，咳喘痰多，痰饮眩悸，风痰眩晕，痰厥头痛。

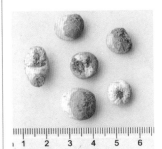

半夏

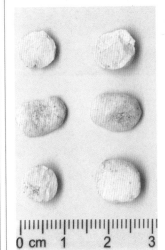

半夏饮片

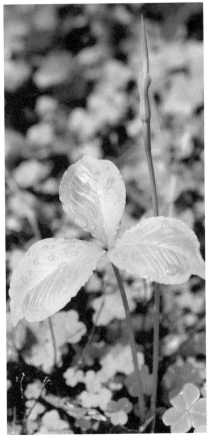

半夏　*Pinellia ternata*（Thunb.）Breit.

【别　　　名】西枸杞、白刺、山枸杞。

【来　　　源】为茄科植物宁夏枸杞 *Lycium barbarum* L. 的成熟果实。

【植物识别要点】多年生灌木。主茎数条，分枝细长。花冠筒部与裂片等长，筒下部急缩，向上扩大成漏斗状，花紫色，边缘具缘毛。浆果味甜，呈卵圆形或椭圆形。种子多数，棕黄色。

【性 味 功 效】甘，平。滋补肝肾，益精明目。

【应　　　用】用于治疗虚劳精亏，腰膝酸痛，眩晕耳鸣，血虚萎黄。

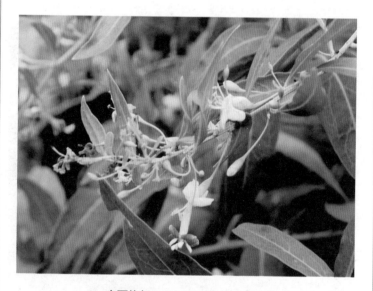

宁夏枸杞　*Lycium barbarum* L.

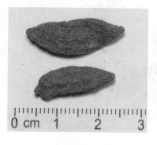

宁夏枸杞

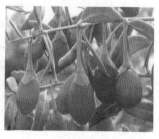

宁夏枸杞果

【别　　　名】细辛。

【来　　　源】为马兜铃科植物北细辛 *Asarum heterotropoides* Fr.Schmidt var.*mandshuricum*（Maxim.）Kitag. 的干燥根及根茎。

【植物识别要点】多年生草本。黄白色须根有辛香。叶片卵心形或近于肾形，全缘，叶面在脉上有毛，有时被疏生短毛，叶背毛较密，基生叶序。花紫绿色，花被管壶状或半球状，喉部稍缢缩，内壁有纵行脊皱，果实半球形，种子多数，被黑色肉质假种皮。

【性 味 功 效】辛，温。解表散寒，祛风止痛，通窍，温肺化饮。

【应　　　用】用于治疗风寒感冒，头痛，牙痛，鼻塞流涕，鼻渊，风湿痹痛，痰饮喘咳。

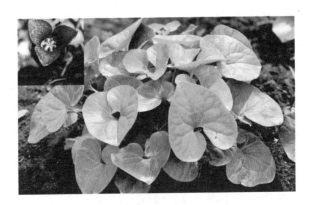

北细辛　*Asarum heterotropoides* Fr.Schmidt var.
mandshuricum（Maxim.）Kitag.

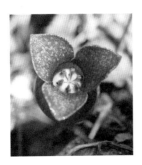

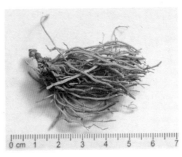

辽细辛花　　　　　　　　　辽细辛

【别　　　名】香藁本。

【来　　　源】为伞形科植物辽藁本 *Ligusticum jeholense* Nakai et Kitag. 的根及根茎。

【植物识别要点】多年生草本。根状茎短,呈不规则块状,有多数细根,断面黄白色,有浓烈香气。茎圆柱形,中空。一至二回三出羽状复叶,基生叶早枯。复伞形花序;双悬果椭圆形。

【性 味 功 效】辛,温。祛风,散寒,除湿,止痛。

【应　　　用】用于治疗风寒感冒,巅顶疼痛,风湿痹痛,腹痛泄泻。

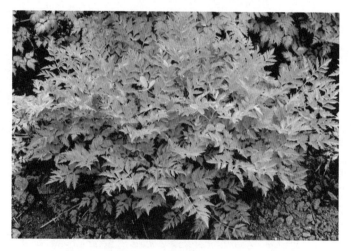

辽藁本　　*Ligusticum jeholense* Nakai et Kitag.

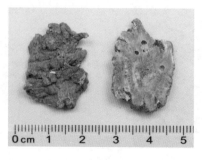

辽藁本

【别　　　名】气痛草、四方草、小叶蛇针草、铺地莲。

【来　　　源】为玄参科植物母草 *Lindernia crustacea*（L.）F.Muell. 的全草。

【植物识别要点】草本,常铺散成密丛,多分枝,枝微方形有深沟纹,无毛。叶片边缘有浅钝锯齿,花单生于叶腋或在茎枝顶端成极短的总状花序,花冠紫色,二强雄蕊,蒴果椭圆形,种子近球形,有明显的蜂窝状瘤突。

【性 味 功 效】微苦、淡、凉。清热利湿,活血止痛。

【应　　　用】用于治疗感冒,急、慢性细菌性痢疾,肠炎,痈疖疔肿。

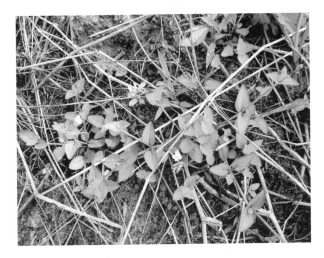

母草　*Lindernia crustacea*（L.）F.Muell.

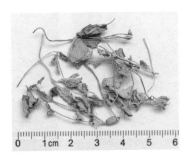

母草

【别　　　名】丝瓜筋、丝瓜布、丝瓜壳、瓜络、丝瓜瓤。

【来　　　源】为葫芦科植物丝瓜 *Luffa cylindrica*（L.）Roem. 的干燥成熟果实的维管束。

【植物识别要点】一年生攀援草本，茎具棱。单叶互生，有长柄，叶片掌状心形，边缘有波状浅齿。叶腋处开单性花，雌雄同株。花萼筒钟形，被短柔毛；花冠黄色，幅状，里面被黄白色长柔毛，瓠果长圆柱形，下垂。成熟后干燥里面有网状纤维，由先端盖裂，种子扁卵形，边缘有膜质狭翅。

【性　味　功　效】甘，平。祛风，通络，活血，下乳。

【应　　　用】用于治疗筋骨酸痛，胸胁痛，闭经，乳汁不通，乳腺炎，水肿。

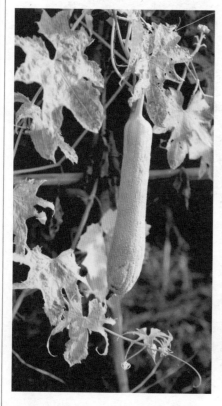

丝瓜　*Luffa cylindrica*（L.）Roem.

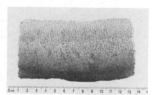

丝瓜络

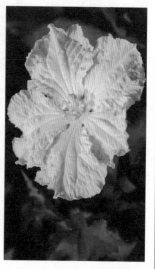

丝瓜雌花

【别　　　名】老鸭嘴、老牛筋、老鹳嘴。

【来　　　源】为牻牛儿苗科植物野老鹳草 *Geranium carolinianum* L. 的干燥地上部分。

【植物识别要点】一年生草本。茎直立或仰卧，单一或多数，具棱角，密被倒向短柔毛。单叶互生，具长柄，圆肾形。花瓣淡紫红色，倒卵形，稍长于萼，雄蕊稍短于萼片，中部以下被长糙柔毛；蒴果，有微柔毛。

【性 味 功 效】辛、苦、平。祛风湿，通经络，止泻痢。

【应　　　用】用于治疗风湿痹痛，麻木拘挛，筋骨酸痛，泄泻痢疾。

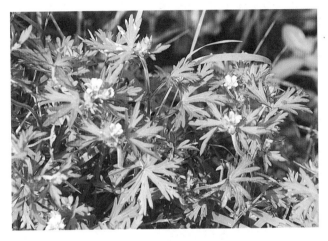

野老鹳草　*Geranium carolinianum* L.

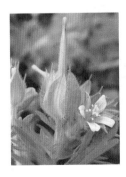

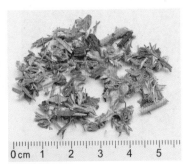

野老鹳草花果　　　　　老鹳草

【别　　　名】田基黄、黄花草、对叶草。

【来　　　源】为金丝桃科植物地耳草 *Hypericum japonicum* Thunb.ex Murray. 的全草。

【植物识别要点】一年生草本。根须状。茎直立，四棱。单叶对生，无柄，叶背有稀疏的小黑点。聚伞花序顶生，苞片 2，花萼 5 深裂，蒴果棕黄色，熟后裂为 3 果瓣。种子细小，多数。

【性 味 功 效】甘、微苦，凉。清热解毒，利湿退黄，消肿散瘀。

【应　　　用】用于治疗湿热黄疸，急慢性肝炎，阑尾炎，扁桃体炎等。

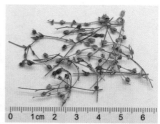

地耳草

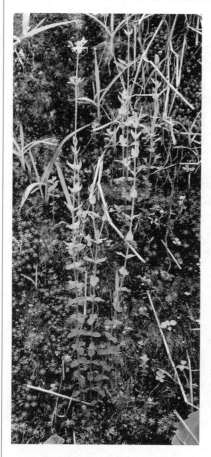

地耳草　*Hypericum japonicum* Thunb.ex Murray.

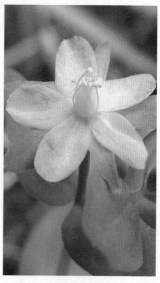

地耳草花

【别　　　　名】土蒲公英、地胆头。

【来　　　　源】为菊科植物地胆草 *Elephantopus scaber* L. 的全株。

【植物识别要点】多年生草本，多二歧分枝，密被白色贴生长硬毛。基部叶花期生存，莲座状匙形或倒披针状匙形。头状花序着生长梗上。苞叶卵形或长圆状卵形，小花管状，冠毛污白色，具 5 稀 6 条硬刚毛。瘦果有棱，具长硬刺。

【性　味　功　效】苦，凉。清热解毒，利尿消肿。

【应　　　　用】用于治疗急性扁桃体炎，咽喉炎，黄疸，水肿，痈肿。

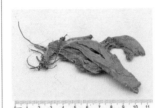

地胆草

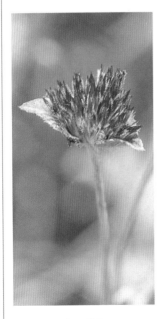

地胆草果

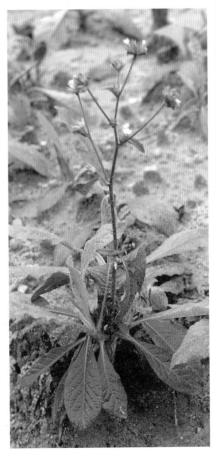

地胆草 *Elephantopus scaber* L.

【别　　　　名】土虫草、土冬虫草。

【来　　　　源】为唇形科植物地蚕 *Stachys geobombycis* C.Y.Wu. 的块茎。

【植物识别要点】多年生草本。根茎横走，肉质，肥大。茎直立，具四棱。叶片卵圆形，边缘具圆齿。轮伞花序组成穗状花序，花萼倒圆锥形，花冠淡紫色，二唇形。小坚果黑色。

【性 味 功 效】甘，平。益肾润肺，滋阴补血，清热除烦。

【应　　　　用】用于治疗肺结核咳嗽，肺虚气喘，吐血，盗汗，贫血。

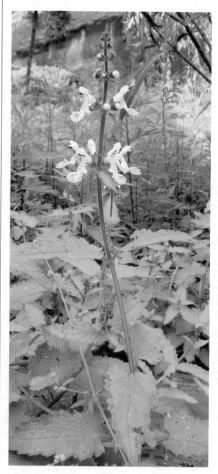

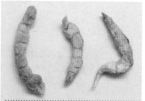

地蚕

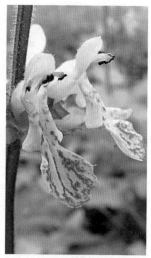

地蚕花

地蚕　*Stachys geobombycis* C.Y.Wu.

【别　　　名】肖梵天花、野棉花。

【来　　　源】为锦葵科植物地桃花 *Urena lobata* L. 的根及全草。

【植物识别要点】灌木状草本。茎密被白色毛茸。单叶互生，托叶条形，被毛，下部叶心脏形或近圆形，掌状网脉，中脉基部有一腺体，花生于叶腋，苞片 5，花萼 5，淡红色花瓣 5，单体雄蕊。蒴果球形，分果有钩状毛。

【性 味 功 效】甘、淡、凉。祛风活血，清热利湿，解毒消肿。

【应　　　用】用于治疗风湿性关节痛，感冒，肠炎，外伤出血。

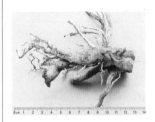

地桃花

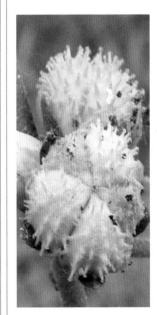

地桃花果

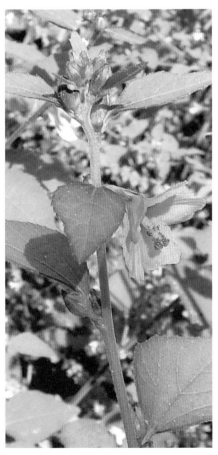

地桃花（肖梵天花） *Urena lobata* L.

【别　　　名】地浮萍、一团云、巴骨龙、脓痂草、米海苔、地梭罗、龙眼草。

【来　　　源】为地钱科植物地钱 *Marchantia polymorpha* L. 的全体。

【植物识别要点】叶状体暗绿色，多回二歧分叉。边缘微波状，背面具六角形，整齐排列的气室分隔，每室中央具 1 枚烟囱型气孔。腹面鳞片紫色。假根平滑或带花纹。雌雄异株。叶状体背面前端常生有杯状的无性芽胞杯，内生胚芽，行无性生殖。

【性 味 功 效】淡，凉。解毒，祛瘀，生肌。

【应　　　用】外用治疗烧烫伤，骨折，毒蛇咬伤。

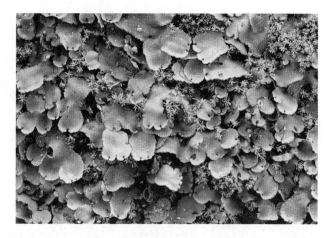

地钱　*Marchantia polymorpha* L.

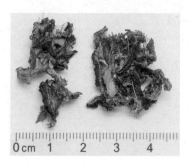

地钱

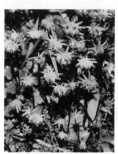

地钱雌器托

【别　　　　名】怀地黄。

【来　　　　源】为玄参科植物地黄 *Rehmannia glutinosa* Libosch. 的块根。

【植物识别要点】多年生草本。全株被白色灰白色长柔毛及腺毛。根肥厚肉质，圆柱形或纺锤形。表面橘黄色，有半月形节及芽痕，叶边缘具不整齐钝齿。花茎由叶丛抽出，顶端有稀疏的总状花序。蒴果卵形或顶端有宿存花柱，基部有宿萼。

【性 味 功 效】甘、苦，寒。清热，生津，润燥，凉血，止血。

【应　　　　用】用于治疗阴虚发热，津伤口渴，咽喉肿痛。

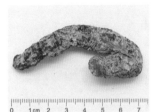

地黄

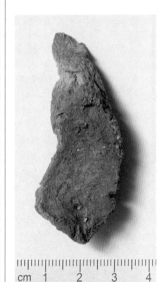

地黄饮片

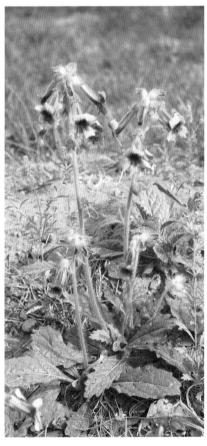

地黄　*Rehmannia glutinosa* Libosch.

【别　　　名】黄瓜香、玉札、山枣子。

【来　　　源】为蔷薇科植物地榆 *Sanguisorba officinalis* L. 的根部。

【植物识别要点】多年生草本，通体无毛。茎直立，上部分枝。叶为单数
　　　　　　　羽状复叶，基生叶较大，茎生叶互生，叶柄较短。托叶
　　　　　　　近镰状，有齿。小叶 7~19 片。花小而密集，穗状花序
　　　　　　　呈头状，具有长梗，直立。瘦果椭圆形，花被宿存，种子
　　　　　　　1 粒。

【性 味 功 效】苦、酸，微寒。凉血止血，收敛止泻。

【应　　　用】用于治疗吐血，便血，痔疮出血，功能性子宫出血。

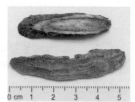

地榆

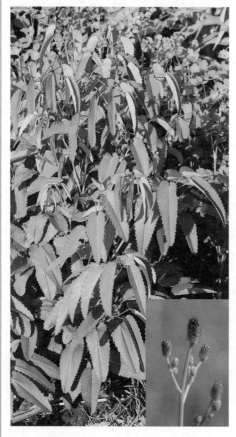

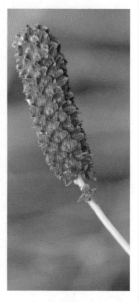

地榆　*Sanguisorba officinalis* L.　　　　地榆果

【别　　　　名】奶浆草、铺地锦、铺地红、血见愁。

【来　　　　源】为大戟科植物地锦 *Euphorbia humifusa* Willd. 的全草。

【植物识别要点】一年生匍匐小草本，含白色乳汁。茎纤细，假二歧分枝，
　　　　　　　　枝柔细，初带浅红色，秋季变为紫红色。单叶对生，偶
　　　　　　　　有互生者。叶片长圆形至长矩圆形，微凹陷，基部偏斜，
　　　　　　　　边缘有浅细齿状缺刻。蒴果三棱状锥形。

【性 味 功 效】苦、辛、平。清热利湿，凉血止血，解毒消肿。

【应　　　　用】用于治疗急性细菌性痢疾，肠炎，黄疸。

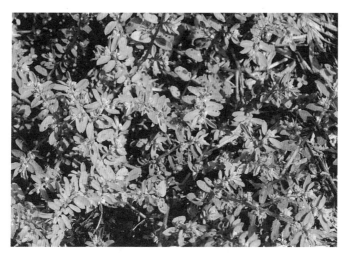

地锦　*Euphorbia humifusa* Willd.

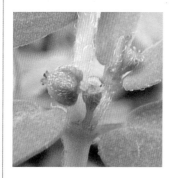

地锦花

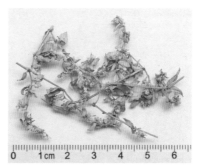

地锦草

【别　　　名】藏红花、番红花。

【来　　　源】为鸢尾科植物番红花 *Crocus sativus* L. 的柱头。

【植物识别要点】多年生宿根草本植物，无地上茎。地下球茎呈扁球形，
肥大似洋葱头。叶簇生，横剖面呈反卷形。花顶生，细
管状，雄蕊 3，黄色。雌蕊 1，淡黄色，柱头 3 深裂，膨大
呈漏斗状，伸出筒外，下垂，深红色，油润，具特异芳香。

【性　味　功　效】甘、平。活血祛瘀，凉血解毒，解郁安神。

【应　　　用】用于治疗经闭，产后瘀阻，温毒发斑等。

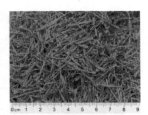

西红花

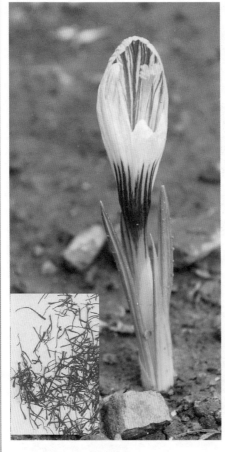

番红花　*Crocus sativus* L.

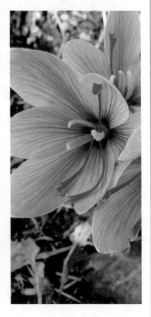

番红花的花

【别　　　名】野百合、喇叭筒、山百合、药百合、家百合。

【来　　　源】为百合科植物百合 *Lilium brownii* F.E.Brown var. *viridulum* Baker 的干燥肉质鳞叶。

【植物识别要点】多年生草本。鳞茎球形，淡白色，先端鳞叶常开放如荷花状。茎直立，常带褐紫色斑点。叶互生，全缘或微波状，平行脉5条。花大，极香，单生于茎顶，少有1朵以上。蒴果有多数种子，种子扁平，围以三角形翅。

【性　味　功　效】甘，寒。润肺止咳，宁心安神。

【应　　　用】用于治疗肺结核，痰中带血，神经衰弱，心烦不安。

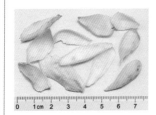

百合

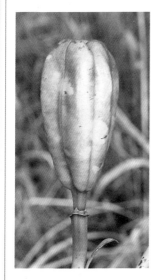

百合果

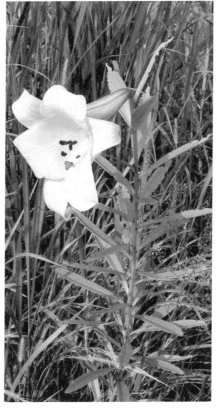

百合　*Lilium brownii* F.E.Brown var. *viridulum* Baker

【别　　　名】百条根、百部草、闹虱药、药虱药。

【来　　　源】为百部科植物百部 *Stemona japonica*（Bl.）Miq. 的块根。

【植物识别要点】多年生缠绕草本。块根肉质，纺锤形，几个或数十个簇生。茎下部直立、上部蔓生状。叶常 4 片轮生。5 月开花，总花梗直立，丝状，基部贴生于叶片中脉上，每梗通常生 1 花。雄蕊药顶端具一箭头状附属物。蒴果广卵形，稍偏。

【性 味 功 效】甘、苦，微温。润肺止咳，杀虫，止痒。

【应　　　用】用于治疗慢性支气管炎，肺结核，百日咳。

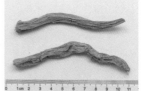

百部

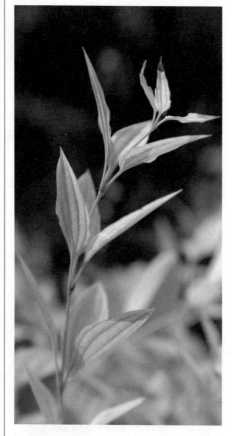

百部　　*Stemona japonica*（Bl.）Miq.

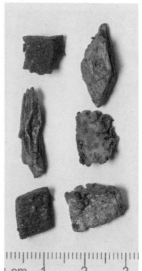

百部饮片

【别　　　名】柳叶桃、绮丽、半年红、甲子桃。

【来　　　源】为夹竹桃科植物夹竹桃 *Nerium indicum* Mill. 的叶。

【植物识别要点】常绿直立大灌木，嫩枝条具棱，被微毛，老时毛脱落。叶 3~4 枚轮生，叶缘反卷，中脉在叶面陷入，在叶背凸起，侧脉两面扁平，密生而平行。聚伞花序顶生，花冠喉部具 5 片宽鳞片状副花冠，每片其顶端撕裂，并伸出花冠喉部之外。

【性 味 功 效】苦，寒；有毒。强心利尿，祛痰定喘，镇痛，祛瘀。

【应　　　用】用于治疗心力衰竭，喘息咳嗽，癫痫等。

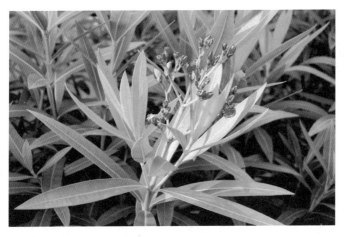

夹竹桃　　*Nerium indicum* Mill.

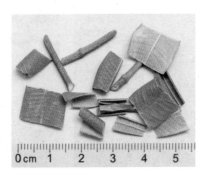

夹竹桃

【别　　　名】秦归、云归。

【来　　　源】为伞形科植物当归 *Angelica sinensis*（Oliv.）Diels 的根。

【植物识别要点】多年生草本，全株有特异香气。主根粗短，有香气。茎
直立，表面有纵沟。叶互生，基部扩大呈鞘状抱茎。叶
为二至三回羽状复叶，叶脉及边缘有白色细毛。复伞
形花序顶生。双悬果椭圆形，分果有果棱 5 条，侧棱具
宽翅。

【性　味　功　效】甘、辛，温。补血调经，润燥滑肠。

【应　　　用】用于治疗月经不调，功能性子宫出血，血虚闭经。

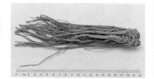

当归

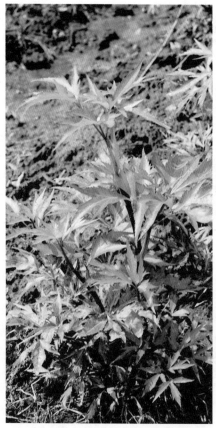

当归　*Angelica sinensis*（Oliv.）Diels

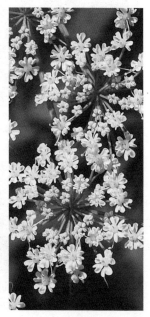

当归花序

【别　　名】玉桂、牡桂、菌桂、桂树。

【来　　源】为樟科植物肉桂 *Cinnamomum cassia* Presl 的干燥树皮。

【植物识别要点】常绿乔木。树皮外表面有细皱纹及小裂纹,皮孔椭圆形,偶有凸起横纹及灰色地衣的花斑,内皮红棕色,芳香而味甜辛,幼枝有不规则的四棱,叶互生或近对生,革质,全缘,离基三出脉。果实椭圆形,熟时暗紫色。

【性 味 功 效】辛、甘,大热。补火助阳,引火归原,散寒止痛,温通经脉。

【应　　用】用于治疗命门火衰,肢冷脉微,亡阳虚脱,腹痛泄泻,寒疝奔豚,腰膝冷痛。

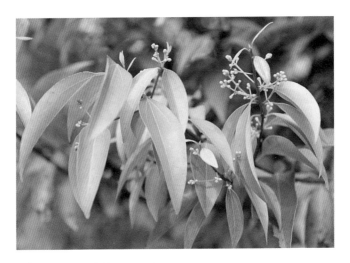

肉桂　*Cinnamomum cassia* Presl

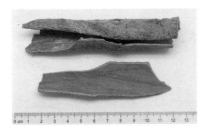

肉桂

159

【别　　　　名】淡竹黄、竹三七、血三七、竹参。

【来　　　　源】为肉座菌科真菌竹黄 *Shiraia bambusicola* P.Henn. 寄生于特定竹类上形成的子实体。

【植物识别要点】子座呈不规则瘤状,早期白色,后变成粉红色,平滑或龟裂,肉质,渐变为木栓质。子囊壳近球形,埋生于子座内,子囊长圆柱状;子囊孢子单行排列,长方形至梭形,两端大多尖锐,有纵横隔膜,无色或近无色,成堆时柿黄色。

【性 味 功 效】淡,平。祛风除湿,活血疏经,止咳。

【应　　　　用】用于治疗中风,小儿惊风,胃气痛。

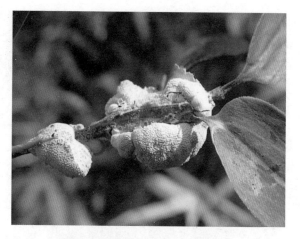

竹黄　*Shiraia bambusicola* P.Henn.

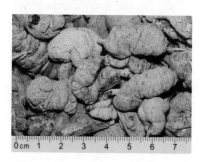

竹黄

【别　　名】血竭花,海南龙血树。

【来　　源】为百合科植物柬埔寨龙血树 *Dracaena combodiana* Pierre et Gagn. 的含脂木材经提取得到的树脂。

【植物识别要点】乔木状。幼枝有密环状叶痕。叶聚生于茎、枝顶端,几乎互相套叠,剑形,薄革质,向基部略变窄而后扩大,抱茎,无柄。圆锥花序;花序轴无毛或近无毛;花簇生,绿白色或淡黄色。浆果。

【性 味 功 效】甘、咸,平。祛瘀定痛,止血生肌。

【应　　用】用于治疗跌仆折损,内伤瘀痛,外伤出血不止。

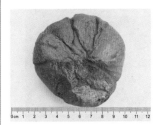

血竭

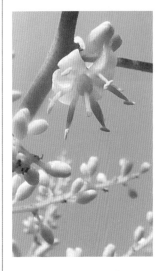

柬埔寨龙血树花

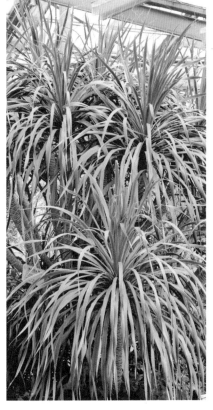

柬埔寨龙血树　*Dracaena combodiana* Pierre et Gagn.

【别　　　名】合昏皮、夜合皮、合欢木皮。

【来　　　源】为豆科植物合欢 *Albizia julibrissin* Durazz. 的干燥树皮。

【植物识别要点】落叶乔木。托叶线状披针形,较小叶小,早落;二回羽状复叶,互生;小叶线形至长圆形。头状花序在枝顶排成圆锥花序;花粉红色;花萼管状;花冠裂片三角形,花萼、花冠外均被短柔毛。荚果带状。

【性 味 功 效】甘,平。解郁安神,活血消肿。

【应　　　用】用于治疗心神不安,忧郁失眠,肺痈疮肿,跌仆伤痛。

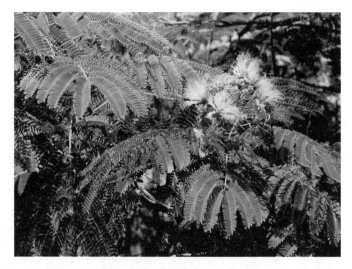

合欢　*Albizia julibrissin* Durazz.

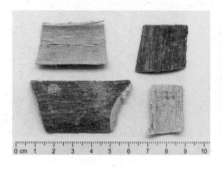

合欢皮

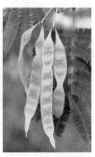

合欢果

【别　　　　名】马蹄决明、钝叶决明、假绿豆、草决明。

【来　　　　源】为豆科植物决明 *Cassia tora* L. 的干燥成熟种子。

【植物识别要点】一年生草本。叶互生；双数羽状复叶；托叶线状，早落；小叶 3 对，倒卵形，全缘，上面近无毛，下面被柔毛。花腋生，成对。荚果，线形，略扁，弓形弯曲，被疏柔毛。种子多数，菱形，灰绿色，有光亮。

【性 味 功 效】甘、苦、咸，微寒。清热明目，润肠通便。

【应　　　　用】用于治疗目赤涩痛，羞明多泪，头痛眩晕，大便秘结。

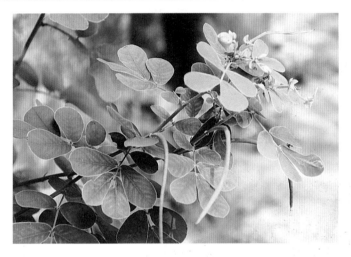

决明　*Cassia tora* L.

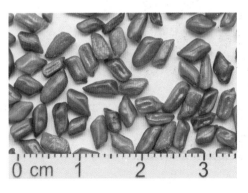

决明子

【别　　　名】樟柳头、水蕉花、广东商陆、白石笋、山冬笋、象甘蔗。

【来　　　源】为姜科植物闭鞘姜 *Costus speciosus*（Koen.）Smith. 的根状茎。

【植物识别要点】多年生草本。叶螺旋状排列，长圆形，叶鞘封闭。穗状花序顶生，苞片球果状，花萼 3 裂，红色。蒴果球形。

【性　味　功　效】辛、酸，微寒；有小毒。利水消肿，拔疮毒。

【应　　　用】用于治疗水肿腹满，二便闭结。外用治痈疮肿毒。

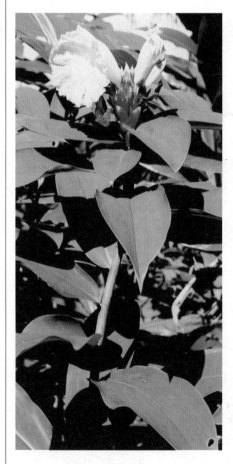

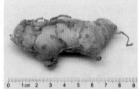

闭鞘姜

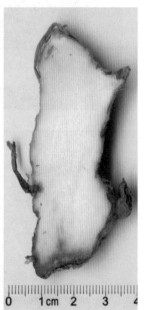

闭鞘姜　*Costus speciosus*
　　　（Koen.）Smith.

闭鞘姜饮片

【别　　　　名】羊角藕、羊角纽、羊角藤、倒钓笔、羊角扭。

【来　　　　源】为夹竹桃科植物羊角拗 *Strophanthus divaricatus*(Lour.) Hook.et Arn. 的根或茎叶。

【植物识别要点】灌木。叶对生,椭圆形或矩形,全缘,厚纸质。花顶生或呈聚伞花序。蓇葖果木质,双出扩展,长披针形,极厚,内含种子多数。种子线形而扁,一端有长尾,密生白色丝状长毛。

【性　味　功　效】苦,寒;有毒。祛风湿,通经络,解疮毒,杀虫。

【应　　　　用】用于治疗风湿肿痛,小儿麻痹后遗症,跌打损伤,痈疮,疥癣。

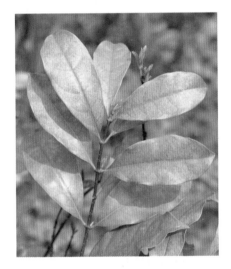

羊角拗　*Strophanthus divaricatus*(Lour.)Hook.et Arn.

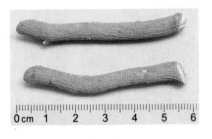

羊角拗

灯心草

【别　　　名】秧草、水灯心、野席草、龙须草、灯草、水葱。

【来　　　源】为灯心草科植物灯心草 *Juncus effusus* L. 的干燥茎髓。

【植物识别要点】多年生草本。根茎横走，密生须根。茎簇生，直立，细柱形，内具有乳白色髓。叶鞘红褐色或淡黄色；叶片刺芒状。花序假侧生，聚伞状；花淡绿色；花被片条状披针形，2 轮。蒴果长圆状。种子多数，卵状长圆形，褐色。

【性 味 功 效】甘、淡，微寒。清心火，利小便。

【应　　　用】用于治疗心烦失眠，尿少涩痛，口舌生疮。

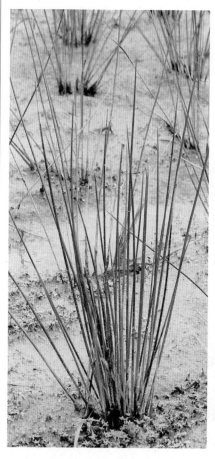

灯心草　*Juncus effusus* L.

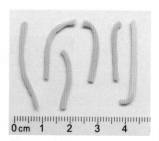

灯心草

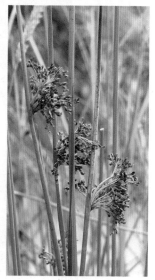

灯心草果

166

【别　　　名】大叶樟、山玉桂、桂树、八角、山桂枝。

【来　　　源】为樟科植物阴香 *Cinnamomum burmanni*（Nees et T.Nees）Blume 的树皮、根皮、叶、枝。

【植物识别要点】乔木。树皮内皮红色，味似肉桂。叶互生或近对生，卵圆形、长圆形至披针形，革质，上面绿色，光亮，下面粉绿色，晦暗，两面无毛，具离基三出脉。圆锥花序腋生或近顶生，密被灰白微柔毛，花绿白色。果卵球形。

【性 味 功 效】辛、微甘，温。祛风散寒，温中止痛。

【应　　　用】用于治疗虚寒胃痛，腹泻，风湿关节痛。

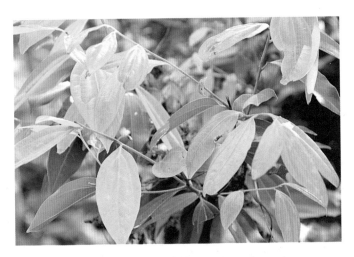

阴香　*Cinnamomum burmanni*（Nees et T.Nees）Blume

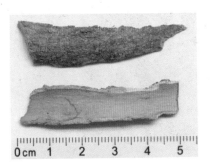

阴香

【别　　　　名】铜芸、屏风、风肉。

【来　　　　源】为伞形科植物防风 *Saposhnikovia divaricata* (Turcz.)Schischk. 的根。

【植物识别要点】多年生草本。根头处被有纤维状叶残基及明显的环纹。茎单生，自基部分枝较多，与主茎近于等长，有细棱，基生叶丛生，叶柄扁长，基部有宽叶鞘。叶片卵形或长圆形，二回或近于三回羽状分裂。复伞形花序。双悬果狭圆形或椭圆形。

【性 味 功 效】辛、甘，温。祛风解表，胜湿止痛，止痉。

【应　　　　用】用于治疗感冒头痛，风湿痹痛，风疹瘙痒，破伤风。

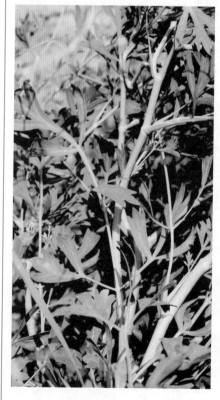

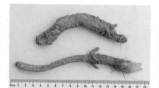

防风

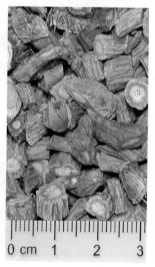

防风饮片

防风 *Saposhnikovia divaricata* (Turcz.)Schischk.

【别　　　名】倪藤。

【来　　　源】为买麻藤科植物小叶买麻藤 *Gnetum montanum* Markgr. 的茎叶或根。

【植物识别要点】木质藤本。叶对生,椭圆形、窄椭圆形或倒卵形,全缘,革质。花单性,穗状花序。种子核果状,假种皮黑棕色,长椭圆形。

【性　味　功　效】苦,微温。祛风除湿,散瘀止血,化痰止咳。

【应　　　用】用于治疗风湿痹痛,腰痛,鹤膝风,跌打损伤,出血。

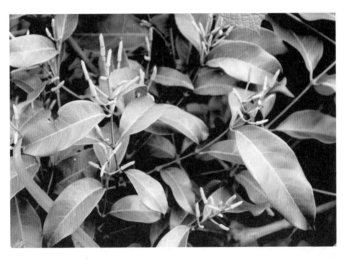

小叶买麻藤　*Gnetum montanum* Markgr.

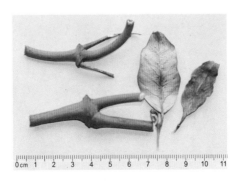

买麻藤

【别　　　名】草红花。

【来　　　源】为菊科植物红花 *Carthamus tinctorius* L. 的花。

【植物识别要点】一年生草本。茎直立，上部分枝，中下部茎叶披针形或长椭圆形，有锯齿或全缘，齿顶有针刺。叶质硬，革质，有光泽。头状花序多数，在茎枝顶端排成伞房花序。小花红色、橘红色，两性。瘦果倒卵形，乳白色。无冠毛。

【性 味 功 效】辛，温。活血通经，散瘀止痛。

【应　　　用】用于治疗经闭，痛经，恶露不行，癥瘕痞块，跌仆损伤，疮疡肿痛。

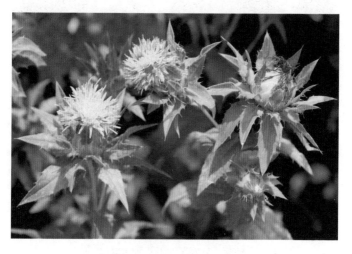

红花　*Carthamus tinctorius* L.

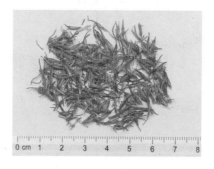

红花

【别　　　名】红花紫荆、洋紫荆。

【来　　　源】为豆科植物红花羊蹄甲 *Bauhinia blakeana* Dunn 的根、
　　　　　　　树皮、叶及花。

【植物识别要点】乔木。叶革质，近圆形或阔心形，基部心形，先端 2 裂，
　　　　　　　裂片顶钝或狭圆，似羊蹄甲。总状花序顶生或腋生；苞
　　　　　　　片和小苞片三角形；花大，美丽；花蕾纺锤形；萼佛焰状，
　　　　　　　有淡红色和绿色线条；花瓣红紫色，具短柄，倒披针形。

【性 味 功 效】微涩，微凉。止血，健脾。

【应　　　用】用于治疗出血等。

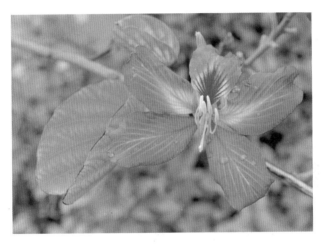

红花羊蹄甲　*Bauhinia blakeana* Dunn

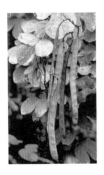

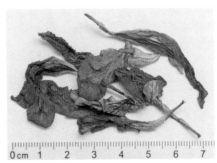

红花羊蹄甲果　　　　　　　　红花羊蹄甲

【别　　名】大叶酢浆草、三夹莲、铜锤草。

【来　　源】为酢浆草科植物红花酢浆草 *Oxalis corymbosa* DC. 的全草。

【植物识别要点】多年生草本。地下部分有多数小鳞茎。叶基生,扁圆状倒心形,顶端凹入,两侧角圆形,小叶两面有棕红色瘤状小腺点。花瓣5,倒心形,淡紫色至紫红色,基部颜色较深,雄蕊10枚,长的5枚超出花柱,伞房花序。蒴果有毛。

【性 味 功 效】酸,寒。清热解毒,散瘀消肿,调经。

【应　　用】用于治疗肾盂肾炎,牙痛,月经不调等。

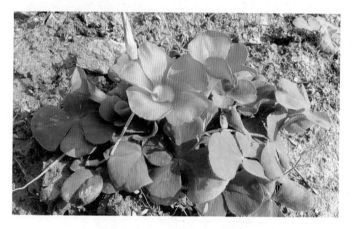

红花酢浆草　*Oxalis corymbosa* DC.

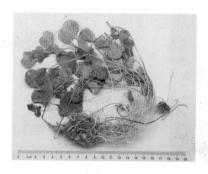

红花酢浆草

【别　　　　名】大良姜、山姜。

【来　　　　源】为姜科植物红豆蔻 *Alpinia galanga* (L.) Willd. 的果实。

【植物识别要点】根茎块状。叶片长圆形或披针形,两面无毛或于叶背
被长柔毛。圆锥花序密生多花,花序轴被毛;小苞片披
针形;花绿白色,萼筒状。果长圆形,中部稍收缩,熟时
棕色或枣红色,平滑或略有皱缩,质薄,不开裂,手捻易
破碎。

【性 味 功 效】辛,温。燥湿散寒,醒脾消食。

【应　　　　用】用于治疗脘腹冷痛,食积胀满,呕吐泄泻等。

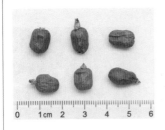

红豆蔻

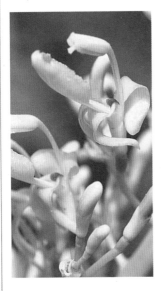

红豆蔻花

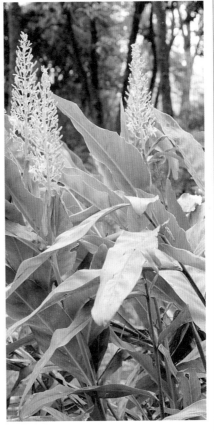

红豆蔻　*Alpinia galanga* (L.) Willd.

【别　　　名】铁凉伞、大凉伞。

【来　　　源】为紫金牛科植物朱砂根 *Ardisia crenata* Sims 的根。

【植物识别要点】灌木,叶片革质,顶端急尖,基部楔形,边缘具皱波状,
　　　　　　　　具明显的边缘腺点,侧脉 12~18 对,构成不规则的边缘
　　　　　　　　脉,伞形花序或聚伞花序,着生于侧生特殊花枝顶端,
　　　　　　　　花瓣白色,稀略带粉红色,盛开时反卷,雌蕊与花瓣近
　　　　　　　　等长或略长,果球形,鲜红色,具腺点。

【性 味 功 效】苦,凉。行血祛风,解毒消肿。

【应　　　用】用于治疗上呼吸道感染,咽喉肿痛,风湿性关节炎;外
　　　　　　　　用治外伤肿痛,骨折,毒蛇咬伤。

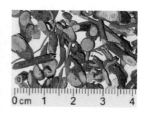

朱砂根

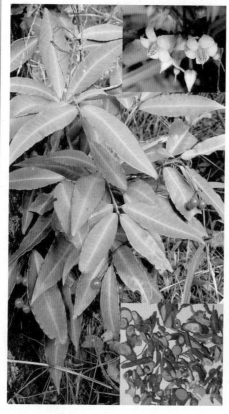

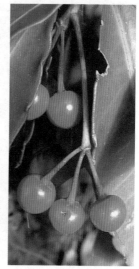

朱砂根　*Ardisia crenata* Sims

朱砂根果

【别　　名】麦门冬、沿阶草。

【来　　源】为百合科植物麦冬 *Ophiopogon japonicus*（L.f.）Ker-Gawl.
　　　　　　 的块根。

【植物识别要点】多年生常绿草本。叶丛生于基部，狭线形。花茎常低
　　　　　　 于叶丛，稍弯垂。总状花序，花淡紫色。果蓝色。

【性　味　功　效】甘、微苦，微寒。养阴生津，润肺清心。

【应　　用】用于治疗肺燥干咳，虚劳咳嗽，津伤口渴等。

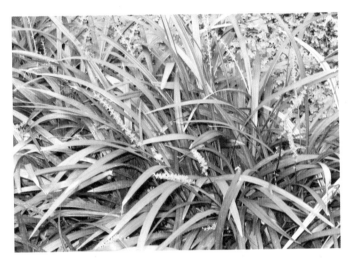

麦冬　*Ophiopogon japonicus*（L.f.）Ker-Gawl.

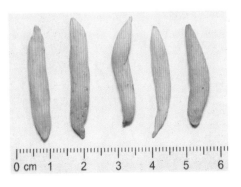

麦冬

【别　　　名】小草、细草、小鸡腿、细叶远志、线茶。

【来　　　源】为远志科植物远志 *Polygala tenuifolia* Willd. 的根。

【植物识别要点】多年生草本。根圆柱形。茎丛生。叶互生,线形或狭线形。总状花序,花淡蓝色。蒴果扁平,圆状倒心形,绿色,光滑,边缘狭翅状,基部有宿存的花萼,种子卵形,微扁,棕黑色,密被白色绒毛。

【性 味 功 效】苦、辛,温。安神益智,交通心肾,祛痰,消肿。

【应　　　用】用于治疗失眠健忘,咳痰,疮疡肿毒,乳房肿痛。

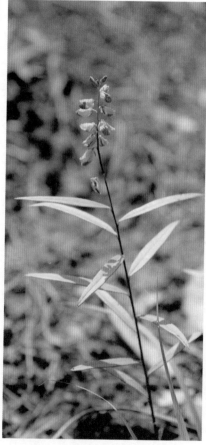

远志　*Polygala tenuifolia* Willd.

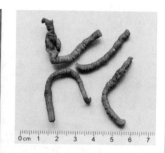

远志

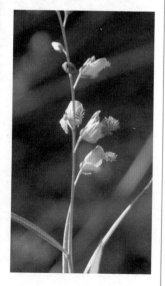

远志花

【别　　　名】赤豆、红小豆。

【来　　　源】为豆科植物赤小豆 *Vigna umbeuata* Ohwi et Ohashi 的种子。

【植物识别要点】一年生草本。茎纤细，幼时被黄色长柔毛，老时无毛。羽状复叶，小叶 3，纸质，卵形或披针形，全缘或微 3 裂，薄被疏毛，基出脉 3 条。总状花序腋生，苞片披针形，花黄色。荚果线状圆柱形，种子长椭圆形，种脐凹陷。

【性　味　功　效】甘、酸、平。利水消肿，解毒排脓。

【应　　　用】用于治疗水肿，黄疸，风湿热痹，痈肿疮毒，肠痈。

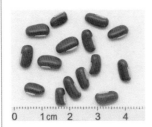

赤小豆

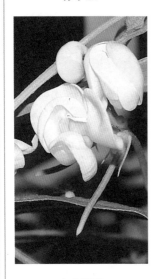

赤小豆花

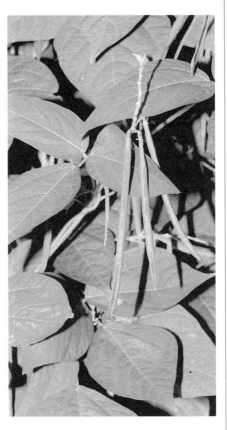

赤小豆　　*Vigna umbeuata* Ohwi et Ohashi

芫花

【别　　　名】药鱼草、老鼠花、闹鱼花、头痛花、闷头花。

【来　　　源】为瑞香科植物芫花 *Daphne genkwa* Sieb.et Zucc. 的花蕾。

【植物识别要点】落叶灌木。叶对生，纸质，卵形或卵状披针形至椭圆状长圆形，全缘。花紫色或淡紫蓝色，常3~6朵簇生于叶腋或侧生，花梗短，具灰黄色柔毛。果实肉质，白色，椭圆形。种子1枚。

【性 味 功 效】苦、辛，温；有毒。泻水逐饮；外用杀虫疗疮。

【应　　　用】用于治疗水肿胀满，胸腹积水，痰饮积聚等。

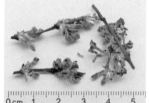

芫花

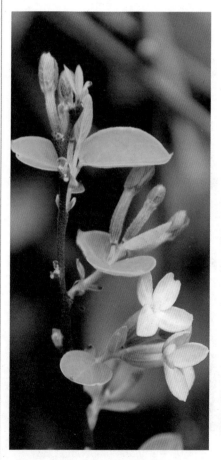

芫花　　*Daphne genkwa* Sieb.et Zucc.

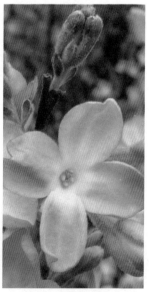

芫花的花

178

【别　　　名】香椒、大花椒、椒目。

【来　　　源】为芸香科植物花椒 *Zanthoxylum bungeanum* Maxim. 的果皮。

【植物识别要点】灌木或小乔木。茎枝有皮刺,基部侧扁。叶互生,单数羽状复叶,小叶 5~9,卵形、椭圆形至广卵形。伞房状圆锥花序,顶生。花单性,雌雄异株,花被 4~8,三角状披针形。果实红色至紫红色,有突起的腺点。

【性　味　功　效】辛,温。温中止痛,杀虫止痒。

【应　　　用】用于治疗胃腹冷痛,呕吐,泄泻,血吸虫病,蛔虫病等。

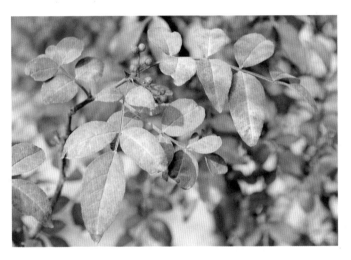

花椒　*Zanthoxylum bungeanum* Maxim.

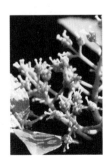

花椒花

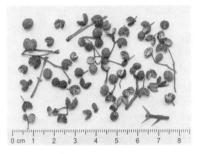

花椒

苍术

【别　　　　名】赤术、枪头菜。

【来　　　　源】为菊科植物苍术 *Atractylodes Lancea*（Thunb.）DC. 的根茎。

【植物识别要点】多年生草本。茎直立，单生或簇生。叶卵形或椭圆形，裂或不裂，基部扩大半抱茎，硬纸质，边缘有针刺状缘毛或刺齿。头状花序单生茎枝顶端，总苞钟状，覆瓦状排列。小花白色。瘦果倒卵圆状，被毛。冠毛刚毛褐色或污白色，基部连合成环。

【性　味　功　效】辛、苦，温。燥湿健脾，祛风散寒，明目。

【应　　　　用】用于治疗脘腹胀满，水肿，泄泻，脚气痿躄，风湿痹痛，夜盲。

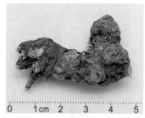

苍术

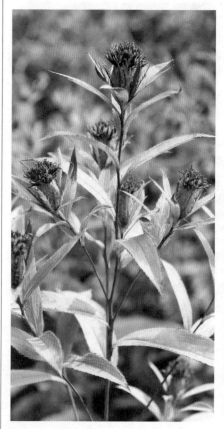

苍术　*Atractylodes lancea*（Thunb.）DC.

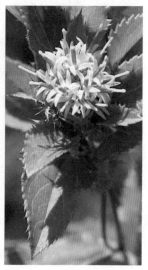

苍术花

【别　　　名】毛苍子、粘头婆、虱马头。

【来　　　源】为菊科植物苍耳 *Xanthium sibiricum* Patrin ex Widder 的果实。

【植物识别要点】一年生草本。叶三角状卵形或心形，全缘或浅裂。雄性的头状花序球形，总苞片长圆状披针形，被短柔毛。雌性的头状花序椭圆形，外层总苞片小，披针形，被短柔毛。瘦果倒卵形。

【性　味　功　效】辛、苦、温；有毒。散风寒，通鼻窍，祛风湿。

【应　　　用】用于治疗风寒头痛，鼻塞流涕，鼻渊，风疹瘙痒等。

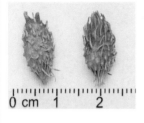

苍耳子

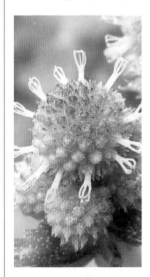

苍耳花

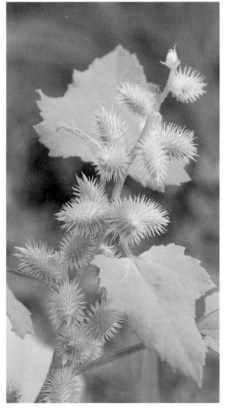

苍耳　*Xanthium sibiricum*
Patrin ex Widder

【别　　　名】鸡头米、鸡头莲、鸡头荷、刺莲藕、假莲藕。

【来　　　源】为睡莲科植物芡 *Euryale ferox* Salisb. 的种仁。

【植物识别要点】一年生水生草本。沉水叶箭形或椭圆肾形，无刺；浮水叶革质，椭圆肾形至圆形，盾状，全缘，两面有锐刺；叶柄及花梗有硬刺。花萼片披针形，外面密生稍弯硬刺；花瓣矩圆披针形或披针形，数轮排列。浆果球形，密生硬刺。

【性　味　功　效】甘、涩，平。益肾固精，补脾止泻，除湿止带。

【应　　　用】用于治疗遗精滑精，遗尿尿频，脾虚久泻，白浊，带下。

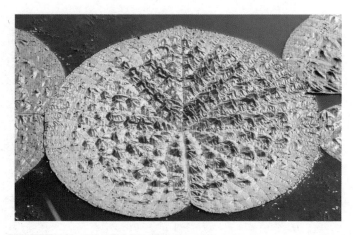

芡　*Euryale ferox* Salisb.

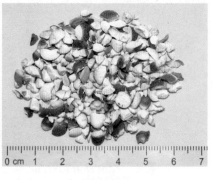

芡实

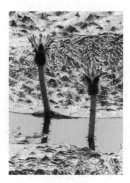

芡实花

【别　　　名】野麻、野苎麻、家麻、青麻、白麻。

【来　　　源】为荨麻科植物苎麻 *Boehmeria nivea*（L.）Gaudich. 的根。

【植物识别要点】半灌木。茎、花序和叶柄密生短或长柔毛。叶互生，宽卵形或近圆形，表面粗糙，背面密生交织的白色柔毛。花雌雄同株，团伞花序集成圆锥状，雌花序位于雄花序之上。瘦果椭圆形。

【性　味　功　效】甘，寒。清热利尿，安胎止血，解毒。

【应　　　用】用于治疗发热，尿路感染，肾炎水肿，胎动不安等。

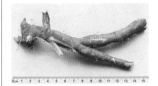

苎麻

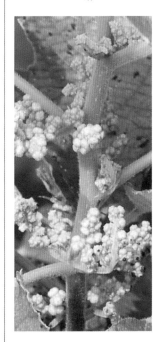

苎麻花序

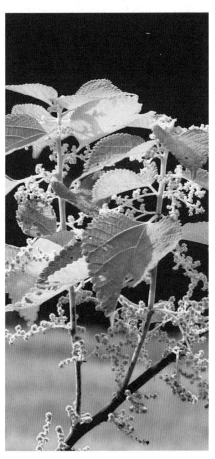

苎麻　*Boehmeria nivea*（L.）Gaudich.

【别　　　名】芦头、苇根。

【来　　　源】为禾本科植物芦苇 *Phragmites communis* Trin. 的根茎。

【植物识别要点】多年生，根状茎发达。秆直立。叶舌边缘密生短纤毛；叶片披针状线形，无毛，顶端长渐尖成丝形。圆锥花序大型，分枝多数，着生稠密下垂的小穗。

【性 味 功 效】甘，寒。清热泻火，生津止渴，除烦，止呕，利尿。

【应　　　用】用于治疗热病烦渴，肺热咳嗽，肺痈吐脓，热淋涩痛。

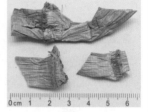

芦苇

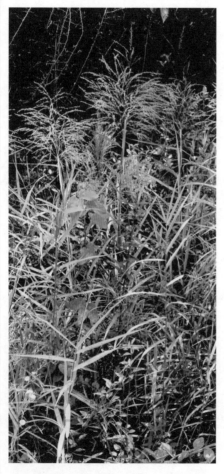

芦苇　*Phragmites communis* Trin.

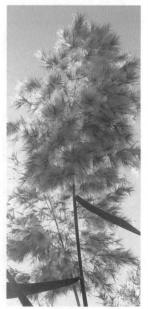

芦苇果

【别　　　　名】苏方、苏方木。

【来　　　　源】为豆科植物苏木 *Caesalpinia sappan* L. 的心材。

【植物识别要点】小乔木。枝有疏刺。二回羽状复叶互生，羽片 7~14 对，小叶 10~19 对，长圆形至长圆状菱形，长 1~2cm，先端微缺，基部歪斜，两面有微毛，背面有腺点。花黄色；圆锥花序顶生。荚果含种子 3~5。

【性 味 功 效】甘、咸，平。行血祛瘀，消肿止痛。

【应　　　　用】用于治疗经闭痛经，产后瘀阻，胸腹刺痛，外伤肿痛。

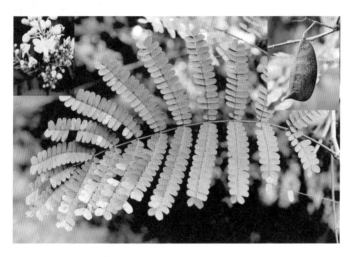

苏木　*Caesalpinia sappan* L.

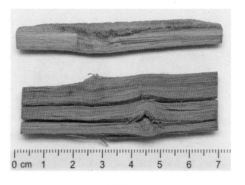

苏木

【别　　　名】铁树、凤尾棕。

【来　　　源】为苏铁科植物苏铁 *Cycas revoluta* Thunb. 的种子。

【植物识别要点】常绿树。密被宿存的叶基和叶痕。叶基部两侧有刺,雌雄异株,雄球花圆柱形,小孢子叶楔形,大孢子叶扁平。

【性 味 功 效】甘、淡,平;有小毒。平肝,降血压。

【应　　　用】用于治疗高血压。

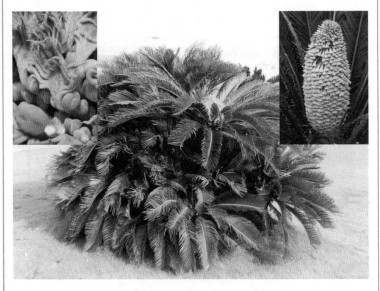

苏铁　*Cycas revoluta* Thunb.

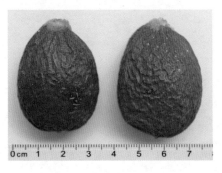

苏铁

【别　　　名】扯丝皮、思仲、丝棉皮、玉丝皮。

【来　　　源】为杜仲科植物杜仲 *Eucommia ulmoides* Oliv. 的树皮。

【植物识别要点】落叶乔木。树皮折断拉开有多数细丝。单叶互生；叶片椭圆形、卵形或长圆形。花单性，雌雄异株，花生于当年枝基部。翅果扁平，长椭圆形，先端2裂，基部楔形，周围具薄翅。

【性 味 功 效】甘，温。补肝肾，强筋骨，安胎。

【应　　　用】用于治疗肾虚腰痛，筋骨无力，妊娠漏血，胎动不安等。

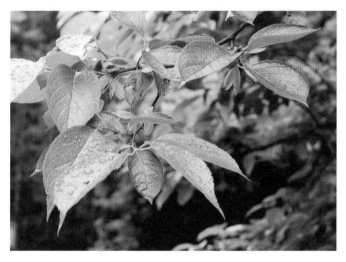

杜仲　*Eucommia ulmoides* Oliv.

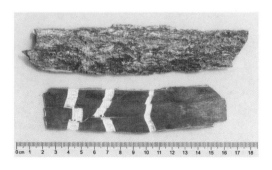

杜仲

【别　　名】映山红、杜鹃花、红杜鹃、艳山红、艳山花、清明花。

【来　　源】为杜鹃花科植物杜鹃 *Rhododendron simsii* Planch. 的花或果实。

【植物识别要点】半常绿灌木。叶互生，纸质，卵状椭圆形至披针形，花冠漏斗形，玫瑰红色，5裂。蒴果卵圆形，有褐色毛。

【性　味　功　效】甘、酸，平。和血，调经，祛风湿。

【应　　用】用于治疗月经不调，闭经，崩漏，跌打损伤等。

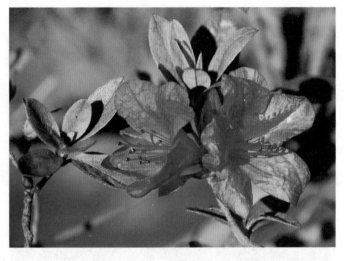

杜鹃　　*Rhododendron simsii* Planch.

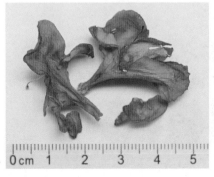

杜鹃

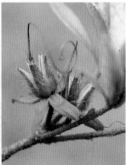

杜鹃果

【别　　　名】河白草、蛇倒退、梨头刺、蛇不过。

【来　　　源】为蓼科植物杠板归 *Polygonum perfoliatum* L. 的地上部分。

【植物识别要点】多年生蔓生草本。茎红褐色，有棱，倒生钩刺。叶互生，盾状；托叶鞘近圆形，抱茎；叶柄长，疏生倒钩刺。花序短穗状；花被淡红色或白色，结果时增大，肉质，变为深蓝色。瘦果球形。

【性 味 功 效】酸、微寒。清热解毒，利水消肿，止咳。

【应　　　用】用于治疗肾炎水肿，百日咳，泻痢，湿疹，疖肿，毒蛇咬伤。

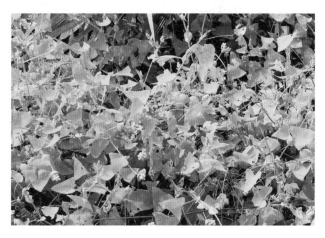

杠板归　*Polygonum perfoliatum* L.

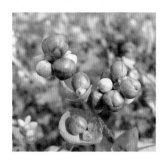

杠板归果

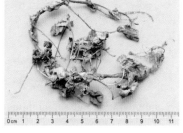

杠板归

【别　　　名】北五加皮、山五加皮。

【来　　　源】为萝藦科植物杠柳（香加皮）*Periploca sepium* Bge. 的根皮、茎皮。

【植物识别要点】落叶蔓性灌木。具乳汁，除花外，全株无毛。叶卵状长圆形。聚伞花序腋生，着花数朵；花萼裂片卵圆形；花冠紫红色，辐状；副花冠环状。蓇葖果圆柱状，具有纵条纹；种子长圆形，顶端具白色绢质种毛。

【性 味 功 效】辛、苦，温；有毒。祛风湿，强筋骨。

【应　　　用】用于治疗风寒湿痹，腰膝酸软，心悸气短，下肢浮肿。

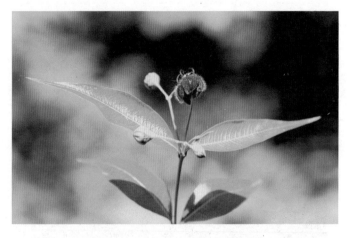

杠柳（香加皮）　*Periploca sepium* Bge.

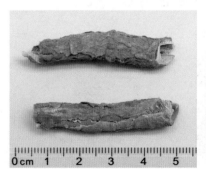

杠柳（香加皮）

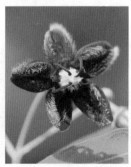

杠柳花

【别　　　名】南杏仁、杏仁核。

【来　　　源】为蔷薇科植物杏 *Prunus armeniaca* L. 的干燥成熟种子。

【植物识别要点】落叶小乔木，单叶互生，卵形至近圆形，边缘有圆钝锯齿。花单生，先叶开放，无梗或有极短梗；花瓣5，白色或稍带红色，核果卵圆形，沿腹两侧各有一棱。种子扁圆形。

【性 味 功 效】苦，微温；有小毒。降气止咳平喘，润肠通便。

【应　　　用】用于治疗咳嗽气喘，胸满痰多，肠燥便秘。

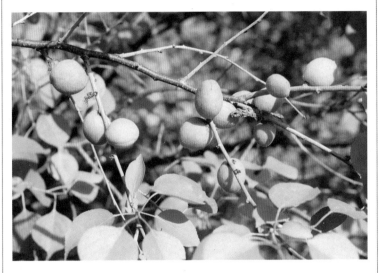

杏　*Prunus armeniaca* L.

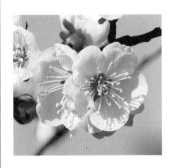

杏花

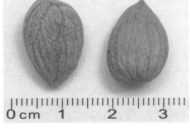

杏仁

【别　　　名】两背针、双面针、双面刺、叶下穿针、山椒。

【来　　　源】为芸香科植物两面针 *Zanthoxylum nitidum*(Roxb.)DC. 的干燥根。

【植物识别要点】木质藤本;茎、枝、叶轴下面和小叶中脉两面均着生钩 状皮刺。单数羽状复叶,小叶对生,革质,卵形至卵状 矩圆形,伞房状圆锥花序,腋生,花4数。蓇葖果成熟 时紫红色,顶端具短喙。

【性　味　功　效】苦、辛、平;有小毒。活血化瘀,行气止痛,祛风通络,解 毒消肿。

【应　　　用】用于治疗跌仆损伤,胃痛,牙痛,毒蛇咬伤;外治烧烫伤。

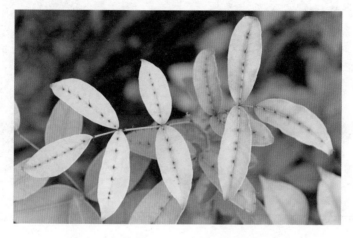

两面针　*Zanthoxylum nitidum*(Roxb.)DC.

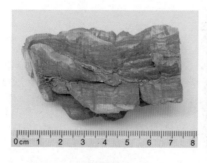

两面针

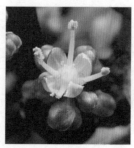

两面针花

【别　　　名】活血丹、透骨消、落地金钱、肺风草、十八缺。

【来　　　源】为唇形科植物活血丹 *Glechoma longituba*（Nakai）Kupr. 的干燥地上部分。

【植物识别要点】多年生草本。茎细，方形，被细柔毛，下部匍匐，上部直立。叶对生，肾形至圆心形，边缘有圆锯齿，两面有毛或近无毛，下面有腺点。轮伞花序腋生，每轮2~6花；苞片刺芒状，花冠2唇形，淡蓝色至紫色。小坚果长。

【性　味　功　效】辛、微苦、微寒。利湿通淋，清热解毒，散瘀消肿。

【应　　　用】用于治疗热淋，石淋，湿热黄疸，疮痈肿痛，跌打损伤。

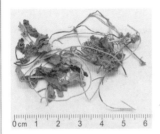

连钱草

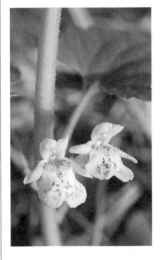

活血丹花

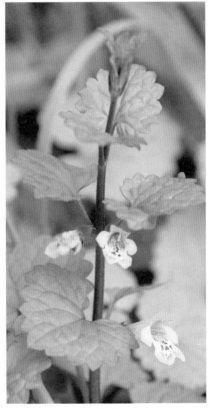

活血丹　*Glechoma longituba*（Nakai）Kupr.

连翘

【别　　　名】黄花条、连壳、青翘、落翘、黄奇丹。

【来　　　源】为木犀科植物连翘 *Forsythia suspensa*(Thunb.)Vahl 的干燥果实。

【植物识别要点】灌木,高可达3m;茎直立,枝条常下垂,髓中空。叶对生,卵形,顶端锐尖,基部圆形至宽楔形,边缘除基部以外有粗锯齿。先花后叶,花黄色,腋生,通常单生;花冠裂片4,倒卵状椭圆形。蒴果卵球状,基部略狭,表面散生瘤点。

【性 味 功 效】苦,微寒。清热解毒,消肿散结,疏散风热。

【应　　　用】用于治疗痈疽,丹毒,风热感冒,高热烦渴,神昏发斑。

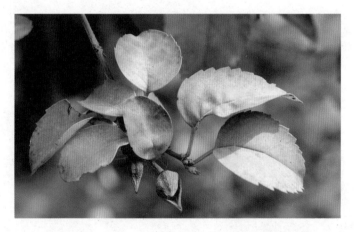

连翘　*Forsythia suspensa*(Thunb.)Vahl

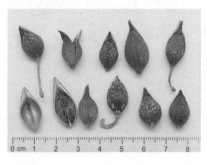

连翘

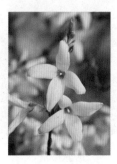

连翘花

194

【别　　　　名】吴萸、茶辣、辣子、臭辣子、吴椒、臭泡子。

【来　　　　源】为芸香科植物吴茱萸 *Euodia rutaecarpa*（Juss.）Benth. 的干燥近成熟果实。

【植物识别要点】小乔木或灌木，小叶卵形、椭圆形或披针形，油点大且多。花序顶生；雄花序的花彼此疏离，雌花序的花密集或疏离；萼片及花瓣均 5 片，镊合排列。果密集或疏离，暗紫红色，有大油点。

【性　味　功　效】辛、苦，热；有小毒。散寒止痛，降逆止呕，助阳止泻。

【应　　　　用】用于治疗厥阴头痛，寒疝腹痛，脘腹胀痛，呕吐吞酸，五更泄泻。

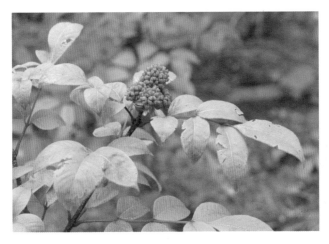

吴茱萸　*Euodia rutaecarpa*（Juss.）Benth.

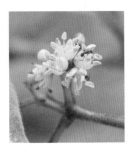

吴茱萸花

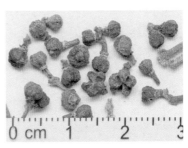

吴茱萸

【别　　　名】丹皮、粉丹皮、木芍药、条丹皮、洛阳花。

【来　　　源】为毛茛科植物牡丹 *Paeonia suffruticosa* Andr. 的干燥根皮。

【植物识别要点】落叶灌木。叶通常为二回三出复叶；顶生小叶宽卵形3裂至中部，侧生小叶狭卵形或长圆状卵形，花单生枝顶，花瓣5，或为重瓣，玫瑰色、红紫色、粉红色至白色。蓇葖长圆形，密生黄褐色硬毛。

【性 味 功 效】苦、辛，微寒。清热凉血，活血化瘀。

【应　　　用】用于治疗热入营血，吐血衄血，夜热早凉，跌仆伤痛，痈肿疮毒。

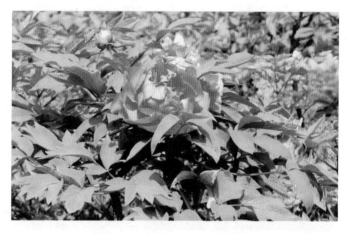

牡丹　*Paeonia suffruticosa* Andr.

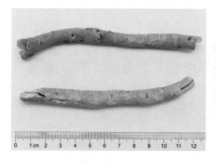

牡丹皮

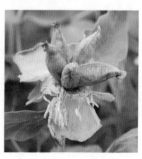

牡丹果

【别　　　名】荆叶。

【来　　　源】为马鞭草科植物牡荆 *Vitex negundo* L.var.*cannabifolia* (Sieb.et Zucc.)Hand.-Mazz. 的新鲜叶。

【植物识别要点】落叶灌木或小乔木。具香味。小枝四棱形,掌状复叶,对生;小叶 5,稀为 3,中间 1 枚最大;叶片披针形或椭圆状披针形,边缘具粗锯齿,通常被柔毛。圆锥花序顶生;果实球形,黑色。

【性 味 功 效】微苦、辛,平。祛痰,止咳,平喘。

【应　　　用】用于治疗咳嗽痰多。

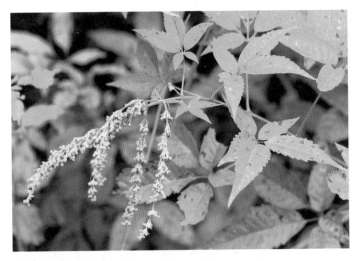

牡荆　*Vitex negundo* L.var.*cannabifolia*(Sieb.et Zucc.)Hand.-Mazz.

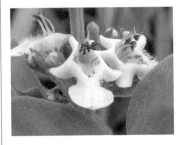

牡荆花

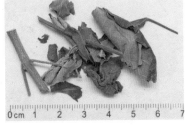

牡荆叶

【别　　　名】首乌、赤首乌、铁秤砣、红内消。

【来　　　源】为蓼科植物何首乌 *Polygonum multiflorum* Thunb. 的干燥块根。

【植物识别要点】草本。茎缠绕，具纵棱，下部木质化。叶卵形或长卵形，全缘；托叶鞘膜质花序圆锥状，顶生或腋生；花被 5，花被片椭圆形，白色或淡绿色。瘦果卵形，具 3 棱，黑褐色，有光泽。

【性 味 功 效】苦、甘、涩、微温。解毒，消痈，截疟，润肠通便。

【应　　　用】用于治疗疮痈，瘰疬，风疹瘙痒，久疟体虚，肠燥便秘。

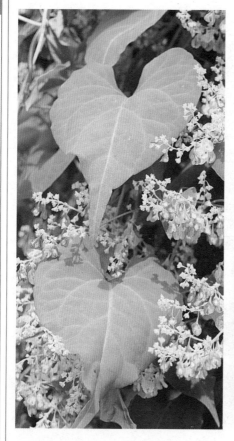

何首乌　*Polygonum multiflorum* Thunb.

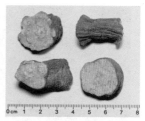

何首乌

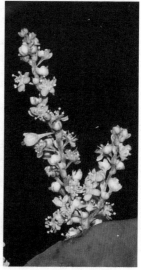

何首乌花

【别　　　　名】天丁、皂丁。

【来　　　　源】为豆科植物皂荚 *Gleditsia sinensis* Lam. 的干燥棘刺。

【植物识别要点】落叶乔木或小乔木,刺粗壮,圆柱形,常分枝。一回羽状复叶;小叶纸质,卵状披针形至长圆形,花序腋生或顶生,杂性同株或单性异株。荚果条形,被白色粉霜,劲直或扭曲。

【性　味　功　效】辛,温。消肿托毒,排脓,杀虫。

【应　　　　用】用于治疗痈疽初起或脓成不溃;外治疥癣麻风。

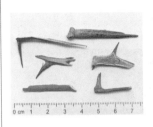

皂角刺

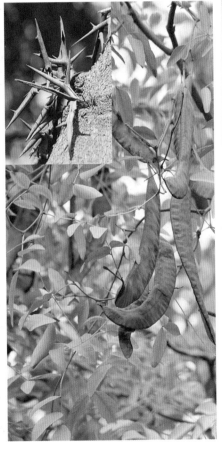

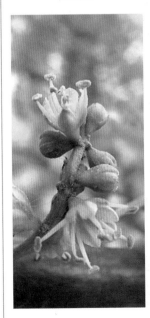

皂荚花　　　　　　皂荚　*Gleditsia sinensis* Lam.

【别　　　名】九爪木、佛手柑、五指橘。

【来　　　源】为芸香科植物佛手 *Citrus medica* L.var.*sarcodactylis* Swingle 的干燥果实。

【植物识别要点】常绿小乔木或灌木，枝条上有短而硬的刺。单叶互生，长椭圆形，有透明油点。圆锥花序或为腋生的花束；常单性，雄花较多，丛生；花冠五瓣，白色微带紫晕。柑果顶端分裂如拳或张开如手指。

【性　味　功　效】辛、苦、酸，温。疏肝理气，和胃止痛，燥湿化痰。

【应　　　用】用于治疗肝胃气滞，胸胁胀痛，胃脘痞满，食少呕吐，咳嗽痰多。

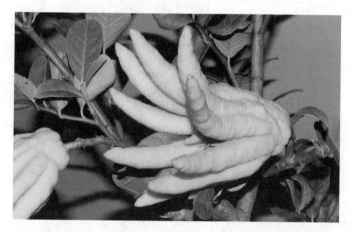

佛手　*Citrus medica* L.var.*sarcodactylis* Swingle

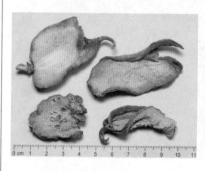

佛手

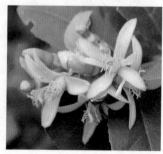

佛手花

【别　　　名】耳朵刷子、挖耳朵草、珍珠草、鼓槌草、衣钮草、谷精珠。

【来　　　源】为谷精草科植物谷精草 *Eriocaulon buergerianum* Koern.
的干燥带花茎的头状花序。

【植物识别要点】一年生草本。须根细软稠密。叶基生，线形，半透明，
具横格。头状花序呈半球形，底部有苞片层层紧密排
列，苞片淡黄绿色，上部边缘密生白色短毛，花序顶部
灰白色。蒴果 3 裂。种子矩圆状，表面具横格及 T 字
形突起。

【性 味 功 效】辛、甘，平。疏散风热，明目退翳。

【应　　　用】用于治疗风热目赤，肿痛羞明，眼生翳膜，风热头痛。

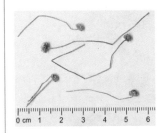

谷精草

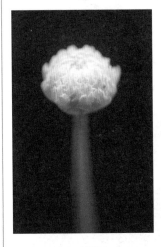

谷精草花序

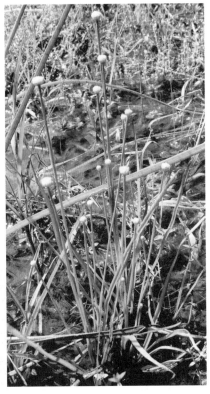

谷精草　*Eriocaulon buergerianum*
Koern.

【别　　　　名】破故纸、婆固脂、胡韭子。

【来　　　　源】豆科植物补骨脂*Psoralea corylifolia* L.的干燥成熟果实。

【植物识别要点】草本，枝疏被白色绒毛，有明显腺点。叶为单叶，边缘有粗而不规则的锯齿，质地坚韧，两面有明显黑色腺点，花序腋生，组成密集的总状或小头状花序，花瓣明显具瓣柄，荚果卵形，表面具不规则网纹，不开裂，果皮与种子不易分离，种子扁。

【性 味 功 效】苦、辛，温。补肾壮阳，固精缩尿。

【应　　　　用】用于治疗肾虚阳痿，腰膝酸软冷痛，肾虚遗精，遗尿，尿频等。

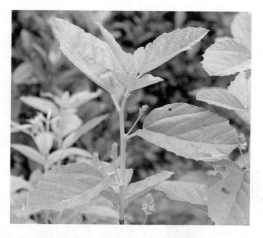

补骨脂　*Psoralea corylifolia* L.

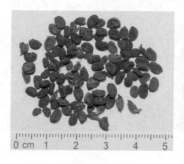

补骨脂

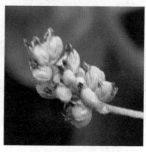

补骨脂果实

【别　　　名】感应草、喝呼草、知羞草、怕丑草。

【来　　　源】为豆科植物含羞草 *Mimosa pudica* L. 的全草。

【植物识别要点】草本；茎有散生、下弯的钩刺及倒生刺毛。羽片和小叶触之即闭合而下垂；羽片通常 2 对，指状排列于总叶柄之顶端。头状花序圆球形，花小，淡红色，多数。荚果具刺毛。

【性　味　功　效】甘、涩、凉；有小毒。清热利尿，化痰止咳，安神止痛。

【应　　　用】用于治疗感冒，胃炎，肠炎，泌尿系结石，神经衰弱；外用治跌打肿痛，疮疡肿毒。

【注　　　意】孕妇忌服。本品有麻醉作用，内服不宜过量。

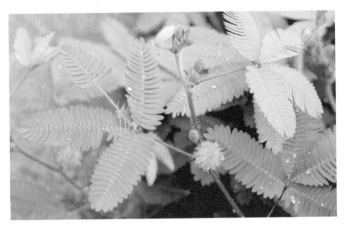

含羞草　*Mimosa pudica* L.

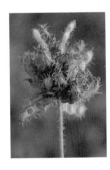

含羞草果

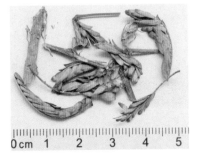

含羞草

【别　　　名】土沉香、蜜香、栈香、沉水香、白木香、莞香。

【来　　　源】为瑞香科植物白木香 *Aquilaria sinensis*（Lour.）Spreng. 含有树脂的木材。

【植物识别要点】乔木，叶革质，上面暗绿色或紫绿色，光亮，下面淡绿色，两面均无毛。花芳香，黄绿色，多朵，组成伞形花序。蒴果卵球形。种子卵球形，基部具有附属体，上端宽扁，下端成柄状。

【性 味 功 效】辛、苦，微温。行气止痛，温中止呕，纳气平喘。

【应　　　用】用于治疗胸腹胀闷疼痛，胃寒呕吐呃逆，肾虚气逆喘急。

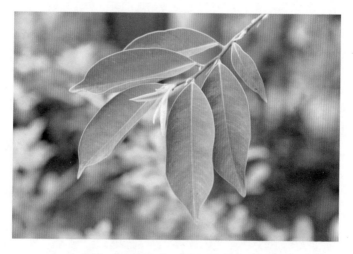

白木香　*Aquilaria sinensis*（Lour.）Spreng.

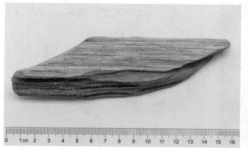

沉香

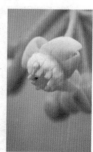

沉香花

【别　　　名】诃黎勒、诃黎、诃梨、随风子。

【来　　　源】为使君子科植物诃子 *Terminalia chebula* Retz. 的干燥成熟果实。

【植物识别要点】乔木,幼枝被绒毛。叶互生或近对生,叶片卵形或椭圆形至长椭圆形,密被细瘤点。穗状花序腋生或顶生,有时又组成圆锥花序;核果坚硬,卵形或椭圆形,成熟时黑褐色,通常有 5 条钝棱。

【性 味 功 效】苦、酸、涩、平。涩肠止泻,敛肺止咳,降火利咽。

【应　　　用】用于治疗久泻久痢,便血脱肛,肺虚喘咳,久嗽不止,咽痛音哑。

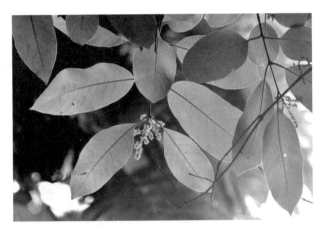

诃子　*Terminalia chebula* Retz.

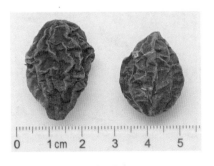

诃子

【别　　　名】赤芝、紫芝、木灵芝、菌灵芝、灵芝草。

【来　　　源】为多孔菌科真菌灵芝 *Ganoderma lucidum*（Leyss.ex
　　　　　　　　Fr.）Karst. 的干燥子实体。

【植物识别要点】菌盖木栓质，肾形，红褐、红紫或暗紫色，具漆样光泽，
　　　　　　　　有环状棱纹和辐射状皱纹，下面有无数小孔，管口呈白
　　　　　　　　色或淡褐色。菌柄侧生，紫褐色至黑色，有漆样光泽，
　　　　　　　　坚硬。孢子卵圆形。

【性 味 功 效】甘，平。补气安神，止咳平喘。

【应　　　用】用于治疗心神不宁，失眠心悸，肺虚咳喘，虚劳短气，不
　　　　　　　　思饮食。

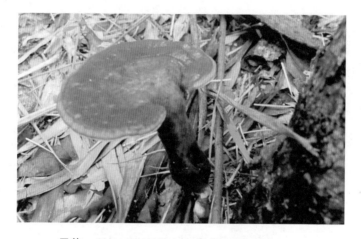

灵芝　*Ganoderma lucidum*（Leyss.ex Fr.）Karst.

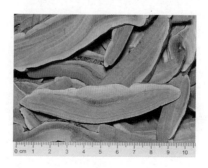

灵芝

【别　　　　名】橘皮。

【来　　　　源】为芸香科植物橘 *Citrus reticulata* Blanco 的干燥成熟果皮。

【植物识别要点】小乔木。单身复叶,翼叶通常狭窄,或仅有痕迹,花单生或 2~3 朵簇生。柑果通常扁圆形至近圆球形,果皮甚薄而光滑,瓤囊 7~14 瓣;种子或多或少数,稀无籽,通常卵形。

【性 味 功 效】苦、辛,温。理气健脾,燥湿化痰。

【应　　　　用】用于治疗脘腹胀满,食少吐泻,咳嗽痰多。

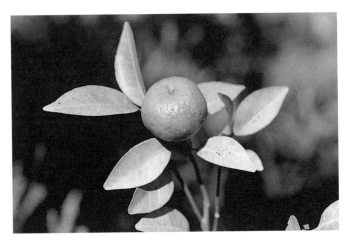

橘　*Citrus reticulata* Blanco

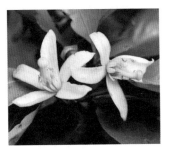

茶枝柑花

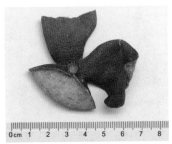

陈皮

陈皮

【别　　　名】鸡屎藤、牛皮冻、臭藤。

【来　　　源】为茜草科植物鸡矢藤 *Paederia scandens*（Lour.）Merr. 的全草。

【植物识别要点】草质藤本，全株均被灰色柔毛，揉碎后有恶臭。叶对生，卵形或狭卵形，全缘；托叶三角形，早落。花多数集成聚伞状圆锥花序；花冠筒钟形，外面灰白色，具细茸毛，内面紫色，5 裂。

【性 味 功 效】甘、微苦，平。祛风利湿，消食化积，止咳，止痛。

【应　　　用】用于治疗风湿筋骨痛，黄疸痢疾，消化不良；外用治皮炎，湿疹。

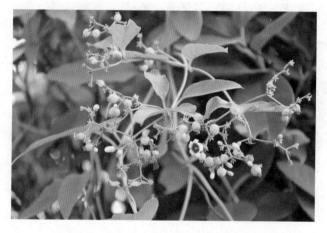

鸡矢藤　*Paederia scandens*（Lour.）Merr.

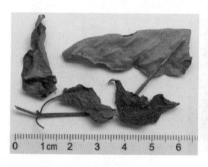

鸡矢藤

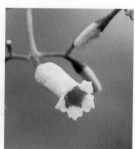

鸡矢藤花

【别　　　名】血风、血藤、血风藤、九层风。

【来　　　源】为豆科植物密花豆 *Spatholobus suberectus* Dunn 的干燥藤茎。

【植物识别要点】木质藤本,老茎砍断时可见数圈偏心环,鸡血状汁液从环处渗出。三出复叶互生;顶生小叶阔椭圆形,上面疏被短硬毛,背面脉间具黄色短髯毛,圆锥花序腋生,大型、花多而密;花冠白色,肉质。

【性　味　功　效】苦、甘、温。活血补血,调经止痛,舒筋活络。

【应　　　用】用于治疗月经不调,痛经,经闭,风湿痹痛,血虚萎黄。

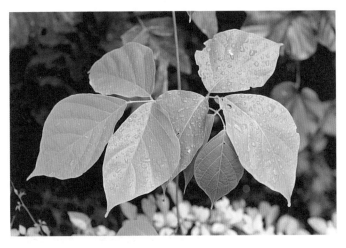

密花豆　*Spatholobus suberectus* Dunn

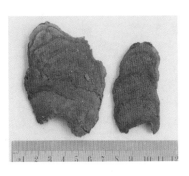

鸡血藤

鸡骨草

【别　　　名】红母鸡草、石门坎、黄食草、细叶龙鳞草、大黄草。

【来　　　源】为豆科植物广州相思子 *Abrus cantoniensis* Hance 的干燥全株。

【植物识别要点】攀援灌木。枝细直,平滑,被白色柔毛,老时脱落。羽状复叶互生。总状花序腋生;花小,聚生于花序总轴的短枝上;花冠紫红色或淡紫色。荚果长圆形,扁平,顶端具喙。

【性 味 功 效】甘、微苦,凉。利湿退黄,清热解毒,疏肝止痛。

【应　　　用】用于治疗湿热黄疸,胁肋不舒,胃脘胀痛,乳痈肿痛。

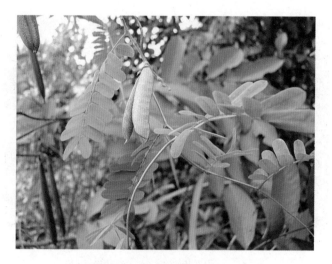

广州相思子　*Abrus cantoniensis* Hance

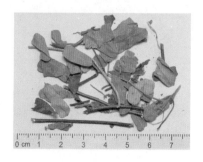

鸡骨草

【别　　　　名】鸡髻花、鸡公花、鸡角枪、鸡冠头。

【来　　　　源】为苋科植物鸡冠花 *Celosia cristata* L. 的干燥花序。

【植物识别要点】草本，单叶互生；基部渐狭而成叶柄。穗状花序多变异，生于茎的先端或分枝的末端，常呈鸡冠状，色有紫、红、淡红、黄或杂色；花密生。胞果成热时横裂，内有黑色细小种子 2 至数粒。

【性 味 功 效】甘、涩，凉。收敛止血，止带，止痢。

【应　　　　用】用于治疗吐血，崩漏，便血，痔血，赤白带下，久痢不止。

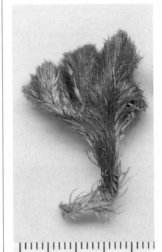

鸡冠花

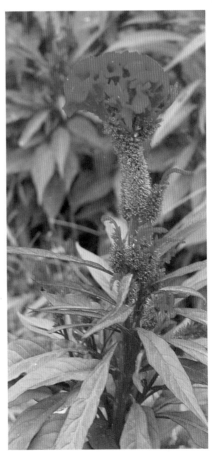

鸡冠花　　*Celosia cristata* L.

【别　　　名】人字草、掐不齐、老鸦须、铺地锦、白斑鸠窝。

【来　　　源】为豆科植物鸡眼草 *Kummerowia striata* (Thunb.) Schindl.
的干燥全草。

【植物识别要点】草本,披散或平卧,多分枝,茎和枝上被倒生的白色细
毛。三出羽状复叶;小叶纸质,花小,单生或2~3朵簇
生于叶腋;花冠粉红色或紫色。荚果圆形或倒卵形,先
端短尖,被小柔毛。

【性 味 功 效】甘、淡、微寒。清热解毒,活血,利湿止泻。

【应　　　用】用于治疗胃肠炎,肝炎,夜盲症,泌尿系感染,疔疮疖肿。

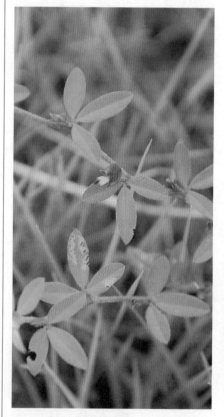

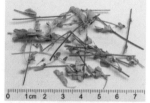

鸡眼草

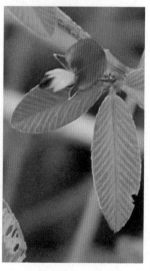

鸡眼草　*Kummerowia striata*
（Thunb.）Schindl.

鸡眼草花

【别　　名】缅栀子、蛋黄花、擂捶花、大季花、蕃花。

【来　　源】为夹竹桃科植物鸡蛋花 *Plumeria rubra* L.cv.Acutifolia. 的花。

【植物识别要点】落叶小乔木。全株具丰富乳汁。叶互生。顶生聚伞花序；总花梗三歧，肉质，绿色；花梗淡红色；花冠外面白色，内面黄色。蓇葖果双生，广歧，圆筒形，向端部渐尖。种子斜长圆形，先端具长圆形膜质翅。

【性 味 功 效】甘，凉。清热，利湿，解暑，止咳。

【应　　用】用于治疗感冒发热，湿热黄疸，泄泻痢疾，肺热咳嗽；预防中暑。

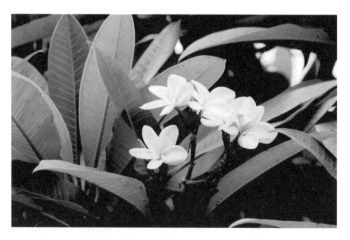

鸡蛋花　*Plumeria rubra* L.cv.Acutifolia.

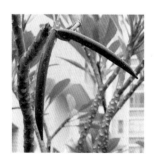

鸡蛋花果

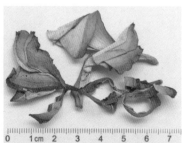

鸡蛋花

【别　　　名】青藤、寻风藤、一口两嘴、过山龙、牢钩刺、一个刺二个头、清风藤。

【来　　　源】为青风藤科植物青风藤 *Sabia japonica* Maxim. 的茎叶或根。

【植物识别要点】攀援木质藤本。老枝紫褐色,具白蜡层,常留有单刺状或双刺状的叶柄基部。叶近纸质,卵状椭圆形或阔卵形,叶面中脉有稀疏毛。花先叶开放,单生,花瓣 5 片,淡黄绿色。分果片近圆形或肾形,核两侧面具蜂窝状凹穴。

【性 味 功 效】苦、辛、温。祛风利湿,活血解毒。

【应　　　用】用于治疗风湿痹痛,水肿,脚气,跌打肿痛,骨髓炎,皮肤瘙痒。

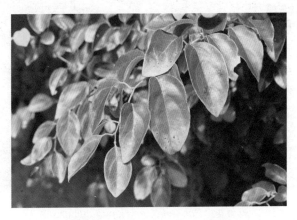

青风藤　*Sabia japonica* Maxim.

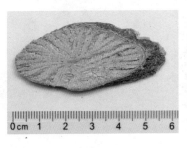

青风藤

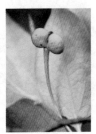

青风藤果

【别　　　名】野鸡冠花、狗尾花、狗尾苋、百日红。

【来　　　源】为苋科植物青葙 *Celosia argentea* L. 的种子。

【植物识别要点】一年生草本。茎直立，有纵条纹。叶互生，披针形或椭圆状披针形。塔状或圆柱状穗状花序顶生或腋生，苞片、小苞片和花被片干膜质，淡红色，后变白色。胞果卵形，盖裂；种子扁圆形，黑色，有光泽。

【性 味 功 效】苦，微寒。清肝泻火，明目退翳。

【应　　　用】用于治疗肝热目赤，目生翳膜，视物昏花，肝火眩晕。

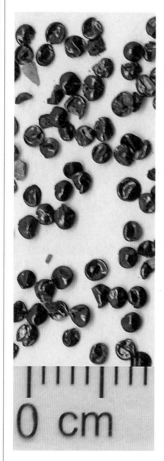

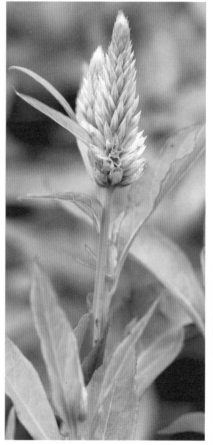

青葙子　　　　　　　　　青葙　*Celosia argentea* L.

青蒿

【别　　　名】蒿子、臭蒿、香蒿、香青蒿、细叶蒿、细青蒿、草青蒿、草蒿子。

【来　　　源】为菊科植物黄花蒿 Artemisia annua L. 的干燥地上部分。

【植物识别要点】一年生草本;植株有浓烈的挥发性香气。茎单生,有纵棱。具基生叶和茎生叶。头状花序球形,多数,排成总状或复总状花序,在茎上组成开展、尖塔形的圆锥花序;花深黄色,管状花冠。瘦果。

【性　味　功　效】苦、辛,寒。清虚热,除骨蒸,解暑热,截疟,退黄。

【应　　　用】用于治疗温邪伤阴,夜热早凉,阴虚发热,疟疾寒热,湿热黄疸。

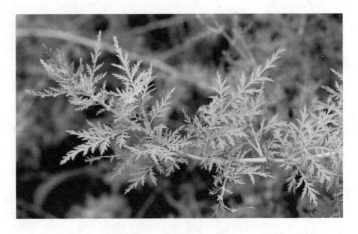

黄花蒿　*Artemisia annua* L.

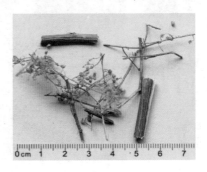

青蒿

【别　　　　名】徘徊花、笔头花、湖花、刺玫花、刺玫菊。

【来　　　　源】为蔷薇科植物玫瑰 *Rosa rugosa* Thunb. 的干燥花蕾。

【植物识别要点】直立灌木。枝丛生，密生绒毛、腺毛及刺。单数羽状复叶互生，边缘有细锯齿，下面苍白色，被柔毛。花单生或数朵簇生，单瓣或重瓣，紫色或白色；花瓣 5。瘦果骨质，扁球形，暗橙红色。

【性 味 功 效】甘、微苦，温。行气解郁，和血，止痛。

【应　　　　用】用于治疗肝胃气痛，食少呕恶，月经不调，跌仆伤痛。

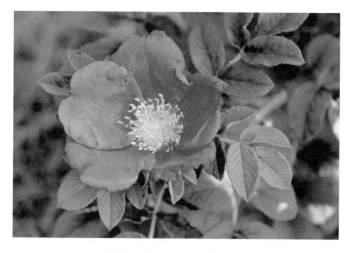

玫瑰　*Rosa rugosa* Thunb.

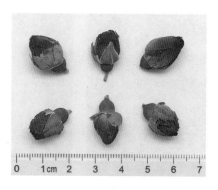

玫瑰花

玫瑰花

【别　　　　名】野槐、好汉枝、苦骨、地骨、地槐、山槐子。

【来　　　　源】为豆科植物苦参 *Sophora flavescens* Ait. 的干燥根。

【植物识别要点】亚灌木。茎枝草本状。单数羽状复叶,互生;小叶 5~21 枚,卵状椭圆形至长椭圆状披针形,全缘。总状花序顶生;花淡黄白色;蝶形花冠。荚果线形,先端具长喙,种子间有缢缩,黑色,近球形。

【性　味　功　效】苦,寒。清热燥湿,杀虫,利尿。

【应　　　　用】用于治疗热痢,便血,黄疸尿闭,皮肤瘙痒;外治滴虫性阴道炎。

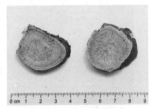

苦参

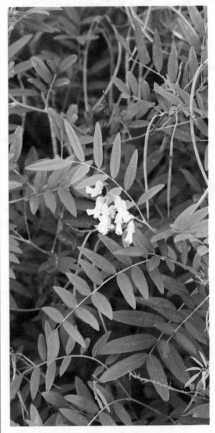

苦参　*Sophora flavescens* Ait.

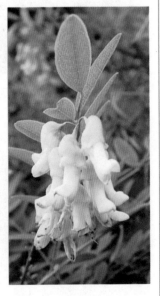

苦参花

【别　　　名】巴叶、芦橘叶。

【来　　　源】为蔷薇科植物枇杷 *Eriobotrya japonica*（Thunb.）Lindl. 的
干燥叶。

【植物识别要点】常绿小乔木；小枝密生锈色或灰棕色绒毛。叶片革质，
背面密生灰棕色绒毛。圆锥花序顶生，具多花；果实球
形或长圆形，黄色或橘黄色，外有锈色柔毛，种子球形
或扁球形，褐色，光亮。

【性 味 功 效】苦，微寒。清肺止咳，降逆止呕。

【应　　　用】用于治疗肺热咳嗽，气逆喘急，胃热呕逆，烦热口渴。

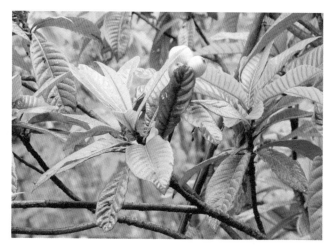

枇杷　*Eriobotrya japonica*（Thunb.）Lindl.

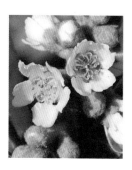

枇杷花

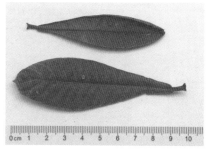

枇杷叶

【别　　　名】松落、龙须草、金钱草、关公须、天蓬草、树挂、松毛、海风藤。

【来　　　源】为松萝科植物松萝 *Usnea diffracta* Vain. 的全体。

【植物识别要点】全体呈地衣体丝状，细长不分枝，基部着生于树皮上，向下悬垂；主轴单一，极少大分枝，两侧密生细而短的侧枝，长 1cm 左右，形似蜈蚣，故名蜈蚣松萝，灰绿色，柔软。子囊果极稀，侧生，盘状，生于枝的先端，孢子椭圆形。

【性 味 功 效】甘，平；有小毒。清热解毒，止咳化痰。

【应　　　用】用于治疗肺结核，慢性支气管炎；外用治创伤感染，疮疖，烧伤，子宫颈糜烂，阴道滴虫。

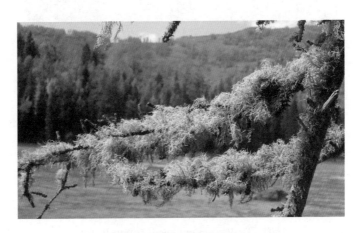

松萝　*Usnea diffracta* Vain.

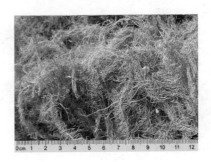

松萝

【别　　　名】刺拐棒、一百针、五加参。

【来　　　源】为五加科植物刺五加 *Acanthopanax senticosus*（Rupr.et Maxim.）Harms 的干燥根和根茎或茎。

【植物识别要点】灌木，一、二年生的通常密生刺，叶有小叶 5，稀 3；叶柄常疏生细刺，小叶片纸质，椭圆状倒卵形或长圆形，上面粗糙，脉上有粗毛，边缘有锐利重锯齿，伞形花序，花紫黄色，花瓣 5，果实球形或卵球形，有 5 棱，黑色。

【性　味　功　效】辛、微苦，温。益气健脾，补肾安神。

【应　　　用】用于治疗脾肺气虚，体虚乏力，食欲不振等。

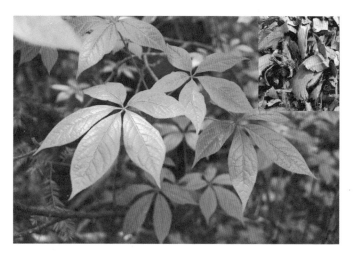

刺五加　*Acanthopanax senticosus*（Rupr.et Maxim.）Harms

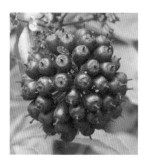

刺五加果

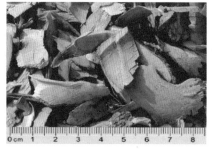

刺五加

刺桐

【别　　　名】山芙蓉、空桐树、木本象牙红。

【来　　　源】为豆科植物刺桐 *Erythrina variegata* L. 树皮或根皮。

【植物识别要点】落叶大乔木,枝有黑色直刺,羽状复叶具3小叶,常密
集枝端;总状花序顶生,花萼佛焰苞状,口部偏斜,一边
开裂;花冠红色,旗瓣椭圆形,先端圆,瓣柄短;翼瓣与
龙骨瓣近等长;龙骨瓣2片离生,雄蕊10,单体;荚果黑
色,种子肾形红色。

【性 味 功 效】苦、辛,平。祛风湿,舒筋通络。

【应　　　用】用于治疗风湿麻木,腰腿筋骨疼痛,跌打损伤。

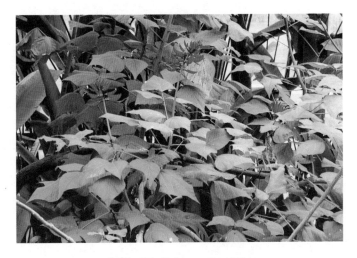

刺桐　*Erythrina variegata* L.

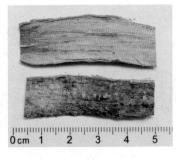

刺桐

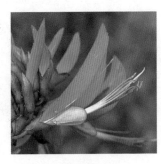

刺桐花

【别　　　名】大枣、红枣。

【来　　　源】为鼠李科植物枣 *Ziziphus jujuba* Mill. 的干燥成熟果实。

【植物识别要点】落叶小乔木，稀灌木，有长枝、短枝和无芽小枝（即新枝）呈之字形曲折，具2个托叶刺，叶纸质、卵形，边缘具圆齿状锯齿，基生三出脉；花黄绿色，两性，5基数，单生或聚伞花序；花瓣倒卵圆形，基部有爪，与雄蕊等长；核果，种子扁椭圆形。

【性味功效】甘、温。补中益气，养血安神。

【应　　　用】用于治疗脾虚食少，乏力便溏，妇人脏躁。

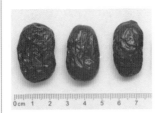

枣

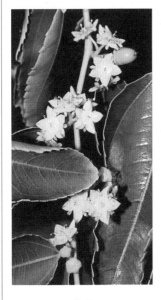

枣花

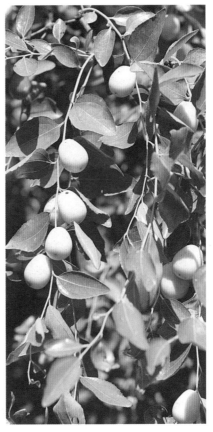

枣　*Ziziphus jujuba* Mill.

【别　　　名】爵梅、秧李。

【来　　　源】为蔷薇科植物郁李 *Prunus japonica* Thunb. 的成熟种子。

【植物识别要点】灌木，叶片卵形或卵状披针形，边有缺刻状尖锐重锯齿，托叶线形，边有腺齿。花 1~3 朵，簇生，花叶同开或先叶开放；花瓣白色或粉红色，倒卵状椭圆形；雄蕊约32；花柱与雄蕊近等长，无毛。核果近球形，深红色。

【性 味 功 效】辛、苦、甘、平。润肠通便，下气利水。

【应　　　用】用于治疗津枯肠燥，食积气滞，腹胀便秘等。

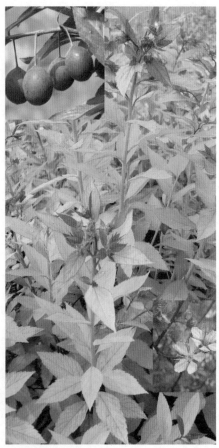

郁李　*Prunus japonica* Thunb.

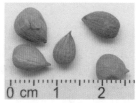

郁李仁

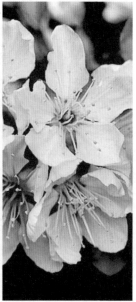

郁李花

【别　　　名】石荷叶、金线吊芙蓉、老虎耳。

【来　　　源】为虎耳草科植物虎耳草 *Saxifraga stolonifera* Curt. 的全草。

【植物识别要点】常绿草本，有细长的匍匐茎，株高 10cm 左右，全株被毛。单叶，基部丛生，具长柄，叶片圆形或肾形，表面深绿色，沿脉具白色斑纹，叶缘具疏生锐齿，叶背紫红色，密生小球形细点。花白色，花瓣 5 枚，花葶赤红色，多分枝，蒴果卵圆形。

【性 味 功 效】微苦、辛，寒；有小毒。祛风清热，凉血解毒。

【应　　　用】用于治疗小儿发热，咳嗽气喘；外用于中耳炎，疔疮，湿疹。

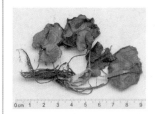

虎耳草

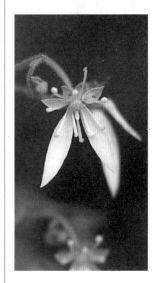

虎耳草花

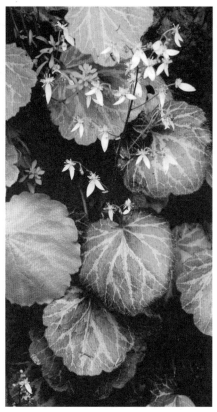

虎耳草　*Saxifraga stolonifera* Curt.

【别　　　　名】花斑竹、酸筒杆、酸汤梗。

【来　　　　源】为蓼科植物虎杖 *Polygonum cuspidatum* Sieb.et Zucc. 的干燥根茎和根。

【植物识别要点】多年生草本。茎直立空心，具明显的纵棱，散生红色斑点。叶宽卵形，近革质，边缘全缘，两面无毛，托叶鞘膜质，早落。花单性，雌雄异株，花序圆锥状，腋生；苞片漏斗状，每苞内具 2~4 花；花梗中下部具关节；花被 5 深裂，淡绿色。瘦果卵形，具 3 棱，黑褐色。

【性 味 功 效】微苦，微寒。利湿退黄，清热解毒，散瘀止痛，止咳化痰。

【应　　　　用】用于治疗湿热黄疸，淋浊，带下，风湿痹痛等。

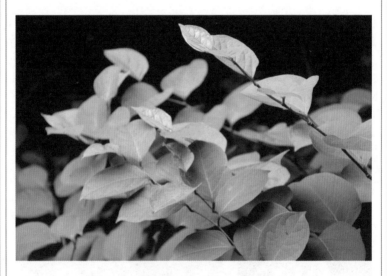

虎杖　*Polygonum cuspidatum* Sieb.et Zucc.

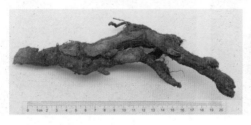

虎杖

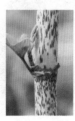

虎杖茎

【别　　　名】伏牛花、绣花针、黄脚鸡。

【来　　　源】为茜草科植物虎刺 *Damnacanthus indicus* Gaertn. 的全草或根。

【植物识别要点】具刺灌木,具肉质链珠状根。茎上部密集多回二叉分枝,嫩枝密被短粗毛,节上托叶腋常生 1 针状刺。叶常大小叶对相间,全缘。花两性,花萼钟状,绿色或具紫红色斑纹。花冠白色,管状漏斗形。核果红色,近球形。

【性 味 功 效】甘,平;无毒。祛风利湿,活血止痛。

【应　　　用】用于治疗痛风,风湿痹痛,妇女经闭,小儿疳积,跌打损伤。

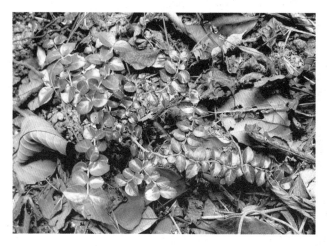

虎刺　*Damnacanthus indicus* Gaertn.

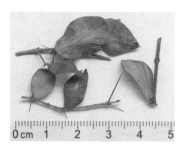

虎刺

【别　　名】野茶叶、红麻、茶叶花、红柳子。

【来　　源】为夹竹桃科植物罗布麻 *Apocynum venetum* L. 的干燥叶。

【植物识别要点】直立半灌木;枝条对生或互生,紫红色。叶对生,仅在分枝处为近对生,叶片椭圆状披针形,圆锥状聚伞花序,通常顶生,有时腋生,花冠圆筒状钟形,紫红色或粉红色,两面密被颗粒状突起,蓇葖果,种子卵圆状长圆形。

【性味功效】甘、苦,凉。平肝安神,清热利水。

【应　　用】用于治疗肝阳眩晕,心悸失眠,浮肿尿少。

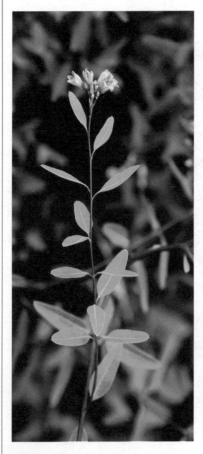

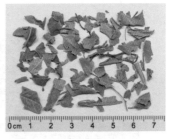

罗布麻叶

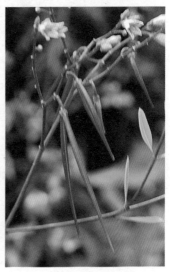

罗布麻　*Apocynum venetum* L.

罗布麻果

【别　　　　名】罗汉杉、长青罗汉杉、土杉、金钱松。

【来　　　　源】为罗汉松科植物罗汉松 *Podocarpus macrophyllus* (Thunb.)Sweet. 的根皮。

【植物识别要点】树皮灰色,浅纵裂,成薄片状脱落。叶螺旋状着生,条状披针形,微弯,先端尖,上面深绿色,有光泽,中脉显著隆起,下面带白色、灰绿色,中脉微隆起。雄球花穗状,腋生,常3~5个簇生于极短的总梗上,雌球花单生叶腋。种子卵圆形。

【性　味　功　效】甘,微温。活血,止痛,杀虫。

【应　　　　用】外用治跌打损伤,疥癣。

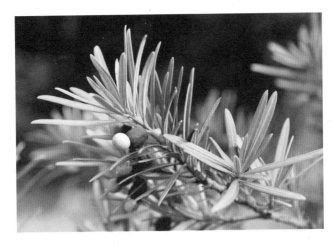

罗汉松　*Podocarpus macrophyllus*(Thunb.)Sweet.

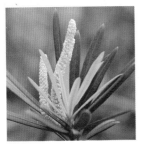

罗汉松雄花序

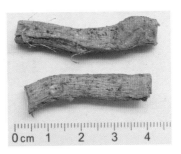

罗汉松

【别　　名】黄花败酱。

【来　　源】为败酱科植物败酱草 *Patrinia scabiosaefolia* Fisch.ex Trev. 的干燥全草。

【植物识别要点】多年生草本,茎密被白色倒生粗毛或仅两侧各有 1 列倒生粗毛。基生叶簇生,边缘有粗齿;茎生叶对生,卵形,1~2 对羽状分裂,边缘有粗齿,两面有粗毛,近无柄。伞房状圆锥聚伞花序,花序分枝及梗上密生或仅 2 列粗毛;花冠白色,瘦果倒卵形。

【性　味　功　效】辛、苦、凉。清热解毒,祛痰排脓。

【应　　用】用于治疗肠痈,肺痈,痢疾,产后瘀血腹痛,痈肿疔疮。

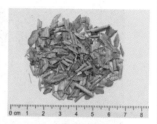

败酱草

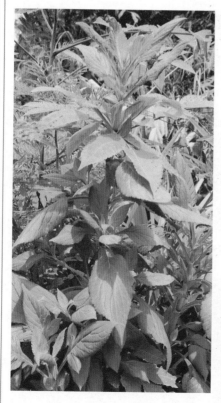

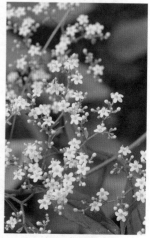

败酱花序

败酱草　*Patrinia scabiosaefolia*
Fisch.ex Trev.

【别　　　名】毛知母。

【来　　　源】为百合科植物知母 *Anemarrhena asphodeloides* Bge. 的干燥根茎。

【植物识别要点】多年生草本,叶向先端渐尖而成近丝状,基部渐宽而成鞘状,具多条平行脉。花葶比叶长得多;总状花序通常较长,苞片小,卵形或卵圆形,先端长渐尖;花粉红色、淡紫色至白色;花被片条形,中央具 3 脉,宿存。蒴果狭椭圆形,顶端有短喙。

【性 味 功 效】苦、甘、寒。清热泻火,滋阴润燥。

【应　　　用】用于治疗外感热病,高热烦渴,肺热燥咳等。

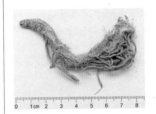

知母

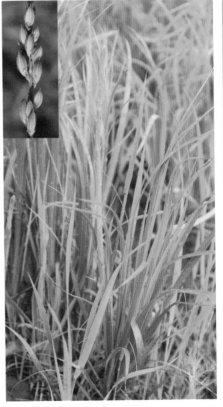

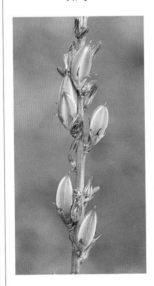

知母果　　　　知母　*Anemarrhena asphodeloides* Bge.

【别　　　名】狗牙瓣、石头菜、佛甲草。

【来　　　源】为景天科植物垂盆草 *Sedum sarmentosum* Bunge 的干燥全草。

【植物识别要点】多年生草本。叶轮生,叶倒披针形,先端近急尖,基部急狭,有距。聚伞花序,有 3~5 分枝,花少,花无梗;萼片 5,披针形至长圆形,花瓣 5,黄色,披针形,雄蕊 10,较花瓣短;鳞片 10,楔状四方形,种子卵形。

【性 味 功 效】甘、淡,凉。利湿退黄,清热解毒。

【应　　　用】用于治疗湿热黄疸,小便不利,痈肿疮疡。

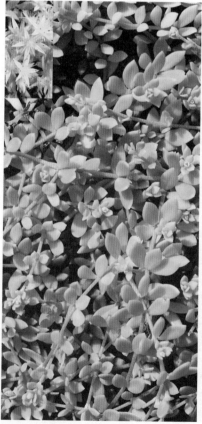

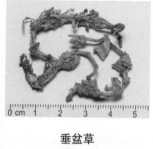

垂盆草

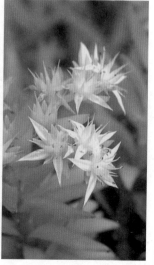

垂盆草　*Sedum sarmentosum* Bunge

垂盆草花

【别　　　名】筋骨草、小伸筋、过山龙、铺地蜈蚣。

【来　　　源】为石松科植物垂穗石松 *Palhinhaea cernua*（L.）Vasc.et Franco 的全草。

【植物识别要点】主茎光滑无毛,叶螺旋状排列,稀疏,钻形至线形,侧枝及小枝上的叶螺旋状排列,密集,略上弯,钻形至线形,纸质。孢子囊穗单生于小枝顶端,短圆柱形,成熟时通常下垂,淡黄色,孢子叶卵状菱形,覆瓦状排列,孢子囊生于孢子叶腋,圆肾形。

【性 味 功 效】辛,温。祛风湿,舒筋络,活血,止血。

【应　　　用】用于治疗风湿拘痛麻木,肝炎,痢疾,衄血,便血,跌打损伤。

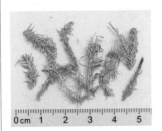

垂穗石松

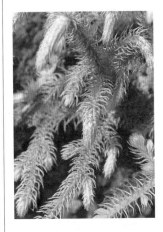

垂穗石松孢子叶穗

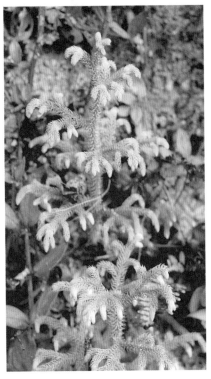

垂穗石松　*Palhinhaea cernua*
（L.）Vasc.et Franco

【别　　　名】翻白草、天青地白。

【来　　　源】为蔷薇科植物委陵菜 *Potentilla chinensis* Ser. 的干燥全草。

【植物识别要点】多年生草本植物。基生叶为羽状复叶，有小叶 5~15 对，叶柄被短柔毛及绢状长柔毛；小叶片边缘羽状中裂，裂片三角卵形，上面绿色，下面被白色绒毛，伞房状聚伞花序；萼片三角卵形，外面被短柔毛；花瓣黄色，宽倒卵形，顶端微凹，瘦果卵球形。

【性 味 功 效】苦，寒。清热解毒，凉血止痢。

【应　　　用】用于治疗赤痢腹痛，久痢不止，痔疮出血，痈肿疮毒。

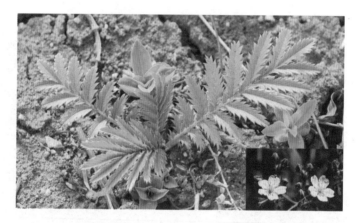

委陵菜　*Potentilla chinensis* Ser.

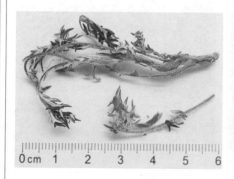

委陵菜

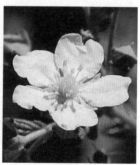

委陵菜花

【别　　　名】史君子、四君子。

【来　　　源】为使君子科植物使君子 *Quisqualis indica* L. 的干燥成熟果实。

【植物识别要点】攀援状灌木,小枝被棕黄色短柔毛。叶近对生,叶片膜质,卵形,表面无毛,背面有时疏被棕色柔毛。顶生穗状花序,花瓣5,先端钝圆,初为白色,后转淡红色;雄蕊10,果卵形,具明显的锐棱角5条,种子1颗,白色,圆柱状纺锤形。

【性 味 功 效】甘,温。杀虫消积。

【应　　　用】用于治疗蛔虫病,蛲虫病,虫积腹痛,小儿疳积。

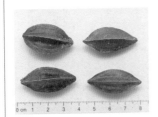

使君子

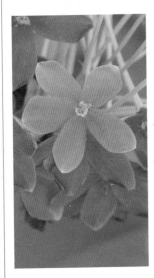

使君子花

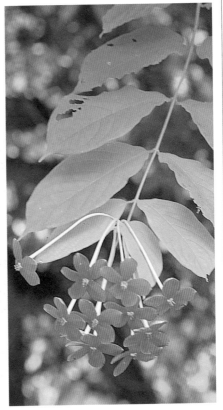

使君子　*Quisqualis indica* L.

【别　　　名】柏叶。

【来　　　源】为柏科植物侧柏 *Platycladus orientalis*(L.)Franco 的干燥枝梢和叶。

【植物识别要点】乔木,生鳞叶的小枝细,向上直展或斜展,扁平,排成一平面。叶鳞形,雄球花黄色,卵圆形,雌球花近球形,蓝绿色,被白粉。球果近卵圆形,成熟前近肉质,蓝绿色,被白粉,成熟后木质,开裂,红褐色;种子卵圆形,顶端微尖,灰褐色或紫褐色。

【性 味 功 效】苦、涩,寒。凉血止血,化痰止咳,生发乌发。

【应　　　用】用于治疗吐血,衄血,咯血,便血,崩漏下血等。

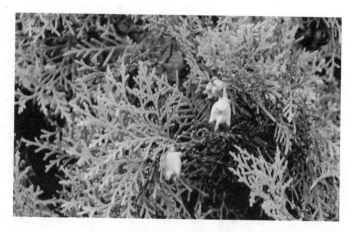

侧柏　*Platycladus orientalis*(L.)Franco

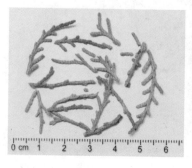

侧柏叶

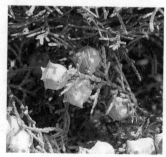

侧柏种子

【别　　　名】鸡骨香、水香。

【来　　　源】为菊科植物佩兰 *Eupatorium fortunei* Turcz. 的干燥地上
部分。

【植物识别要点】多年生草本,叶对生,3 全裂或 3 深裂,头状花序多数在
茎顶及枝端排成复伞房花序,总苞钟状,每个头状花序
具花 4~6 朵,花白色或带微红色,全部为管状花,瘦果
圆柱形,熟时黑褐色,5 棱,冠毛白色。

【性　味　功　效】辛,平。芳香化湿,醒脾开胃,发表解暑。

【应　　　用】用于治疗湿浊中阻,脘痞呕恶,口中甜腻,口臭等。

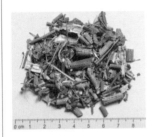

佩兰

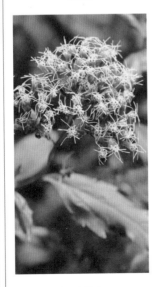

佩兰花序

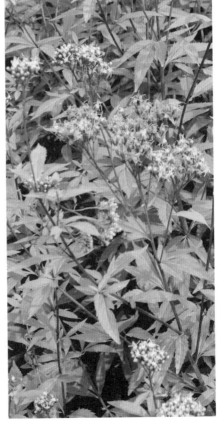

佩兰　*Eupatorium fortunei* Turcz.

【别　　　　名】金狗毛蕨、金毛狗。

【来　　　　源】为蚌壳蕨科植物金毛狗脊 *Cibotium barometz*（L.）J.Sm. 的干燥根茎。

【植物识别要点】根状茎卧生，顶端生出一丛大叶，基部被有金黄色茸毛，叶片大，广卵状三角形，三回羽状分裂；叶几为革质，孢子囊群在每一末回能育裂片 1~5 对，生于下部的小脉顶端，囊群两瓣状，成熟时张开如蚌壳，孢子为三角状的四面形，透明。

【性　味　功　效】苦、甘，温。祛风湿，补肝肾，强腰膝。

【应　　　　用】用于治疗风湿痹痛，腰膝酸软，下肢无力。

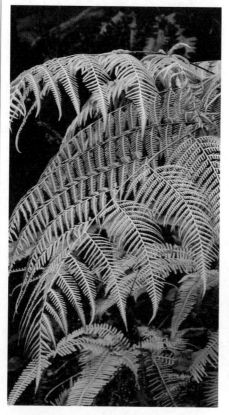

金毛狗脊 *Cibotium barometz*（L.）J.Sm.

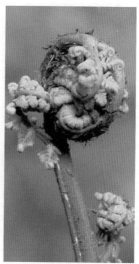

金毛狗脊

金毛狗脊幼叶

【别　　　　名】落苏、黄毛草、毛毛草、笔仔草、猫仔草、墙头竹。

【来　　　　源】为禾本科植物金丝草 *Pogonatherum crinitum*（Thunb.）Kunth. 的全草。

【植物识别要点】秆丛生，具纵条纹，粗糙，通常3~7节，节上被白色髯毛。叶鞘短于或长于节间，叶舌短，纤毛状；叶片线形，扁平，穗形总状花序单生于秆顶，细弱而微弯曲，乳黄色；无柄小穗长不及2mm，含1两性花，颖果卵状长圆形。

【性　味　功　效】甘、淡、凉。清热，解暑，利尿。

【应　　　　用】用于治疗感冒高热，中暑，尿路感染，糖尿病，小儿久热不退。

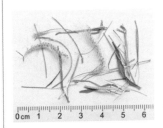

金丝草

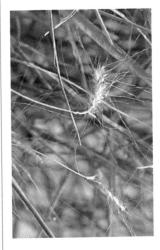

金丝草果序

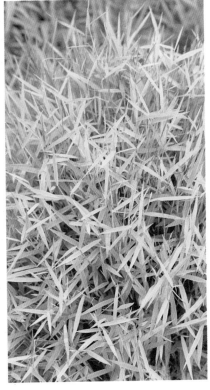

金丝草　*Pogonatherum crinitum* (Thunb.) Kunth.

金丝草

【别　　　名】扣子藤、盘花地不容、头花千金藤。

【来　　　源】为防己科植物金线吊乌龟Stephania cepharantha Hayata.的块根。

【植物识别要点】草质落叶藤本,块根团块状,小枝紫红色。叶纸质,三角状扁圆形,头状花序,雄花序常于腋生、具小型叶的小枝上作总状花序式排列,雌花序单个腋生,雄花萼片6,花瓣3或4,近圆形或阔倒卵形,雌花萼片1,花瓣2肉质,比萼片小。核果阔倒卵圆形,成熟时红色。

【性味功效】苦,寒。清热解毒,止痛,散瘀消肿。

【应　　　用】用于治疗胃痛,肝炎,痢疾,跌打损伤;外用于痄腮,疖肿。

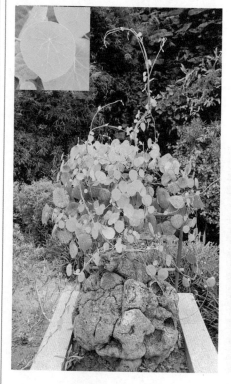

金线吊乌龟　Stephania cepharantha Hayata.

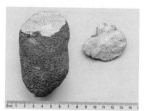

金线吊乌龟

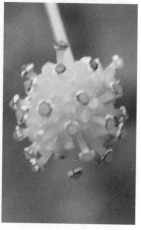

金线吊乌龟花序

【别　　　名】苦荞麦、荞麦当归、荞麦三七、金锁银开。

【来　　　源】为蓼科植物金荞麦 *Fagopyrum dibotrys*（D.Don）Hara 的干燥根茎。

【植物识别要点】多年生草本。茎具纵棱。叶三角形，边缘全缘，两面具乳头状突起或被柔毛；叶柄长可达 10cm；托叶鞘筒状，膜质，褐色。花序伞房状，顶生或腋生；苞片卵状披针形，每苞内具 2~4 花；花梗中部具关节，与苞片近等长；花被 5 深裂，白色，瘦果宽卵形，具 3 锐棱，黑褐色。

【性 味 功 效】微辛、涩，凉。清热解毒，排脓祛瘀。

【应　　　用】用于治疗肺痈吐脓，肺热喘咳，乳蛾肿痛。

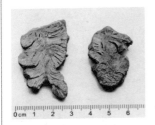

金荞麦

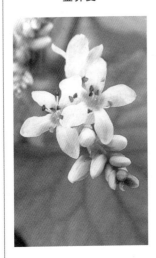

金荞麦花

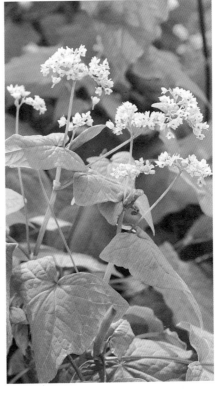

金荞麦　*Fagopyrum dibotrys*
（D.Don）Hara

【别　　　　名】过路黄、镜面草、翠屏草、荷苞草、马蹄金。

【来　　　　源】为报春花科植物过路黄 *Lysimachia christinae* Hance 的干燥全草。

【植物识别要点】多年生小草本,匍匐茎细长,被灰色短柔毛,节上生根。叶肾形至圆形,基部阔心形,叶面微被毛,背面被贴生短柔毛,全缘;具长的叶柄。花单生叶腋,萼片背面及边缘被毛;花冠钟状,黄色,深 5 裂,蒴果近球形,种子1~2,黄色至褐色。

【性　味　功　效】甘、咸,微寒。利湿退黄,利尿通淋,解毒消肿。

【应　　　　用】用于治疗湿热黄疸,石淋,热淋,小便涩痛等。

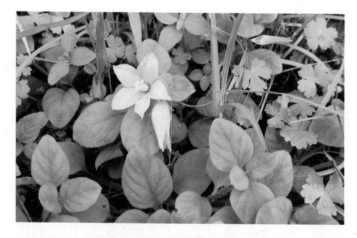

过路黄　*Lysimachia christinae* Hance

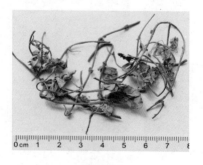

金钱草

【别　　　　名】忍冬、金银藤、银藤、二色花藤、二宝藤。

【来　　　　源】为忍冬科植物忍冬 *Lonicera japonica* Thunb. 的干燥花蕾或带初开的花。

【植物识别要点】多年生半常绿缠绕及匍匐茎的灌木。小枝细长,中空。卵形叶对生,枝叶均密生柔毛和腺毛。花蕾呈棒状,上粗下细,密生短柔毛。花萼细小,先端 5 裂,裂片边缘有毛。花筒状,先端二唇形,浆果圆形,熟时蓝黑色;种子卵圆形褐色。

【性 味 功 效】甘、寒。清热解毒,疏散风热。

【应　　　　用】用于治疗痈肿疔疮,喉痹,丹毒,风热感冒等。

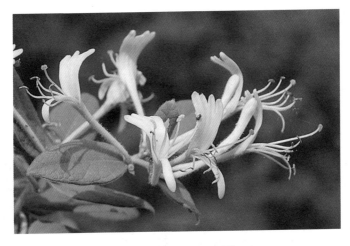

忍冬　*Lonicera japonica* Thunb.

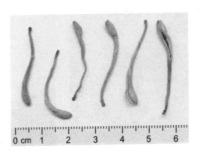

金银花

【别　　　　名】刺榆子、刺梨子、金罂子。

【来　　　　源】为蔷薇科植物金樱子 *Rosa laevigata* Michx. 的干燥成熟果实。

【植物识别要点】常绿蔓性灌木，小枝除有钩状皮刺外，密生细刺。小叶椭圆状卵形，边缘有细锯齿，两面无毛，背面沿中脉有细刺；叶柄、叶轴有小皮刺，托叶线形，早落。花单生侧枝顶端，白色，花柄和萼筒外面密生细刺。蔷薇果近球形，有细刺，顶端有长而外反的宿存萼片。

【性　味　功　效】酸、甘、涩、平。固精缩尿，固崩止带，涩肠止泻。

【应　　　　用】用于治疗遗精滑精，遗尿尿频，崩漏带下，久泻久痢。

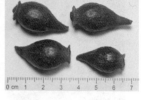

金樱子

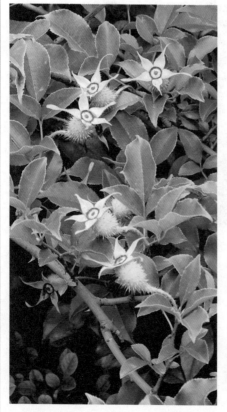

金樱子　*Rosa laevigata* Michx.

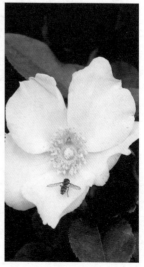

金樱子花

【别　　　名】接骨金粟兰、九节茶、九节花、九节风。

【来　　　源】为金粟兰科植物草珊瑚 *Sarcandra glabra*(Thunb.)Nakai 的干燥全草。

【植物识别要点】多年生常绿草本或亚灌木，茎与枝均有膨大的节。叶对生，近革质，椭圆形、卵形至卵状披针形，长 6~17cm。穗状花序顶生，苞片三角形；花黄绿色；雄蕊 1 枚，棒状，子房球形或卵形，无花柱，柱头近头状。核果球形。

【性　味　功　效】苦、辛，平。清热凉血，活血消斑，祛风通络。

【应　　　用】用于治疗血热发斑发疹，风湿痹痛，跌打损伤。

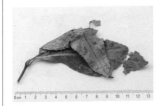

肿节风

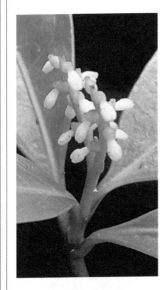

草珊瑚花

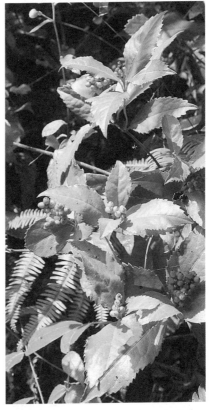

草珊瑚　*Sarcandra glabra*
(Thunb.)Nakai

鱼腥草

【别　　　名】侧耳根、臭根草、臭灵丹。

【来　　　源】为三白草科植物蕺菜 *Houttuynia cordata* Thunb. 的新鲜全草或干燥地上部分。

【植物识别要点】茎呈扁圆柱形，具纵棱数条，节明显，下部节上有残存须根；叶互生，呈心形，先端渐尖，全缘；叶柄细长，基部与托叶合生成鞘状。穗状花序顶生，黄棕色。搓碎有鱼腥气味。

【性 味 功 效】辛，微寒。清热解毒，消痈排脓，利尿通淋。

【应　　　用】用于治疗肺痈吐脓，痰热喘咳，热痢等。

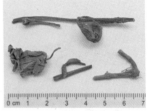

鱼腥草

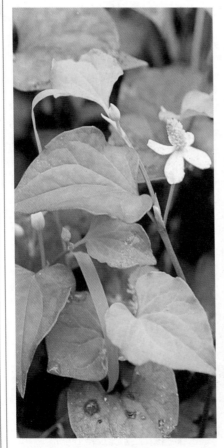

蕺菜　*Houttuynia cordata* Thunb.

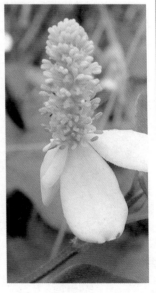

蕺菜花

【别　　　名】四籽马蓝、华九头狮子草。

【来　　　源】为爵床科植物狗肝菜 *Dicliptera chinensis*（L.）Juss. 的全草。

【植物识别要点】草本，茎具 6 条钝棱和浅沟，节常膨大，近无毛或节处被疏柔毛。叶卵状椭圆形，纸质，绿深色，两面近无毛或背面脉上被疏柔毛。花序腋生或顶生，由 3~4 个聚伞花序组成，花冠淡紫红色，被柔毛，2 唇形，有紫红色斑点。蒴果被柔毛，种子 4 粒。

【性 味 功 效】苦，寒。解毒疗疮。

【应　　　用】用于治疗实热内结之热毒斑疹，便血，小便不利，肿毒疗疮等；外用可治跌打损伤，红肿出血。

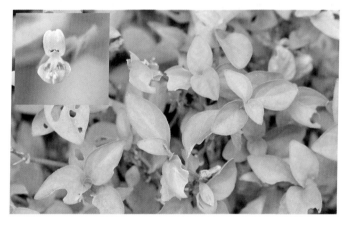

狗肝菜　*Dicliptera chinensis*（L.）Juss.

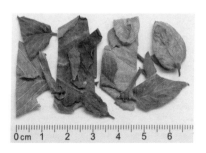

狗肝菜

【别　　　名】黄杜鹃、黄色映山红。

【来　　　源】为杜鹃花科植物羊踯躅 *Rhododendron molle* G.Don 的干燥花。

【植物识别要点】落叶灌木,老枝光滑,幼枝有短柔毛及刚毛。单叶互生;叶片纸质,常簇生于枝顶,椭圆形,边缘有睫毛,两面密被灰白色柔毛。花萼 5 裂,花冠宽钟状,金黄色,先端 5 裂,蒴果长椭圆形。

【性 味 功 效】辛,温;有大毒。祛风除湿,散瘀定痛。

【应　　　用】用于治疗风湿痹痛,偏正头痛,跌仆肿痛,顽癣。

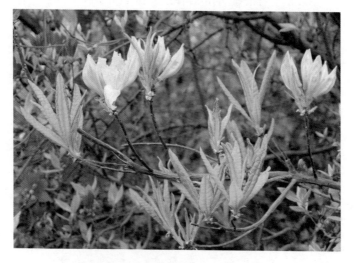

羊踯躅　*Rhododendron molle* G.Don

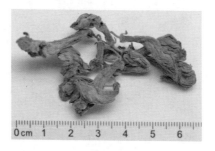

闹羊花

【别　　　名】九死还魂草、石莲花、回阳草。

【来　　　源】为卷柏科植物卷柏 *Selaginella tamariscina*(Beauv.)Spring 的干燥全草。

【植物识别要点】多年生草本。主茎直立,下着须根。各枝丛生,干后拳卷,密被覆瓦状叶。叶小,异型,交互排列。孢子囊穗生于枝顶,四棱形;孢子叶三角形,先端有长芒,边缘有宽的膜质;孢子囊肾形,大小孢子的排列不规则。

【性 味 功 效】辛,平。活血通经。

【应　　　用】用于治疗经闭痛经,癥瘕痞块,跌仆损伤。

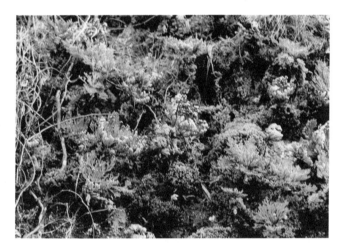

卷柏　*Selaginella tamariscina*(Beauv.)Spring

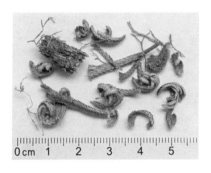

卷柏

【别　　　名】地瓜儿苗、甘露子、方梗泽兰。

【来　　　源】为唇形科植物地笋 *Lycopus lucidus* Turcz. 的干燥地上部分。

【植物识别要点】草本，地下根茎横走，稍肥厚，白色。茎直立，方形，仅在节处有毛丛。叶交互对生，披针形，边缘有粗锐锯齿，近革质，下面密被腺点。轮伞花序腋生，花冠白色，钟形，稍露出于花萼，花柱顶端 2 裂伸出。小坚果扁平。

【性 味 功 效】苦、辛，微温。活血调经，祛瘀消痈，利水消肿。

【应　　　用】用于治疗经闭，癥瘕，产后瘀滞腹痛，身面浮肿，跌仆损伤，金疮，痈肿。

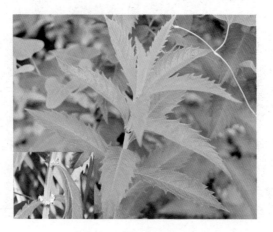

地笋　*Lycopus lucidus* Turcz.

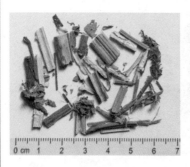

泽兰

地笋花序

【别　　　名】水泽、天鹅蛋、一枝花、如意花。

【来　　　源】为泽泻科植物泽泻 *Alisma orientalis*(Sam.)Juzep. 的块茎。

【植物识别要点】多年生沼生草本。地下块茎球形或卵圆形,密生须根。单叶数片生基部,叶片椭圆形,有弧形脉5~7条。花丛自叶丛生出,为大型轮生状同锥花序,小花梗长短不一。果环状排列,扁平倒卵形,褐色。

【性　味　功　效】甘,寒。利水渗湿,泄热,化浊降脂。

【应　　　用】用于治疗小便不利,水肿胀满,呕吐,泄泻,痰饮,脚气,淋病,尿血。

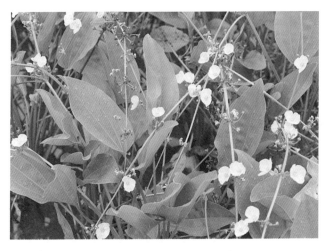

泽泻　*Alisma orientalis*(Sam.)Juzep.

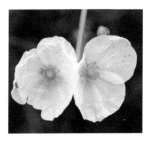

泽泻花

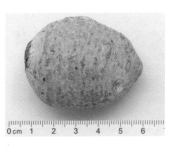

泽泻

【别　　　名】海南黄花梨、黄花梨、花梨母、降香木、香红木、降真香。

【来　　　源】为豆科植物降香 *Dalbergia odorifera* T.Chen 的树干和根的心材。

【植物识别要点】半落叶乔木，小枝密具小皮孔，老枝有近球形侧芽。奇数羽状复叶；小叶近纸质，卵形或椭圆形，先端急尖，钝头，基部圆形或宽楔形。圆锥花序由多数聚伞花序组成，花淡黄色或乳白色，花瓣均具爪。荚果，种子肾形。

【性 味 功 效】辛，温。化瘀止血，理气止痛。

【应　　　用】用于治疗脘腹疼痛，肝郁胁痛，胸痹刺痛，跌仆损伤，外伤出血。

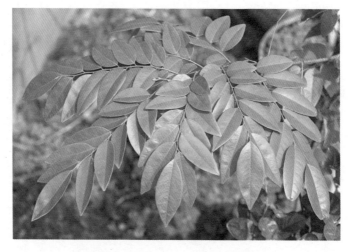

降香　*Dalbergia odorifera* T.Chen

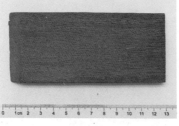

降香

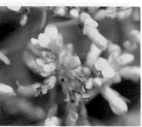

降香花

【别　　　名】小贯众、昏鸡头、小金鸡尾。

【来　　　源】为鳞毛蕨科植物贯众 *Cyrtomium fortunei* J.Sm. 的根茎及叶柄基部。

【植物识别要点】草本。单数 1 回羽状复叶，簇生，密生鳞片；羽片镰状披针形，纸质，边缘有细锯齿，叶脉网状，孢子囊群生于羽片下内藏小脉顶端，在主脉两侧各排成不整齐的3~4 行。

【性　味　功　效】苦，寒；有小毒。清热解毒，止血，杀虫。

【应　　　用】用于治疗感冒发热，痢疾，出血，蛔虫，蛲虫，绦虫病。

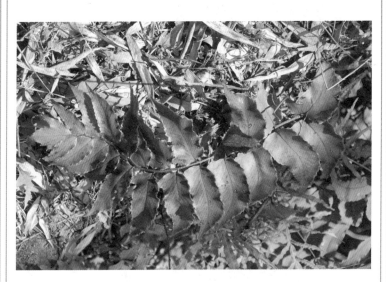

贯众　*Cyrtomium fortunei* J.Sm.

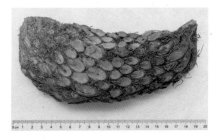

贯众

【别　　　名】靛青根、蓝靛根、大青根。

【来　　　源】为十字花科植物菘蓝 *Isatis indigotica* Fort. 的干燥根。

【植物识别要点】草本。全株无毛被白霜。基生叶较大,具柄,长圆状椭圆形,茎生叶基部垂耳形至箭形,半抱茎。花萼4;花瓣4,黄色,4强雄蕊;雌蕊1。长角果长圆形,扁平翅状。种子1枚。

【性　味　功　效】苦,寒。清热解毒、凉血消斑。

【应　　　用】用于治疗温病发热,发斑,风热感冒,咽喉肿痛等。

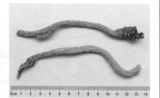

板蓝根

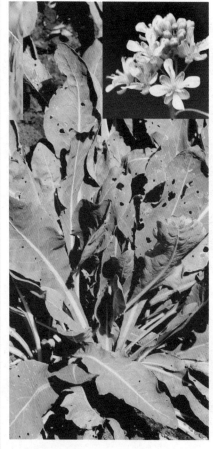

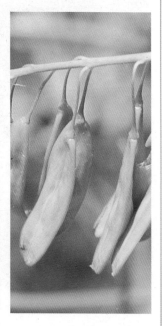

菘蓝　　*Isatis indigotica* Fort.

菘蓝果实

【别　　　名】樟脑草、凉薄荷、巴毛、小薄荷、土荆芥、小荆芥、香薷。

【来　　　源】为唇形科植物多裂叶荆芥 *Schizonepeta multifida*（L.）Briq. 的干燥地上部分。

【植物识别要点】草本。被白色短毛。叶片卵状至三角状心形，叶缘具钝锯齿，两面被短柔毛。聚伞花序二歧状分枝组成顶生圆锥花序；花冠白色，下唇有紫斑点；雄蕊4，二强。小坚果三棱状卵圆形。

【性 味 功 效】辛，微温。解表散风，透疹。

【应　　　用】用于治疗感冒，头痛，麻疹，风疹，疮疡初起。炒炭治便血，崩漏，产后血晕。

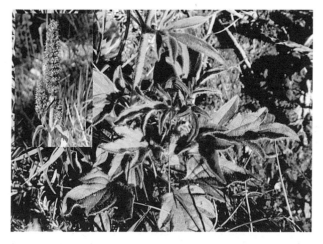

多裂叶荆芥　*Schizonepeta multifida*（L.）Briq.

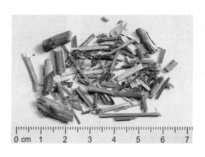

荆芥

【别　　　名】拉拉秧、涩拉秧、血茜草、血见愁、蒨草、活血丹、染蛋草、红根草。

【来　　　源】为茜草科植物茜草 *Rubia cordifolia* L. 的干燥根及根茎。

【植物识别要点】攀援草本。茎四棱形，有的沿棱有倒刺。叶 4 片轮生，其中 1 对较大具长柄，卵形或卵状披针形；叶缘和背脉均具小倒刺。聚伞花序顶生或腋生；花冠 5 裂，有缘毛。果肉质。

【性 味 功 效】苦，寒。凉血止血，活血化瘀。

【应　　　用】用于治疗吐血，衄血，崩漏，外伤出血，经闭瘀阻，关节痹痛，跌仆肿痛，疮痈，痔肿。

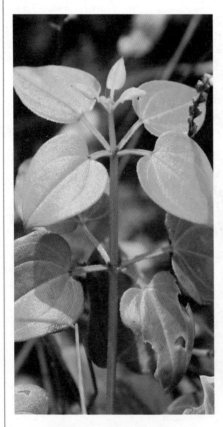

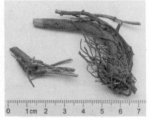

茜草

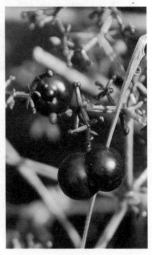

茜草　　*Rubia cordifolia* L.

茜草果

【别　　　名】毕勃、荜菝、荜拨梨、椹圣、蛤蒌、鼠尾。

【来　　　源】为胡椒科植物荜茇 *Piper longum* L. 的干燥近成熟或成熟果穗。

【植物识别要点】攀援藤本,枝有粗棱。叶纸质,顶端骤尖,基部阔心形,耳状,基出叶脉 7 条,顶端叶有时近无柄而抱茎,叶鞘达叶柄 1/3。叶两面均被粉状短柔毛。花单性,雌雄异株,穗状花序与叶对生。浆果下部与花序轴合生。

【性 味 功 效】辛,温。温中,散寒,下气,止痛。

【应　　　用】用于治疗心腹冷痛,呕吐吞酸,肠鸣泄泻,冷痢,阴疝,头痛,鼻渊,齿痛。

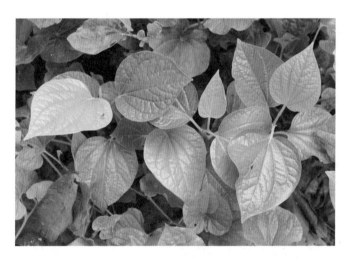

荜茇　*Piper longum* L.

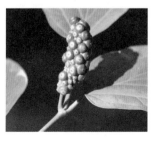

荜茇果

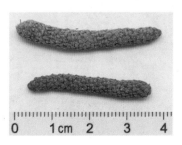

荜茇

【别　　　名】草乌头、制草乌。

【来　　　源】为毛茛科植物北乌头 *Aconitum kusnezoffii* Reichb. 的块根。

【植物识别要点】多年生草本。茎直立，无毛。茎中部叶五角形，3 全裂，中央裂片菱形，近羽状深裂，小裂片三角形，上被微柔毛，下面无毛。总状花序窄长；萼片 5，紫蓝色，上萼片盔形；花瓣 2，有长爪。蓇葖果；种子有膜质翅。

【性 味 功 效】辛、苦，热；有大毒。祛风除湿，温经止痛。

【应　　　用】用于治疗风寒湿痹，关节疼痛，心腹冷痛，寒疝作痛及麻醉止痛。

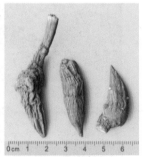

草乌

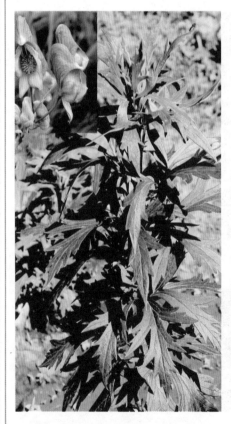

北乌头　*Aconitum kusnezoffii* Reichb.

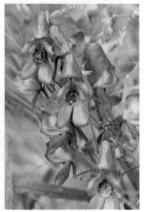

草乌花

【别　　名】草蔻仁、草蔻、偶子。

【来　　源】为姜科植物草豆蔻 *Alpinia katsumadai* Hayata 的干燥近成熟种子。

【植物识别要点】草本。叶 2 列，叶片披针形，顶端渐尖有 1 短尖头，基部急尖，柄短，叶鞘膜质抱茎。总状花序顶生，花白色，内被长柔毛，蒴果圆球形，被粗毛，种子团分三瓣，单粒呈卵圆状多面体，被淡棕色膜质假种皮。

【性 味 功 效】辛，温。燥湿行气，温中止呕。

【应　　用】用于治疗寒湿内阻，脘腹胀满冷痛，嗳气呕逆，不思饮食等。

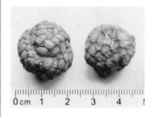

草豆蔻

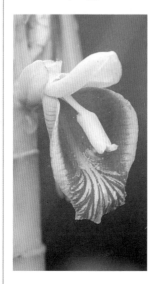

草豆蔻花

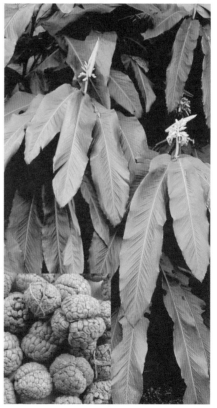

草豆蔻　*Alpinia katsumadai* Hayata

【别　　　名】茵陈蒿、因陈、绵茵陈、西茵陈、北茵陈。

【来　　　源】为菊科植物茵陈蒿 *Artemisia capillaris* Thunb. 的干燥地上部分。

【植物识别要点】草本,幼苗密被白色柔毛。基生叶有柄,二至三回羽状全裂,最终裂片线形。花枝上叶无柄,丝状。头状花序圆锥状,淡紫色管状花,雌性花稍长,仅有一雌蕊伸出花冠外,柱头2叉状,瘦果长圆形。

【性 味 功 效】苦、辛,凉。清热利湿,利胆退黄。

【应　　　用】用于治疗黄疸,胆囊炎,膀胱湿热,风痒疮疥。

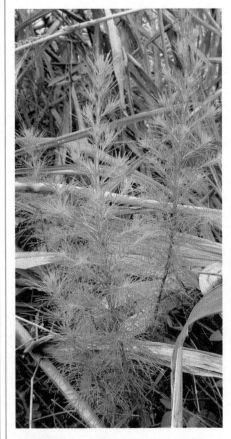

茵陈蒿　*Artemisia capillaris* Thunb.

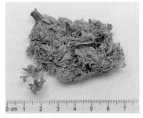

茵陈

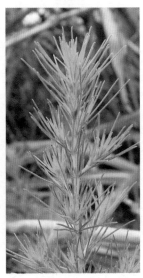

茵陈枝叶

【别　　　　名】白胡椒、黑胡椒、味履支、浮椒、玉椒。

【来　　　　源】为胡椒科植物胡椒 *Piper nigrum* L. 的干燥近成熟或成
　　　　　　　　熟果实。

【植物识别要点】木质攀援藤本，节膨大常生小根。叶厚革质，阔卵形至
　　　　　　　　卵状长圆形，叶鞘长为叶柄之半。花序与叶对生，苞片
　　　　　　　　匙形，与花序轴分离，呈浅杯状，浆果球形，熟时红色，
　　　　　　　　未熟时干后变黑色。

【性 味 功 效】辛，热。温中散寒，下气，消痰。

【应　　　　用】用于治疗胃寒呕吐，腹痛泄泻，食欲不振，癫痫痰多。

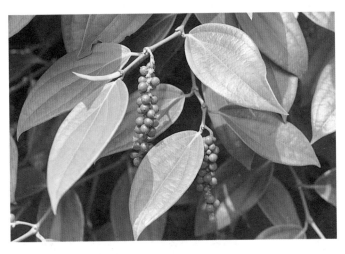

胡椒　*Piper nigrum* L.

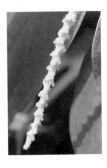

胡椒花

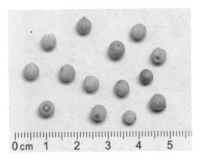

胡椒

【别　　　名】苦豆、芦巴子、胡巴、芸香草、苦草、苦朵菜、香苜蓿。

【来　　　源】为豆科植物胡芦巴 *Trigonella foenum-graecum* L. 的干燥成熟种子。

【植物识别要点】草本，全株有香气。茎直立，多丛生，被疏毛。三出复叶互生，两边均生疏柔毛。花萼筒状，花冠蝶形，荚果细长，扁圆筒状，具网脉及柔毛，先端有长喙。

【性 味 功 效】苦，温。温肾助阳，散寒止痛。

【应　　　用】用于治疗寒疝，腹胁胀满，寒湿脚气，肾虚腰酸，阳痿。

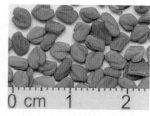

胡芦巴

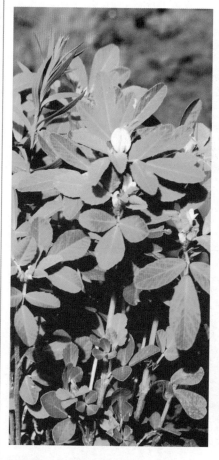

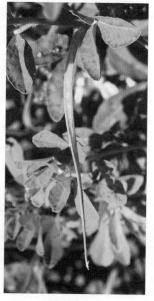

胡芦巴　*Trigonella foenum-graecum* L.　　　　胡芦巴果

【别　　　名】荔仁、枝核、大荔核。

【来　　　源】为无患子科植物荔枝 *Litchi chinensis* Sonn. 的干燥成熟种子。

【植物识别要点】常绿乔木。叶 2 或 3 对，革质，披针形，顶端骤尖或尾状短尖，全缘，无毛，侧脉纤细。花序顶生多分枝，萼被黄色短毛，无花瓣。果近球形，种子被肉质半透明凝脂状假种皮包裹。

【性 味 功 效】甘、微苦，温。行气散结，祛寒止痛。

【应　　　用】用于治疗疝气、睾丸肿痛及少腹气聚胀痛等。

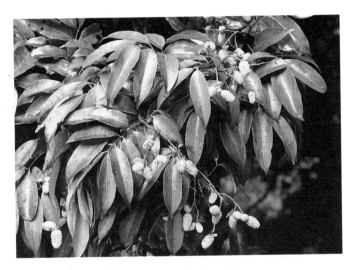

荔枝　*Litchi chinensis* Sonn.

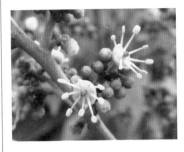

荔枝花

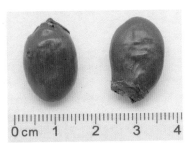

荔枝核

【别　　　名】南天竺、南天烛、天竹、兰竹、白天竹、天竹子、山黄芩。

【来　　　源】为小檗科植物南天竹 *Nandina domestica* Thunb. 的干燥根、茎及果。

【植物识别要点】常绿小灌木。茎丛生少分枝,幼枝红色。叶互生,集生于茎上部,三回羽状复叶;小叶薄革质,背面叶脉隆起。圆锥花序,花小,白色,具芳香。浆果球形,熟时鲜红色。种子扁圆形。

【性　味　功　效】根、茎:苦,寒。清热除湿,通经活络。
果:苦,平;有小毒。止咳平喘。

【应　　　用】根、茎用于治疗感冒发热,湿热黄疸,急性胃肠炎,尿路感染,跌打损伤。果用于治疗咳嗽,哮喘,百日咳。

【注　意　事　项】南天竺全株有毒,中毒症状为兴奋、脉搏先快后慢不规则、血压下降、肌肉痉挛、呼吸麻痹、昏迷等。

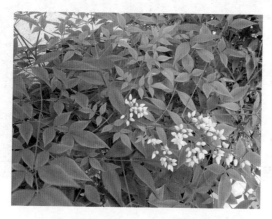

南天竹　*Nandina domestica* Thunb.

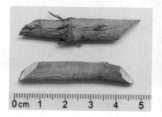

南天竹

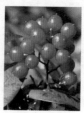

南天竹果

【别　　　　名】红豆杉、紫杉、海罗杉、美丽红豆杉、红榧。

【来　　　　源】为红豆杉科植物南方红豆杉 *Taxus chinenwsis*（Pilger）Rehd.var.*mairei*（Lemee et Levl.）ChengetL.K. 的枝叶和种子。

【植物识别要点】常绿乔木，树皮纵裂成长条薄片。叶 2 列，近镰刀形，与气孔带邻近的中脉两边有 1 至数条乳头状角质突起，种子倒卵圆形或柱状长卵形，生于红色肉质杯状假种皮中。

【性 味 功 效】微甘、苦，平；有小毒。驱虫，消积，抗癌。

【应　　　　用】用于治疗食积，蛔虫病；防癌治癌。

【药　　　　理】根、茎、叶、皮及种子含紫杉醇。具防癌治癌作用，且无明显不良反应。对高血压、糖尿病、冠心病也有一定效果。

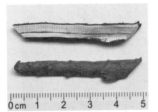

南方红豆杉

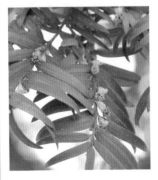

南方红豆杉花

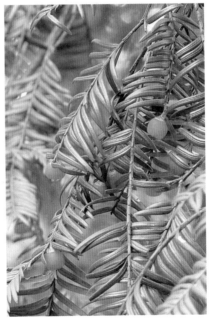

南方红豆杉 *Taxus chinenwsis* （Pilger）Rehd.var.*mairei*（Lemee et Levl.）ChengetL.K.

【别　　名】拐枣、鸡爪梨、鸡爪果、鸡脚爪、万字果、梨爪子，转扭子。

【来　　源】为鼠李科植物枳椇 *Hovenia dulcis* Thunb. 的果柄和种子。

【植物识别要点】落叶小乔木。单叶互生，卵形，基脉三出，柄红褐色，具腺体4~5。两性花腋生或顶生复聚伞花序，柱头3浅裂。核果近球形，褐色，果梗肉质肥厚扭曲，味甜可食，种子扁球形，暗褐色，有光泽。

【性 味 功 效】甘、酸、平。清热，止烦渴，补中益气，润五脏，舒筋络。

【应　　用】用于治疗醉酒，烦热，口渴，呕吐，二便不利。

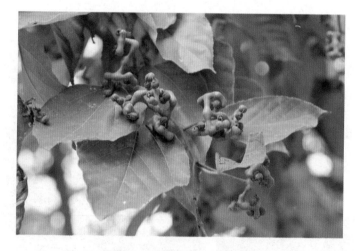

枳椇　*Hovenia acerba* Thunb.

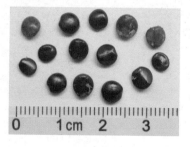

枳椇子

【别　　名】黄栀子、黄果树、山栀子、红枝子、山栀、白蟾。

【来　　源】为茜草科植物栀子 *Gardenia jasminoides* Ellis 的干燥成熟果实,其根也可入药。

【植物识别要点】常绿灌木。叶对生或三叶轮生,革质,托叶膜质基部成鞘。大形花单生于枝端,白色,极香;萼管卵形或倒卵形,上部膨大,先端5~6裂线形;花冠旋卷,高脚杯状,裂片5或更多;果实翅状纵棱5~8条,黄色,顶端宿存花萼。

【性 味 功 效】苦,寒。泻火除烦,清热利尿,凉血解毒。

【应　　用】用于治疗热病心烦,黄疸尿赤,血淋涩痛,血热吐衄,目赤肿痛,火毒疮疡;外治扭挫伤痛。

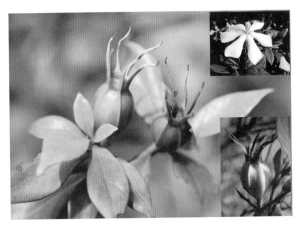

栀子　*Gardenia jasminoides* Ellis

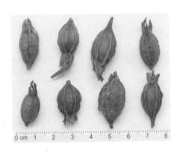

栀子

【别　　名】猫儿刺、老虎刺、八角刺、鸟不宿、狗骨刺、猫儿香、老鼠树。

【来　　源】为冬青科植物枸骨 *Ilex cornuta* Lindl.ex Paxt. 的叶、果实、根。

【植物识别要点】常绿灌木或小乔木。单叶互生，硬革质，长椭圆状长方形，先端具3硬刺，中央的刺尖向下反曲，基部各边具有1刺，有时中间左右各生1刺，先端向后弯，表面深绿而发光。花小，黄绿色，簇生于2年生枝叶。核果球形，鲜红色。

【性　味　功　效】叶：微苦，凉。养阴清热，补益肝肾。

果实：苦、涩，微温，补肝肾，止泻。

根：苦，凉。祛风，止痛，解毒。

【应　　用】叶用于治疗肺结核咯血，肝肾阴虚，头晕耳鸣，腰膝酸痛。果实用于治疗体虚低热，月经过多，白带异常，腹泻。根用于清火，治疗骨节酸痛。

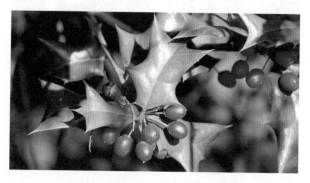

枸骨　*Ilex cornuta* Lindl.ex Paxt.

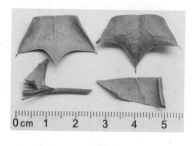

枸骨

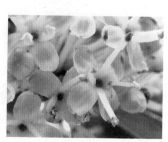

枸骨花

【别　　　名】柿钱、柿丁、柿子把、柿蒂。

【来　　　源】为柿树科植物柿 *Diospyros kaki* Thunb. 的干燥宿萼。

【植物识别要点】落叶乔木。单叶椭圆形，近革质，叶端渐尖，基部阔楔形或近圆形，表面深绿色有光泽。雌雄异株或同株，花冠钟状，黄白色，浆果卵圆形或扁球形，橙黄色或鲜黄色，宿存萼四裂，先端钝圆。

【性 味 功 效】苦、涩、平。降逆止呕。

【应　　　用】用于治疗胃寒气滞所致的呃逆。

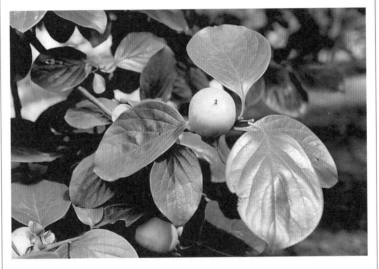

柿　*Diospyros kaki* Thunb.

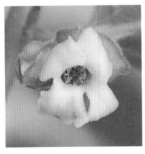

柿花

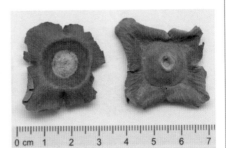

柿蒂

【别　　　　名】赤色老母菌、扁芝、枫树芝、老母菌、扁蕈、白斑腐菌、木灵芝、树耳朵、老牛肝。

【来　　　　源】为多孔菌科真菌树舌灵芝 *Ganoderma applanatum*（Pers.）Pat. 的子实体。

【植物识别要点】多年生，无柄，木质或近木栓质。菌盖扁平，半圆形、扇形，盖面皮壳灰白色至灰褐色，常覆褐色孢子粉，有明显同心环棱和环纹及疣突，盖缘薄，全缘或波状。

【性　味　功　效】微苦，平。消炎抗癌。

【应　　　　用】用于治疗咽喉炎，食管癌，鼻咽癌。

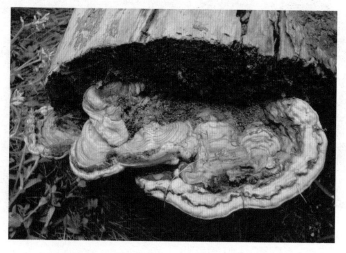

树舌灵芝　　*Ganoderma applanatum*（Pers.）Pat.

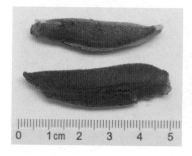

树舌饮片

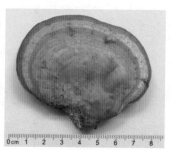

树舌

【别　　　名】长春木、枫荷梨、鸭脚板。

【来　　　源】为五加科植物树参 *Dendropanax dentiger*（Harms）Merr. 的根茎。

【植物识别要点】小乔木。叶革质或厚纸质，密生半透明红棕色腺点，不分裂叶通常椭圆形，分裂叶为倒三角形，2~3 裂；三出脉，侧脉 4~6 对。伞形花序，果长圆形或近球形，熟时红色，具 5 棱，每棱纵脊 3 条，花柱宿存。

【性　味　功　效】甘，微辛，温。祛风除湿，舒筋活络，壮筋骨，活血。

【应　　　用】用于治疗瘫痪，偏头痛，风湿性及类风湿关节炎，扭伤，痈疖。

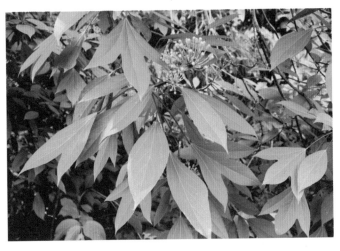

树参　*Dendropanax dentiger*（Harms）Merr.

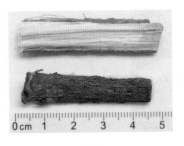

树参

【别　　　名】铁脚威灵仙、铁扫帚、青龙须。

【来　　　源】为毛茛科植物威灵仙 *Clematis chinensis* Osbeck 的干燥根及根茎。

【植物识别要点】藤本。羽状复叶对生,小叶 3~5,狭卵形至三角状卵形,先端钝尖或渐尖,基部楔形或圆形,全缘,上面沿脉有毛。圆锥花序腋生或顶生;花被片 4,白色,外面边缘密生白色短柔毛。瘦果狭卵形而扁,疏生柔毛。

【性 味 功 效】辛、咸、温。祛风除湿,通络止痛。

【应　　　用】用于治疗风寒痹痛,四肢麻木,筋脉拘挛,屈伸不利,骨哽咽喉。

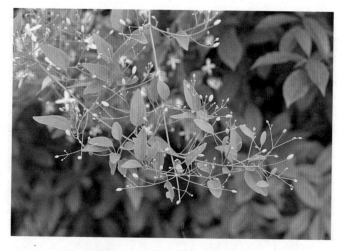

威灵仙　　*Clematis chinensis* Osbeck

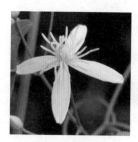

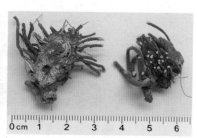

威灵仙花　　　　　　　　　　威灵仙

【别　　　名】厚皮、重皮、赤朴、烈朴、川朴、紫油厚朴。

【来　　　源】为木兰科植物厚朴 *Magnolia officinalis* Rehd.et Wils. 的树皮、根皮和枝皮。

【植物识别要点】落叶乔木。单叶革质，叶大，7~9 集生枝顶，基部楔形，下被灰色柔毛。叶柄粗壮。花单生，芳香，花被 9~12，白色，匙形，雄蕊、雌蕊多数。聚合果长圆形。种子三角卵形，红色。

【性 味 功 效】苦、辛，温。燥湿消痰，下气除满。

【应　　　用】用于治疗湿阻中焦，脘腹胀满，食积气滞，痰饮喘咳，梅核气等。

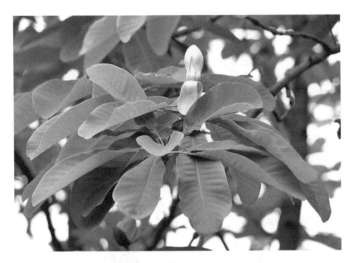

厚朴　*Magnolia officinalis* Rehd.et Wils.

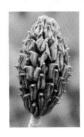

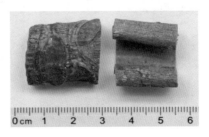

厚朴果　　　　　　　厚朴

【别　　　名】阳春砂仁、密砂、缩砂蓉。

【来　　　源】为姜科植物砂仁 *Amomum villosum* Lour. 的干燥成熟果实。

【植物识别要点】多年生草本。茎丛生。根状茎节上被褐色膜质鳞片。叶矩圆状披针形,叶舌长 3~5mm;穗状花序自根茎抽出,花 7~13 朵,白色;蒴果密被软刺状突起。种子团三瓣,气味芳香而峻烈。

【性 味 功 效】辛,温。化湿开胃,温脾止泻,理气安胎。

【应　　　用】用于治疗湿浊中阻,脾胃虚寒,呕吐泄泻,妊娠恶阻,胎动不安。

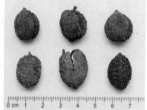

砂仁

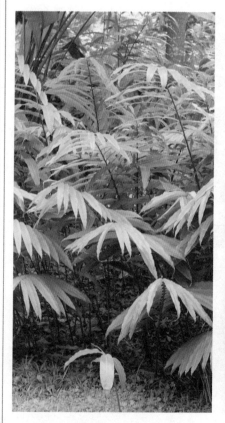

砂仁　*Amomum villosum* Lour.

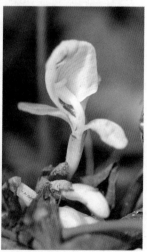

砂仁花

【别　　名】黑丑、白丑、二丑、黑白丑。

【来　　源】为旋花科植物裂叶牵牛 *Pharbitis nil*(L.)Choisy 的成熟种子。

【植物识别要点】缠绕草本,被粗毛。单叶互生,长柄,叶片心形,常 3 裂,裂口宽圆,先端尖。花序有花 1~3,萼片 5,裂片条状披针形,先端尾尖,花冠漏斗状喇叭形,蒴果球形,种子倒卵形橘瓣状。

【性味功效】苦,寒;有毒。泻水通便,消痰涤饮,杀虫攻积。

【应　　用】用于治疗水肿胀满,二便不通,痰饮积聚,气逆喘咳,虫积腹痛。

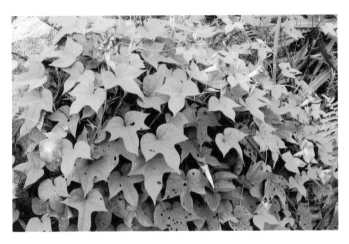

裂叶牵牛　　*Pharbitis nil*(L.)Choisy

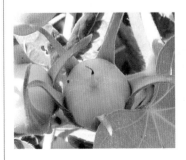

牵牛果

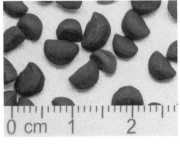

牵牛子

【别　　名】毛姜、猴姜、申姜、石灵芝、崖姜、爬岩姜、肉碎补、石碎补。

【来　　源】为骨碎补科植物骨碎补 *Davallia mariesii* Moore ex Bak. 的干燥根茎。

【植物识别要点】根茎细长柔软，鳞片先端和边缘呈半角质状，边缘有不整齐细小锯齿，近基部盾状着生，覆瓦状排列。叶片五角形，三回羽状细裂；裂片羽状深裂，先端呈不对称2齿。孢子囊群生小脉顶端。

【性　味　功　效】苦，温。行血活络，祛风止痛，补肾坚骨。

【应　　用】用于治疗跌打损伤，风湿痹痛，肾虚牙痛，腰痛，久泻。

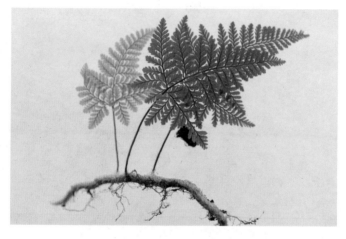

骨碎补　*Davallia mariesii* Moore ex Bak.

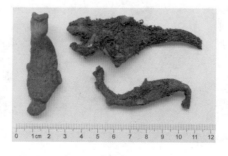

骨碎补

【别　　　名】双钩藤、单钩、双钩、钓钩、钩丁、倒挂金钩、钩耳。

【来　　　源】为茜草科植物钩藤 *Uncaria rhynchophylla*（Miq.）Miq.ex Havil. 的干燥带钩茎枝。

【植物识别要点】藤本,嫩枝方柱形或有 4 棱角,多数枝节上对生两个或单生向下弯曲的钩。叶薄纸质,托叶阔三角形至半圆形,内面基部有腺毛。头状花序单生叶腋或成单聚伞状排列,萼、花冠裂片有短柔毛;柱头棒状。小蒴果有短柔毛。

【性 味 功 效】甘,凉。清热平肝,息风定惊。

【应　　　用】用于治疗头痛眩晕,感冒夹惊,惊痫抽搐,妊娠子痫。

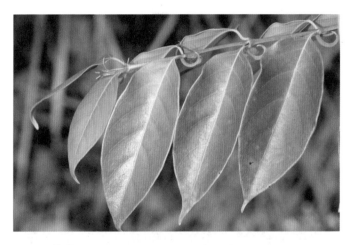

钩藤　*Uncaria rhynchophylla*（Miq.）Miq.ex Havil.

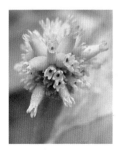

钩藤花

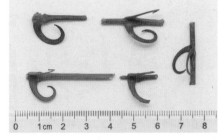

钩藤

【别　　名】丰城鸡血藤、山鸡血藤、贯肠血藤、苦藤、猪婆藤、大活血、过山龙、野奶豆。

【来　　源】为豆科植物香花崖豆藤 *Millettia dielsiana* Harms 的藤茎。

【植物识别要点】攀援灌木。幼枝和花序被金黄色绒毛。羽状复叶互生，小叶 5，披针形，先端钝尖，基部圆楔形，萼钟形，花蝶形，紫色。荚果近木质。种子扁长圆形。萼、花、子房及果均密被黄褐色绒毛。

【性 味 功 效】苦、甘，温。补血，活血，通络。

【应　　用】用于治疗月经不调，血虚萎黄，麻木瘫痪，风湿痹痛。

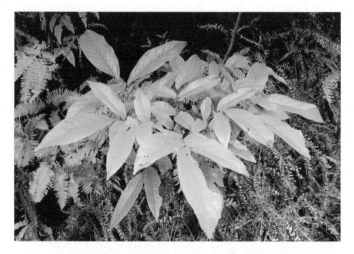

香花崖豆藤　*Millettia dielsiana* Harms

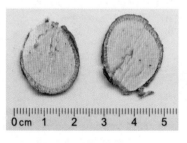

香花崖豆藤

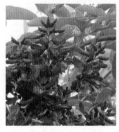

香花崖豆藤花

【别　　　　名】莎草、雷公头、土香、雀头香、三棱草、续根草。

【来　　　　源】为莎草科植物莎草 *Cyperus rotundus* L. 的根茎。

【植物识别要点】草本。匍匐根茎细长，先端形成黑色而坚硬的椭圆形块茎，于地下蔓延。秆直立，锐三棱形。叶基生，线形，聚伞花序，具 3~10 个辐射枝，小穗条形，小坚果倒卵形，有三棱。

【性　味　功　效】辛、微苦、微甘，平。疏肝解郁，理气宽中，调经止痛。

【应　　　　用】用于治疗肝郁气滞，胸胁胀痛，疝气疼痛，月经不调，经闭痛经。

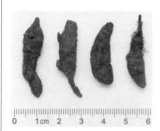

香附

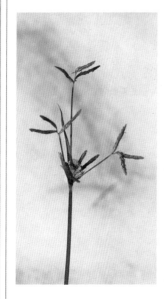

莎草果

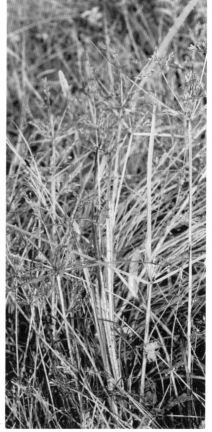

莎草　*Cyperus rotundus* L.

【别　　　名】德昌香薷、土香薷、香茹、香草、蜜蜂草、小荆芥。

【来　　　源】为唇形科植物香薷 *Elsholtzia ciliata*(Thunb.)Hyland. 的全草。

【植物识别要点】草本,茎钝四棱形,具槽,无毛或被疏柔毛,常呈麦秸秆样黄色,老时紫褐色。叶卵形或椭圆状披针形,穗状花序,花梗纤细,近无毛,花萼钟形,花冠淡紫色,花丝无毛,花药紫黑色。全株有芳香。

【性 味 功 效】辛,微温。发汗解暑,行水散湿,温胃调中。

【应　　　用】用于治疗夏月感寒饮冷,头痛发热,恶寒无汗,胸痞腹痛,呕吐腹泻,水肿,脚气。

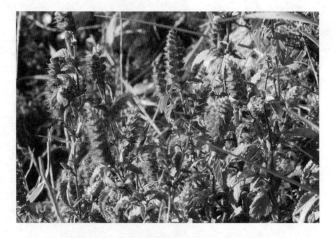

香薷　*Elsholtzia ciliata*(Thunb.)Hyland.

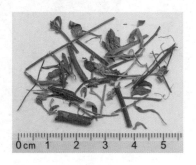

香薷

【别　　　名】蚤休、华重楼、草河车、白河车、七叶莲、双台、独叶一枝花。

【来　　　源】为百合科植物华重楼 *Paris polyphylla* Smith var.*chinensis*（Franch.）Hara 的根茎。

【植物识别要点】草本。根茎有多数斜形环节。茎单一。叶 4~9 片，通常 7 片，轮生茎顶，叶片长卵形。花梗在轮生叶的中心抽出，顶生一朵花。果球形熟时开裂，有多数鲜红色种子。

【性　味　功　效】苦，凉；有小毒。清热解毒，消肿止痛。

【应　　　用】用于治疗流行性腮腺炎，扁桃体炎，无名肿毒和毒蛇咬伤。药谚："七叶一枝花，无名肿毒一把抓。"

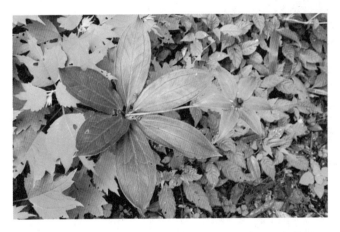

华重楼　*Paris polyphylla* Smith var.*chinensis*（Franch.）Hara

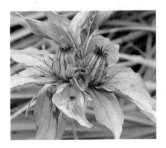

华重楼果

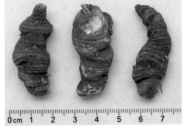

重楼

【别　　　名】三叶鬼针草、四方枝、虾钳草、蟹钳草、盲肠草、一包针。

【来　　　源】为菊科植物鬼针草 *Bidens pilosa* L. 的全草。

【植物识别要点】草本。茎直立，四棱形，无毛或略具细毛。裂片披针形或卵状披针形，头状花序，总苞杯状，边缘舌状花黄色，不育，中央管状花黄色，两性，全育。瘦果长线形，有短毛，顶端冠毛芒状。

【性　味　功　效】苦，微寒。清热，解毒，散瘀，消肿。

【应　　　用】用于治疗疟疾，咽喉肿痛，跌打损伤等。

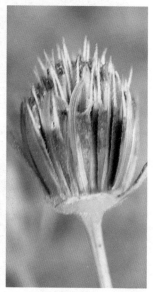

鬼针草

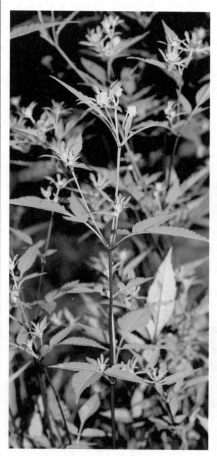

鬼针草　　*Bidens pilosa* L.

鬼针草果

【别　　　名】大海、大海子、大洞果、大发。

【来　　　源】为梧桐科植物胖大海 *Sterculia lychnophora* Hance 的干燥成熟种子。

【植物识别要点】落叶乔木。叶互生,叶片革质,卵形或椭圆状披针形,全缘,光滑无毛。花杂性同株,成顶生或腋生的圆锥花序。蓇葖果 1~5 个。种子梭形或倒卵形,深黑褐色,表面具皱纹。

【性　味　功　效】甘,寒。清热润肺,利咽开音,润肠通便。

【应　　　用】用于治疗肺热声哑,干咳无痰,咽喉干痛等。

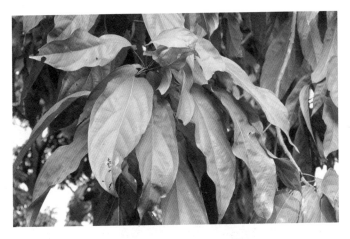

胖大海　　*Sterculia lychnophora* Hance

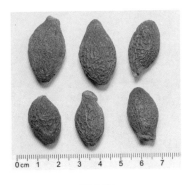

胖大海

狭叶红景天

【别　　　名】大株红景天、狮子七、狮子草。
【来　　　源】为景天科植物狭叶红景天 *Rhodiola kirilowii*(Regel)Maxim.
　　　　　　　的根及根状茎。
【植物识别要点】多年生草本。根和根茎粗壮,多垂直向下生长,分枝较
　　　　　　　多。花茎较少,直立,不分枝。叶片线形至线状披针形。
　　　　　　　花序伞房状,雌雄异株。蓇葖果披针形,成熟时呈棕色
　　　　　　　或棕褐色。种子棕褐色,长圆状披针形。
【性 味 功 效】涩,温。止血化瘀,调经,固涩。
【应　　　用】用于治疗跌打损伤,腰痛,吐血,崩漏,痢疾等。

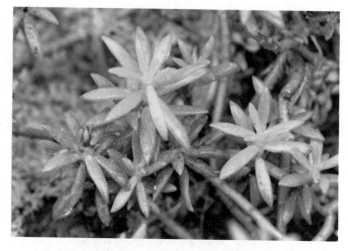

狭叶红景天　　*Rhodiola kirilowii*(Regel)Maxim.

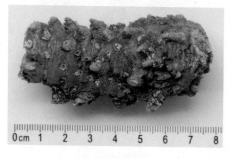

狭叶红景天

【别　　　名】牛尾独活、大活。

【来　　　源】为伞形科植物独活 *Heracleum hemsleyanum* Diels 的干燥根。

【植物识别要点】多年生草本。茎单一，中空，有纵沟纹和沟槽。叶膜质，茎下部叶一至二回羽状分裂，稀疏的刺毛，顶端裂片广卵形；茎上部叶卵形，边缘有不整齐的锯齿。复伞形花序顶生和侧生，花瓣白色。果实近圆形，侧棱有翅。

【性　味　功　效】辛、苦，微温。祛风湿，止痛，解表。

【应　　　用】用于治疗风寒湿痹，腰膝疼痛，头痛齿痛。

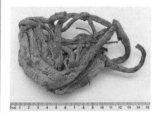

独活

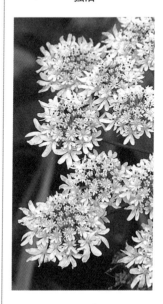

独活花

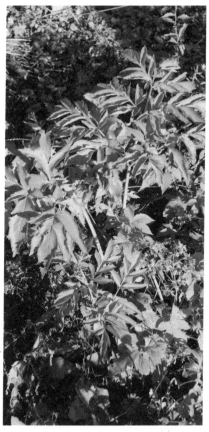

独活　*Heracleum hemsleyanum* Diels

【别　　　名】透骨草、凤仙花、指甲花。

【来　　　源】为凤仙花科植物凤仙花 *Impatiens balsamina* L. 的干燥成熟种子。

【植物识别要点】草本。茎肉质。叶互生，叶片披针形。花梗短，单生或数枚簇生叶腋，花大，粉红色或杂色，单瓣或重瓣，旗瓣圆，先端凹，翼瓣宽大，有短柄，唇瓣舟形，基部突然延长成细而内弯的距。蒴果纺锤形。种子球形，黑色。

【性 味 功 效】微苦、辛，温；有小毒。破血软坚，消积。

【应　　　用】用于治疗癥瘕痞块，经闭，噎膈。

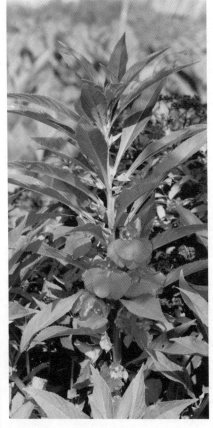

凤仙花　*Impatiens balsamina* L.

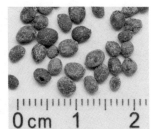

急性子

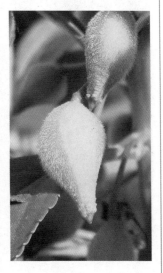

凤仙花果

【别　　　名】鸡脚前胡、官前胡、山独活。

【来　　　源】为伞形科植物白花前胡 *Peucedanum praeruptorum* Dunn
的干燥根。

【植物识别要点】多年生草本。根圆锥形。茎直立,上部分枝。基生叶
和下部叶纸质,圆形至宽卵形。复伞形花序,顶生或腋
生,无总苞,小总苞片条状披针形,有缘毛;花萼短三角
形;花瓣白色,广卵形或近于圆形。双悬果椭圆形或卵
圆形。

【性 味 功 效】苦、辛,微寒。降气化痰,散风清热。

【应　　　用】用于治疗痰热喘满,咯痰黄稠,风热咳嗽痰多。

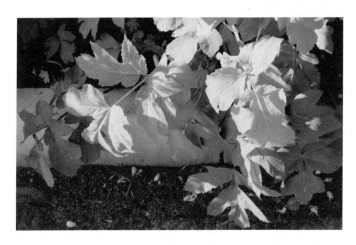

白花前胡　*Peucedanum praeruptorum* Dunn

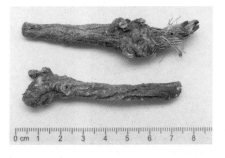

前胡

【别　　　名】闹洋花、凤茄花、风茄花、曼陀罗花。

【来　　　源】为茄科植物洋金花 *Datura metel* L. 的干燥花。

【植物识别要点】一年生直立草木而呈半灌木。茎基部稍木质化。叶卵形或广卵形。花单生于枝杈间或叶腋。花萼筒状，裂片狭三角形或披针形；花冠长漏斗状，白色、黄色或浅紫色。蒴果近球状或扁球状。种子淡褐色。

【性 味 功 效】辛，温；有毒。平喘止咳，解痉定痛。

【应　　　用】用于治疗哮喘咳嗽，脘腹冷痛等；外科麻醉。

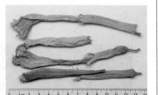

洋金花

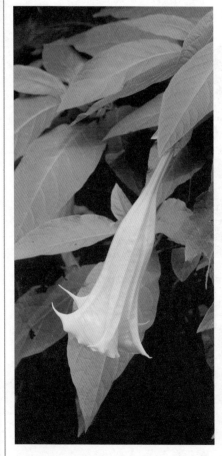

洋金花　*Datura metel* L.

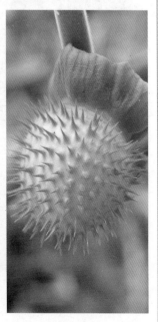

洋金花果

【别　　　名】春莲秋柳、一见喜、苦胆草、金香草、金耳钩、印度草、苦草等。

【来　　　源】为爵床科植物穿心莲 *Andrographis paniculata*（Burm. f.）Nees 的干燥地上部分。

【植物识别要点】一年生草本。茎4棱，下部多分枝，节膨大。叶卵状矩圆形至矩圆状披针形。花序轴上叶较小，总状花序顶生和腋生，花萼裂片三角状披针形，花冠白色而小，下唇带紫色斑纹。蒴果扁，中有一沟，种子四方形，有皱纹。

【性 味 功 效】苦，寒。清热解毒，凉血，消肿。

【应　　　用】用于治疗感冒发热，咽喉肿痛，口舌生疮等。

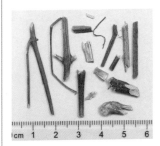

穿心莲

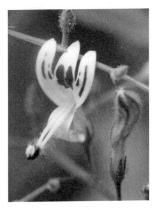

穿心莲花

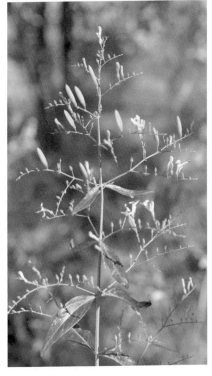

穿心莲 *Andrographis paniculata*（Burm.f.）Nees

【别　　名】藤豆、沿篱豆、鹊豆、查豆、月亮菜等。

【来　　源】为豆科植物扁豆 *Lablab purpureus*(L.)Sweet. 的干燥成熟种子。

【植物识别要点】多年生缠绕藤本。茎长常呈淡紫色。羽状复叶,托叶披针形,小托叶线形。总状花序直立,花萼钟状,花冠白色或紫色。荚果长圆状镰形,种子扁平,长椭圆形,在白花品种中为白色,在紫花品种中为紫黑色,种脐线形。

【性 味 功 效】甘,微温。健脾化湿,和中消暑。

【应　　用】用于治疗脾胃虚弱,食欲不振,大便溏泄等。

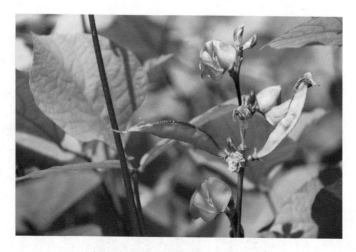

扁豆　*Lablab purpureus*(L.)Sweet.

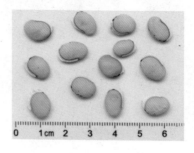

扁豆

【别　　　名】石鲮、明石、悬石、云珠、云丹、红对叶肾、白花藤。

【来　　　源】为夹竹桃科植物络石 *Trachelospermum jasminoides*
(Lindl.)Lem. 的干燥带叶藤茎。

【植物识别要点】常绿木质藤本，具乳汁；茎赤褐色，圆柱形，有皮孔。叶
椭圆形至卵状椭圆形或宽倒卵形。二歧聚伞花序腋生
或顶生，花白色，芳香，苞片及小苞片狭披针形，花萼
裂片线状披针形。蓇葖双生，线状披针形，种子褐色，
线形。

【性 味 功 效】苦，微寒。祛风通络，凉血消肿。

【应　　　用】用于治疗风湿热痹，筋脉拘挛，腰膝酸痛等。

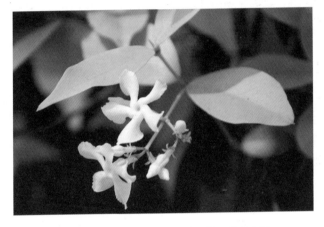

络石　*Trachelospermum jasminoides*(Lindl.)Lem.

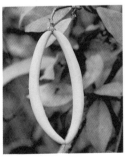

络石果

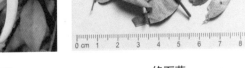

络石藤

【别　　　名】天堂草、福音草、超人参、公罗锅底、遍地生根、七叶胆。

【来　　　源】为葫芦科植物绞股蓝 *Gynostemma pentaphyllum*（Thunb.）Mak. 的根状茎。

【植物识别要点】多年生攀援草本。茎细长，卷须常 2 裂或不分裂。叶鸟足状，小叶片长椭圆状披针形至卵形。圆锥花序，花萼裂片三角形；花冠裂片披针形。果球形，成熟时黑色。种子卵状心形，灰褐色或深褐色。

【性 味 功 效】苦，寒。清热解毒，止咳祛痰。

【应　　　用】用于治疗慢性支气管炎，传染性肝炎等。

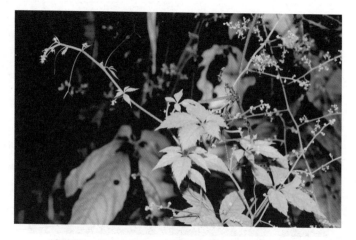

绞股蓝　*Gynostemma pentaphyllum*（Thunb.）Mak

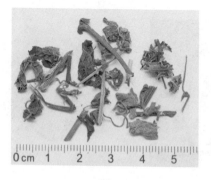

绞股蓝

【别　　　　名】泡参、泡沙参、三叶沙参、山沙参、龙须沙参、沙参。

【来　　　　源】为桔梗科植物轮叶沙参 *Adenophora tetraphylla*（Thunb.）Fisch. 的干燥根。

【植物识别要点】多年生草本，含有白色乳汁，茎高大，不分枝。叶片卵圆形至条状披针形。花序狭圆锥状，花序分枝大多轮生，花萼筒部倒圆锥状；花冠筒状细钟形，蓝色、蓝紫色。蒴果球状圆锥形或卵圆状圆锥形。种子黄棕色，矩圆状圆锥形。

【性 味 功 效】甘、微苦，凉。清热养阴，润肺止咳。

【应　　　　用】用于治疗肺热咳嗽，咯痰黄稠。

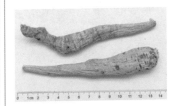

南沙参

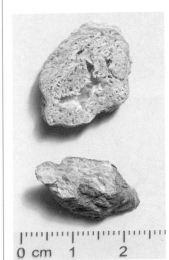

南沙参饮片

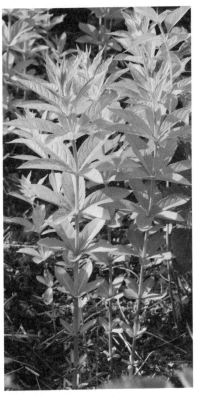

轮叶沙参　*Adenophora tetraphylla*
（Thunb.）Fisch.

【别　　　名】节节花、鲎脚草、白鸡肠菜、虾钳菜、满天星。

【来　　　源】为苋科植物莲子草 *Alternanthera sessilis*（L.）DC. 的全草。

【植物识别要点】草本，圆锥根粗。茎上升或匍匐，绿色或稍带紫色。叶片条状披针形。头状花序腋生，苞片及小苞片白色，苞片卵状披针形，花被片卵形，白色。胞果倒心形，侧扁，翅状，深棕色。种子卵球形。

【性　味　功　效】微甘、淡，凉。清热凉血，利湿消肿，拔毒止痒。

【应　　　用】用于治疗痢疾，鼻衄，咯血等；外用治疮疖肿毒等。

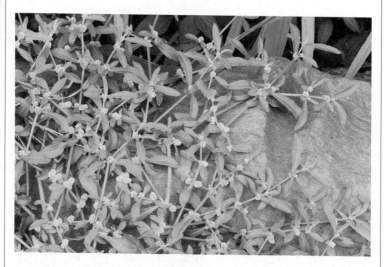

莲子草　*Alternanthera sessilis*（L.）DC.

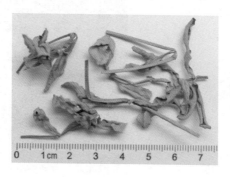

莲子草

【别　　　名】苦薏。

【来　　　源】为睡莲科植物莲 *Nelumbo nucifera* Gaertn. 的成熟种子中的干燥幼叶及胚根。

【植物识别要点】多年生长在水中。草本植物，根茎最初细小如手指，具横走根状茎。叶圆形，高出水面，有长叶柄，具刺，成盾状生长。花单生在花梗顶端，花瓣多数为红色、粉红色或白色。坚果呈椭圆形或卵形。

【性 味 功 效】苦，寒。清心安神，交通心肾，涩精止血。

【应　　　用】用于治疗热入心包，神昏谵语，心肾不交等。

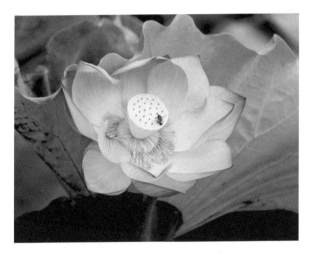

莲　*Nelumbo nucifera* Gaertn.

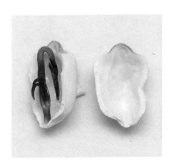

莲子

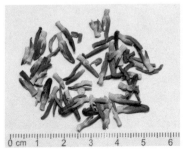

莲心

【别　　　名】包袱花、铃当花、道拉基。

【来　　　源】为桔梗科植物桔梗 *Platycodon grandiflorum*（Jacq.）A. DC. 的干燥根。

【植物识别要点】茎通常无毛，偶密被短毛。叶全部轮生，叶片卵形，卵状椭圆形至披针形。花单朵顶生，或数朵集成假总状花序，或集成圆锥花序，花萼钟状五裂片，被白粉；花冠大，蓝色、紫色或白色。蒴果球状，或球状倒圆锥形，或倒卵状。

【性 味 功 效】苦、辛，平。宣肺，利咽，祛痰，排脓。

【应　　　用】用于治疗咳嗽痰多，胸闷不畅，咽痛音哑等。

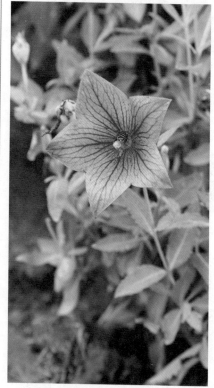
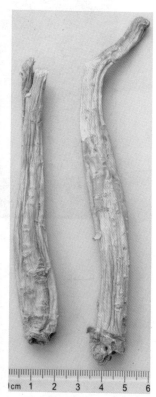

桔梗　*Platycodon grandiflorum*
（Jacq.）A.DC.

桔梗

【别　　　　名】苦瓜、吊瓜、老鸦瓜、瓜蒌。

【来　　　　源】为葫芦科植物栝楼 *Trichosanthes kirilowii* Maxim. 的干燥成熟果实。

【植物识别要点】攀援藤本，茎多分枝，具纵棱及槽，被白色伸展柔毛。叶片纸质，轮廓近圆形。花雌雄异株。花冠白色。果实椭圆形或圆形，成熟时黄褐色或橙黄色，种子卵状椭圆形，压扁，淡黄褐色，近边缘处具棱线。

【性 味 功 效】甘、微苦，微寒。清热泻火，生津止渴，消肿排脓。

【应　　　　用】用于治疗热病烦渴，肺热燥咳，内热消渴等。

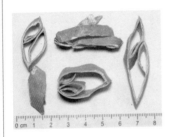

栝楼

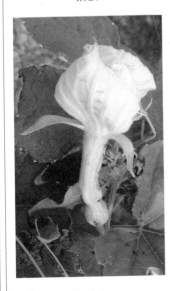

栝楼花

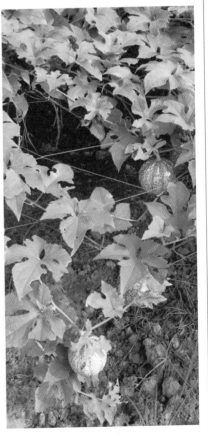

栝楼　*Trichosanthes kirilowii* Maxim.

【别　　名】毛桃仁、扁桃仁、大桃仁。

【来　　源】为蔷薇科植物桃 *Prunus persica*（L.）Batsch 的干燥成熟种子。

【植物识别要点】乔木,树冠宽广而平展,树皮暗红褐色,叶片长圆披针形、椭圆披针形或倒卵状披针形。花单生,先于叶开放,花瓣长圆状椭圆形至宽倒卵形,粉红色,罕为白色。果实卵形、宽椭圆形或扁圆形,色泽由淡绿白色至橙黄色。

【性　味　功　效】苦、甘,平。活血祛瘀,润肠通便,止咳平喘。

【应　　用】用于治疗经闭痛经,癥瘕痞块,肺痈肠痈等。

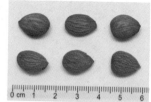

桃仁

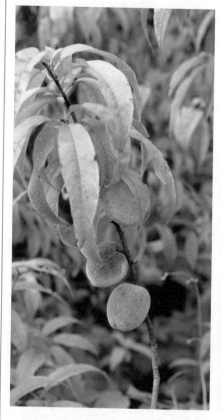

桃　*Prunus persica*（L.）Batsch

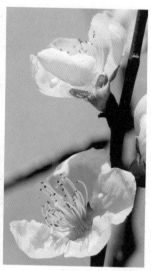

桃花

【别　　　名】山菍、多莲、当梨根、豆稔、仲尼、乌肚子、桃舅娘、当泥。

【来　　　源】为桃金娘科植物桃金娘 *Rhodomyrtus tomentosa*（Ait.）Hassk. 的干燥根、叶和果。

【植物识别要点】灌木，嫩枝有灰白色柔毛。叶对生，革质，叶片椭圆形或倒卵形。花有长梗，常单生，紫红色，萼管倒卵形，有灰茸毛，花瓣倒卵形。浆果卵状壶形，熟时紫黑色。

【性 味 功 效】甘、涩、平。养血止血，涩肠固精。

【应　　　用】用于治疗血虚体弱，吐血，鼻衄，劳伤咳血等。

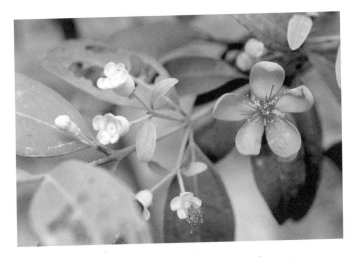

桃金娘　*Rhodomyrtus tomentosa*（Ait.）Hassk.

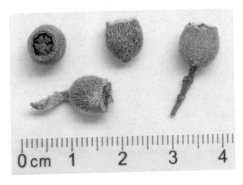

桃金娘

夏天无

【别　　　名】伏地延胡索、一粒金丹、落水珠。

【来　　　源】为罂粟科植物夏天无 *Corydalis decumbens*（Thunb.）Pers. 的干燥块茎。

【植物识别要点】茎柔弱，细长，不分枝。叶二回三出，小叶片倒卵圆形，全缘或深裂成卵圆形或披针形的裂片。总状花序。苞片小，卵圆形，全缘。花近白色至淡粉红色或淡蓝色。蒴果线形。种子具龙骨状突起和泡状小突起。

【性 味 功 效】苦、微辛，温。活血活络，行气止痛，祛风除湿。

【应　　　用】用于治疗中风偏瘫，头痛，跌仆损伤等。

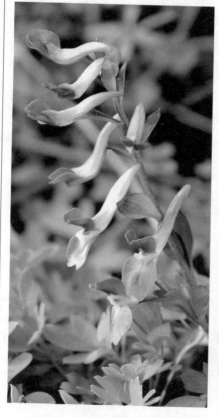

夏天无　*Corydalis decumbens*
（Thunb.）Pers.

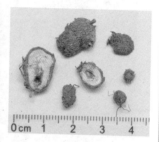

夏天无

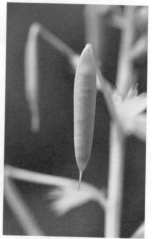

夏天无果

【别　　　名】九重楼、铁色草、大头花。

【来　　　源】为唇形科植物夏枯草 *Prunella vulgaris* L. 的干燥果穗。

【植物识别要点】多年生草本植物，匍匐根茎，节上生须根。茎基部多分枝，浅紫色。花萼钟形，花丝略扁平，花柱纤细，先端裂片钻形，外弯。花盘近平顶。小坚果黄褐色。

【性 味 功 效】辛、苦、寒。清肝泻火，明目，散结消肿。

【应　　　用】用于治疗目赤肿痛，头痛眩晕，瘰疬，瘿瘤，乳痈，乳房胀痛。

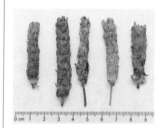

夏枯草

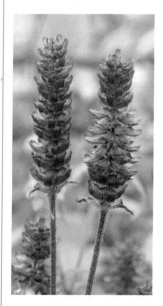

夏枯草果

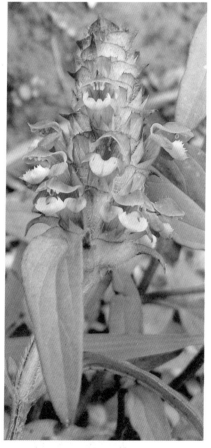

夏枯草　*Prunella vulgaris* L.

【别　　名】防风党参、黄参、防党参、上党参、狮头参、中灵草、黄党。

【来　　源】为桔梗科植物党参 *Codonopsis pilosula*（Franch.）Nannf. 的干燥根。

【植物识别要点】茎基具多数瘤状茎痕，根常肥大呈纺锤状或纺锤状圆柱形，表面灰黄色。茎缠绕，具叶，不育或先端着花，黄绿色或黄白色，无毛。叶片卵形或狭卵形。蒴果下部半球状，上部短圆锥状。种子卵形，无翼，棕黄色。

【性　味　功　效】甘，平。健脾益肺，养血生津。

【应　　用】用于治疗脾肺气虚，食少倦怠，咳嗽虚喘等。

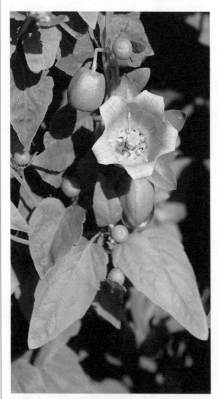
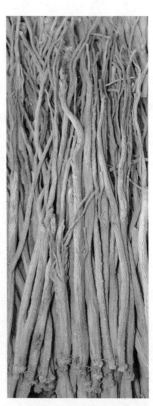

党参　*Codonopsis pilosula*　　　　　　党参
（Franch.）Nannf.

【别　　　名】碧竹子、翠蝴蝶、淡竹叶。

【来　　　源】为鸭跖草科植物鸭跖草 *Commelina communis* L. 的干燥地上部分。

【植物识别要点】一年生草本。茎匍匐生根，多分枝。叶披针形至卵状披针形。总苞片佛焰苞状，与叶对生，折叠状，展开后为心形，聚伞花序。蒴果椭圆形。种子棕黄色，一端平截，有不规则窝孔。

【性 味 功 效】甘、淡、寒。清热泻火，解毒，利水消肿。

【应　　　用】用于治疗感冒发热，热病烦渴，咽喉肿痛等。

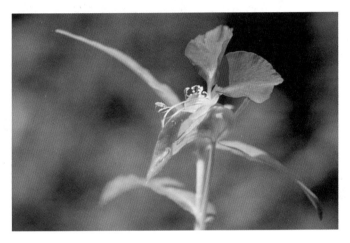

鸭跖草　*Commelina communis* L.

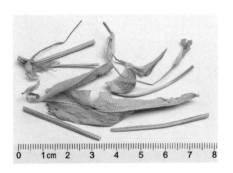

鸭跖草

铁苋

【别　　　名】人苋、海蚌含珠、六合草、半边珠、藏珠草。

【来　　　源】为大戟科植物铁苋菜 *Acalypha australis* L. 的全草。

【植物识别要点】一年生草本。叶互生，卵状菱形至椭圆形。花单性，雌雄同株，穗状花序腋生，苞片开展时肾形，合时如蚌。蒴果小，三角状半圆形，被粗毛；种子卵形，灰褐色。

【性 味 功 效】苦、涩、凉。清热解毒，消积，止痢，止血。

【应　　　用】用于治疗肠炎，细菌性痢疾，肝炎，疟疾等。

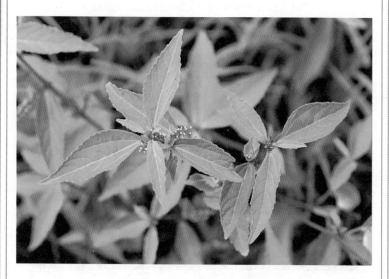

铁苋菜　*Acalypha australis* L.

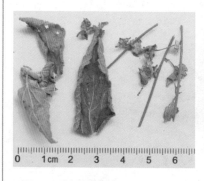

铁苋

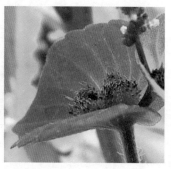

铁苋果

【别　　　　名】崩大碗、马蹄草、雷公根、蚶壳草、铜钱草。

【来　　　　源】为伞形科植物积雪草 *Centella asiatica* (L.)Urb. 的干燥全草。

【植物识别要点】多年生草本，茎匍匐，节上生根。叶片膜质至草质，圆形、肾形或马蹄形。伞形花序，聚生于叶腋，苞片卵形，膜质，花瓣卵形，紫红色或乳白色，膜质。果实两侧扁压，圆球形，基部心形至平截形，每侧有纵棱数条。

【性 味 功 效】苦、辛、寒。清热利湿，解毒消肿。

【应　　　　用】用于治疗湿热黄疸，中暑腹泻，砂淋血淋等。

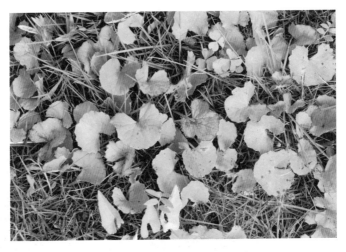

积雪草　*Centella asiatica* (L.)Urb.

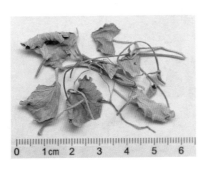

积雪草

【别　　　名】风船葛、金丝苦楝藤、野苦瓜、包袱草。

【来　　　源】为无患子科植物倒地铃 *Cardiospermum halicacabum* L. 的全草。

【植物识别要点】草质攀援藤本，二回三出复叶，为三角形；顶生的斜披针形或近菱形，侧生的卵形或长椭圆形。圆锥花序少花，卷须螺旋状，花瓣乳白色，倒卵形。蒴果梨形、陀螺状倒三角形或近长球形，种子黑色，种脐心形。

【性　味　功　效】苦、微辛，寒。散瘀消肿，凉血解毒。

【应　　　用】用于治疗跌打损伤，疮疖痈肿，湿疹，毒蛇咬伤。

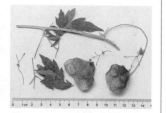

倒地铃

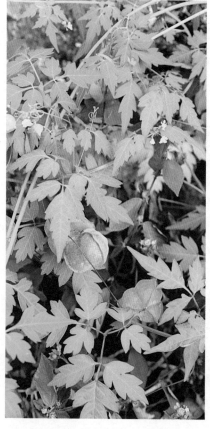

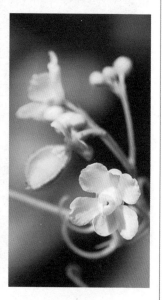

倒地铃　*Cardiospermum halicacabum* L.　　　　倒地铃花

【别　　　　名】矮桐子、大红花、臭枫根、臭八宝、臭芙蓉、矮脚桐。

【来　　　　源】为马鞭草科植物臭牡丹 *Clerodendrum bungei* Steud. 的干燥根及叶。

【植物识别要点】灌木，植株有臭味。叶片纸质，宽卵形或卵形。伞房状聚伞花序顶生，密集；苞片叶状，披针形或卵状披针形，花萼钟状；花冠淡红色、红色或紫红色。核果近球形，成熟时蓝黑色。

【性　味　功　效】苦、辛，平。祛风除湿，解毒散瘀。

【应　　　　用】用于治疗眩晕，痈疽，疔疮，乳痈，痔疮等。

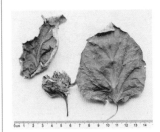

臭牡丹

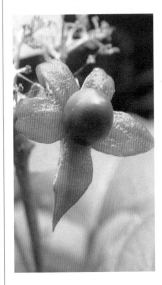

臭牡丹果

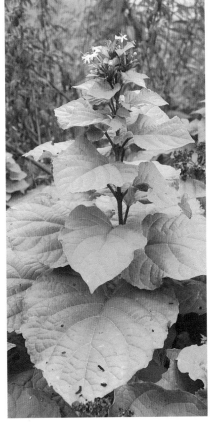

臭牡丹　*Clerodendrum bungei* Steud.

射干

【别　　　名】乌扇、扁竹、绞剪草、剪刀草、山蒲扇、野萱花、蝴蝶花。

【来　　　源】为鸢尾科植物射干 *Belamcanda chinensis*(L.)DC. 的干燥根茎。

【植物识别要点】草本。根状茎为不规则的块状,黄色或黄褐色,叶互生,嵌迭状排列,剑形。花序顶生,苞片披针形或卵圆形,花橙红色。蒴果倒卵形或长椭圆形,常残存有凋萎的花被。种子圆球形,黑紫色,有光泽。

【性 味 功 效】苦,寒。清热解毒,消痰,利咽。

【应　　　用】用于治疗热毒痰火郁结,咽喉肿痛,痰涎壅盛等。

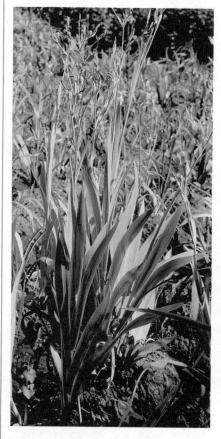

射干　*Belamcanda chinensis*(L.)DC.

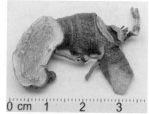

射干

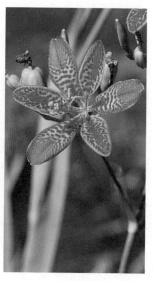

射干花果

【别　　　名】香花菜、绿薄荷、青薄荷、鱼香菜、土薄荷。

【来　　　源】为唇形科植物留兰香 *Mentha spicata* L. 的全草。

【植物识别要点】多年生芳香性草本，茎直立，无毛或近于无毛，绿色，钝四棱形，具槽及条纹，不育枝仅贴地生。叶卵状长圆形或长圆状披针形。轮伞花序；小苞片线形；花萼钟形，花冠淡紫色。

【性　味　功　效】辛、甘、微温。祛风散寒，止咳，消肿解毒。

【应　　　用】用于治疗感冒咳嗽，胃痛等；外用治跌打肿痛等。

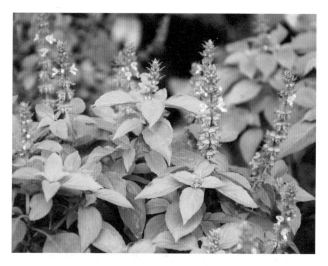

留兰香　　*Mentha spicata* L.

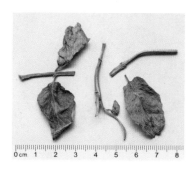

留兰香

【别　　　　名】风姜、小良姜、膏凉姜。

【来　　　　源】为姜科植物高良姜 *Alpinia officinarum* Hance 的干燥根茎。

【植物识别要点】根茎延长，圆柱形。叶片线形；叶舌薄膜质，披针形。总状花序顶生，花序轴被绒毛，小苞片极小，花萼管顶端 3 齿裂，被小柔毛，花冠管较萼管稍短，裂片长圆形；唇瓣卵形，白色而有红色条纹。果球形，熟时红色。

【性 味 功 效】辛，热。温胃止呕，散寒止痛。

【应　　　　用】用于治疗脘腹冷痛，胃寒呕吐，嗳气吞酸。

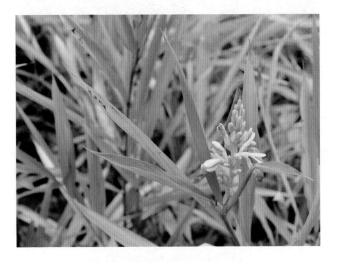

高良姜　*Alpinia officinarum* Hance

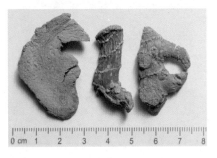

高良姜

【别　　　名】仙草、仙人草、仙人冻。

【来　　　源】为唇形科植物凉粉草 *Mesona chinensis* Benth. 的植株。

【植物识别要点】草本，直立或匍匐。茎、枝四棱形。叶狭卵圆形至阔卵圆形，纸质或近膜质。轮伞花序多数，组成顶生总状花序，苞片圆形或卵圆形，花冠白色或淡红色，雄蕊4。花柱超出雄蕊之上，先端不等2浅裂。黑色坚果长圆形。

【性 味 功 效】甘、淡，凉。清热利湿，凉血解暑。

【应　　　用】用于治疗急性风湿性关节炎，高血压，中暑，感冒，糖尿病。

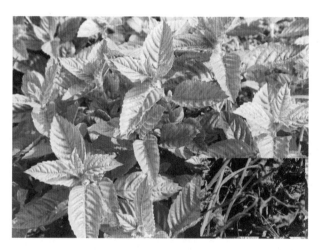

凉粉草　*Mesona chinensis* Benth.

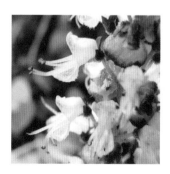

凉粉草花

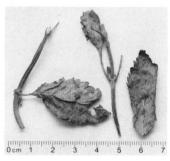

凉粉草

【别　　　　名】一支箭、独叶一枝枪、蛇须草。

【来　　　　源】为瓶尔小草科植物瓶尔小草 *Ophioglossum vulgatum* L. 的全草。

【植物识别要点】根状茎短而直立,具一簇肉质粗根。叶单生,总叶柄埋土中,下半部为灰白色,较粗大。营养叶为卵状长圆形或狭卵形,无柄,全缘,网状脉明显。孢子叶较粗健,自营养叶基部生出,孢子穗先端尖,超出于营养叶之上。

【性 味 功 效】微甘、酸,凉。清热解毒,凉血,镇痛。

【应　　　　用】用于治疗小儿肺炎,疔疮肿痛;外用治急性结膜炎,眼睑缘炎。

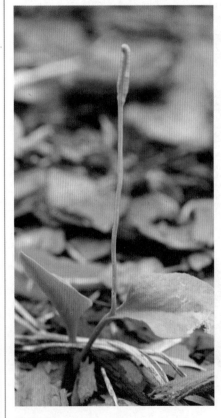

瓶尔小草　*Ophioglossum vulgatum* L.

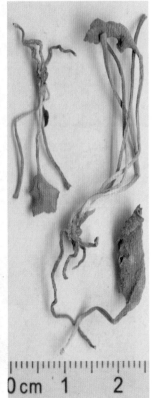

瓶尔小草

【别　　名】甘葛、葛根。

【来　　源】为豆科植物粉葛 *Pueraria lobata*（Willd.）Ohwi var.*thomsonii*（Benth.）Vaniot der Maesen 的干燥根。

【植物识别要点】粗壮藤本，被黄色长硬毛，块状根粗厚。羽状复叶具 3 小叶，顶生小叶菱状卵形或宽卵形，侧生的斜卵形，全缘或具 2~3 裂片，两面均被黄色粗伏毛。总状花序，旗瓣近圆形。荚果长椭圆形，扁平。

【性 味 功 效】甘、辛，凉。解肌退热，发表透疹，生津止渴，升阳止泻，通经活络，解酒毒。

【应　　用】用于治疗项背强痛，口渴，麻疹不透，胸痹心痛，酒毒伤中。

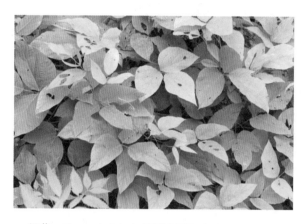

粉葛　*Pueraria lobata*（Willd.）Ohwi var.*thomsonii*
（Benth.）Vaniot der Maesen

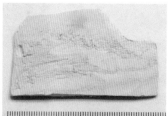

粉葛

益母草

【别　　名】益母蒿、坤草、茺蔚。

【来　　源】为唇形科植物益母草 *Leonurus japonicus* Houtt. 的干燥地上部分。

【植物识别要点】草本,茎直立,钝四棱形,微具槽。叶轮廓变化很大。轮伞花序腋生,花冠粉红至淡紫红色,花盘平顶。子房褐色,无毛。小坚果长圆状三棱形,顶端截平而略宽大,基部楔形,淡褐色,光滑。

【性 味 功 效】辛、苦,微寒。活血调经,利尿消肿,清热解毒。

【应　　用】用于治疗月经不调,痛经经闭,恶露不尽,水肿尿少,疮疡肿毒。

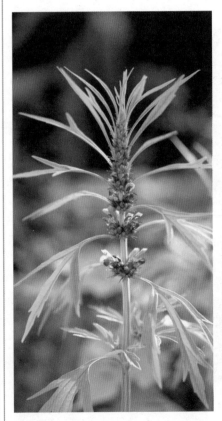

益母草　*Leonurus japonicus* Houtt.

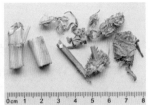

益母草

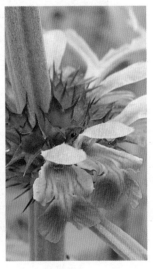

益母草花果

【别　　　名】益智仁、益智子。

【来　　　源】为姜科植物益智 *Alpinia oxyphylla* Miq. 的干燥成熟果实。

【植物识别要点】茎丛生，根茎短。叶片披针形，叶舌膜质。总状花序，花蕾全包藏于一帽状总苞片中。花冠白色；唇瓣倒卵形，粉白色而具红色脉纹。蒴果球形，干时纺锤形，果皮上有隆起的维管束线条。种子不规则扁圆形，被淡黄色假种皮。

【性 味 功 效】辛，温。暖肾固精缩尿，温脾止泻摄唾。

【应　　　用】用于治疗肾虚遗尿，小便频数，遗精白浊，腹中冷痛，口多唾涎。

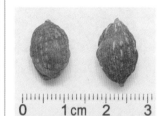

益智

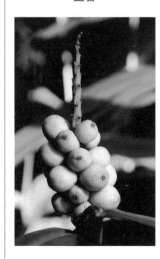

益智果

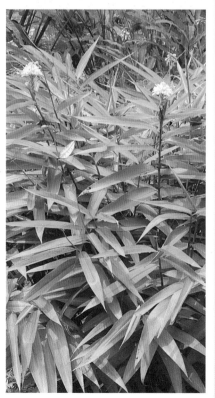

益智　*Alpinia oxyphylla* Miq.

【别　　　名】铁蜈蚣、金沙截。

【来　　　源】为海金沙科植物海金沙 *Lygodium japonicum*(Thunb.)Sw. 的干燥成熟孢子。

【植物识别要点】草质藤本。叶轴上面有 2 条狭边,羽片多数,二回羽状, 不育羽片尖三角形,能育羽片卵状三角形,叶纸质,干 后绿褐色。孢子囊穗长 2~4mm,往往长远超过小羽片 的中央不育部分,排列稀疏,暗褐色,无毛。

【性 味 功 效】甘、咸,寒;无毒。清热利湿,通淋止痛。

【应　　　用】用于治疗热淋,石淋,血淋,膏淋,尿道涩痛。

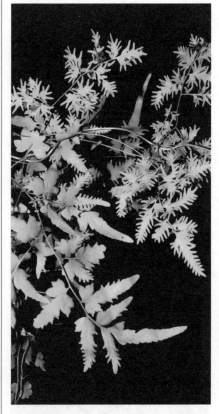

海金沙　*Lygodium japonicum* (Thunb.)Sw.

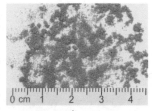

海金沙

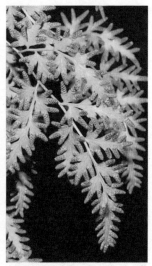

海金沙孢子叶背面

【别　　　名】水萍、紫背浮萍。

【来　　　源】为浮萍科植物浮萍 *Lemna minor* L. 的干燥全草。

【植物识别要点】飘浮植物。叶状体对称,表面绿色,背面浅黄或绿白或紫色,近圆形,倒卵形或倒卵状椭圆形,全缘。叶状体背面一侧具囊,垂生白色丝状根 1 条,根冠钝头。雌花具弯生胚珠 1 枚,果实无翅,陀螺状,种子胚乳具 12~15条纵肋。

【性 味 功 效】辛,寒。宣散风热,透疹,利尿。

【应　　　用】用于治疗麻疹不透,风疹瘙痒,水肿尿少。

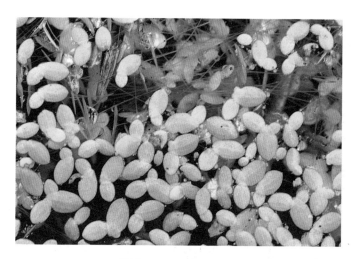

浮萍　*Lemna minor* L.

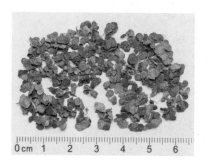

浮萍

【别　　　　名】通脱木、木通树。

【来　　　　源】为五加科植物通脱木 *Tetrapanax papyrifer*（Hook.）K. Koch 的干燥茎髓。

【植物识别要点】常绿灌木或小乔木。叶大，集生茎顶，叶片纸质或薄革质。圆锥花序或伞形花序，密生白色或淡棕色星状绒毛。花淡黄白色，密生白色星状绒毛，花瓣4，稀5，三角状卵形。雄蕊和花瓣同数。果实球形，紫黑色。

【性　味　功　效】甘、淡，微寒。清热利尿，通气下乳。

【应　　　　用】用于治疗湿热淋证，水肿尿少，乳汁不下。

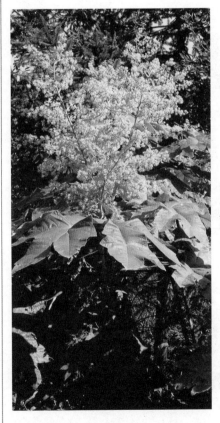

通脱木　*Tetrapanax papyrifer*
（Hook.）K.Koch

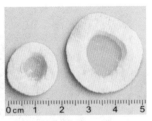

通草

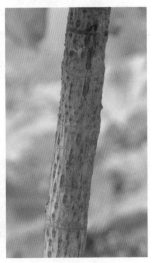

通脱木茎

【别　　　　名】家桑、桑树。

【来　　　　源】为桑科植物桑 *Morus alba* L. 的干燥叶。

【植物识别要点】乔木或灌木。叶卵形或广卵形，表面鲜绿色，无毛，背面沿脉有疏毛，托叶披针形，花单性，腋生或生于芽鳞腋内，花被片倒卵形，柱头 2 裂，内面有乳头状突起。聚花果卵状椭圆形，成熟时红色或暗紫色。

【性　味　功　效】甘、苦。寒。疏散风热，清肺润燥，清肝明目。

【应　　　　用】用于治疗风热感冒，肺热燥咳，头晕头痛，目赤昏花。

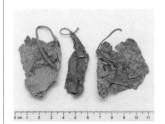

桑叶

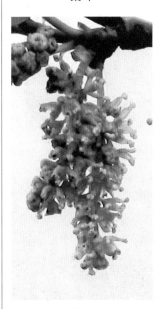

桑花序

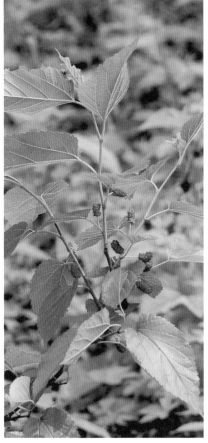

桑　*Morus alba* L.

【别　　　名】桑上寄生、寄生。

【来　　　源】为桑寄生科植物桑寄生 *Taxillus chinensis*(DC.)Danser 的干燥带叶茎枝。

【植物识别要点】灌木。嫩枝、叶密被褐色或红褐色星状毛;小枝黑色,无毛,具散生皮孔。叶近对生或互生,革质,卵形、长卵形或椭圆形。总状花序,花序和花均密被褐色星状毛。花红色,花托椭圆状,花冠花蕾时管状。果椭圆状,黄绿色。

【性 味 功 效】苦、甘,平。祛风湿,补肝肾,强筋骨,安胎元。

【应　　　用】用于治疗风湿痹痛,筋骨无力,妊娠漏血,胎动不安,头晕目眩。

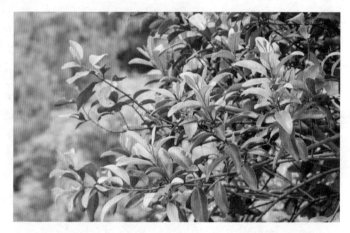

桑寄生　*Taxillus chinensis*(DC.)Danser

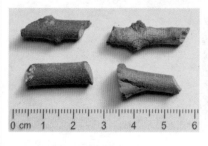

桑寄生

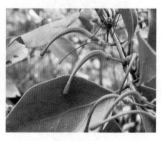

桑寄生花

【别　　　　名】白木香、羊不吃、土千年健、矮四陀、白沉香、白兰香。

【来　　　　源】为冬青科植物铁冬青 *Ilex rotunda* Thunb. 的干燥树皮。

【植物识别要点】常绿乔木或灌木，小枝多少有棱，红褐色。叶片薄革质或纸质，卵形、倒卵形或椭圆形。花单性，雌雄异株，聚伞花序或伞形状花序。果近球形或稀椭圆形，成熟时红色。

【性　味　功　效】苦，寒。清热解毒，利湿止痛。

【应　　　　用】用于治疗暑湿发热，咽喉肿痛，湿热泻痢等。

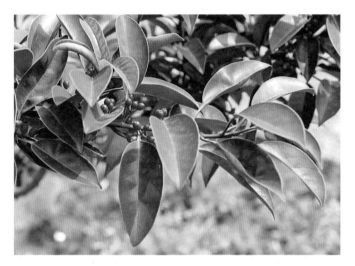

铁冬青　*Ilex rotunda* Thunb.

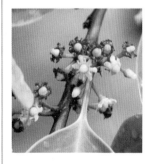

铁冬青花

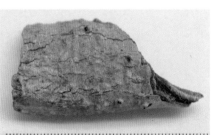

救必应

【别　　　名】排钱草、龙鳞草、午时合。

【来　　　源】为豆科植物排钱树 *Phyllodium pulchellum*(L.)Desv. 的根、叶。

【植物识别要点】灌木。小枝被白色或灰色短柔毛。托叶三角形,小叶革质,顶生和侧生小叶异形。伞形花序,花冠白色或淡黄色。荚果常有荚节 2,成熟时无毛或有疏短柔毛及缘毛,种子宽椭圆形或近圆形。

【性 味 功 效】淡、涩、平;有小毒。清热利湿,活血祛瘀,软坚散结。

【应　　　用】用于治疗感冒发热,疟疾,肝炎,风湿疼痛,跌打损伤。

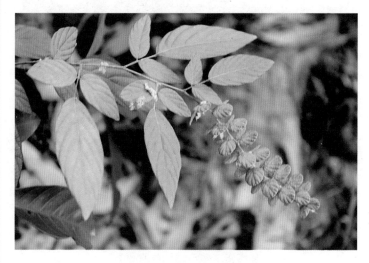

排钱树　*Phyllodium pulchellum*(L.)Desv.

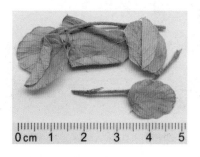

排钱树

【别　　　名】金刚兜。

【来　　　源】为百合科植物菝葜 *Smilax china* L. 的干燥根茎。

【植物识别要点】攀援灌木。根状茎粗厚,坚硬,为不规则的块状。茎具疏生刺。叶薄革质或坚纸质,干后通常红褐色或近古铜色,圆形、卵形或其他形状。伞形花序生于叶尚幼嫩的小枝上,多花常呈球形。花绿黄色。浆果,熟时红色,有粉霜。

【性 味 功 效】甘、微苦、涩,平。利湿去浊,祛风除痹,解毒散瘀。

【应　　　用】用于治疗小便淋浊,带下量多,风湿痹痛,疔疮痈肿。

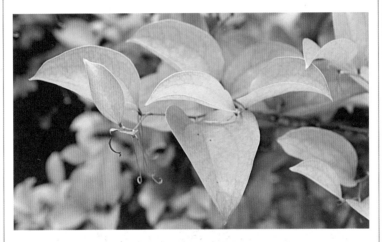

菝葜　*Smilax china* L.

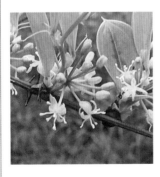

菝葜花序

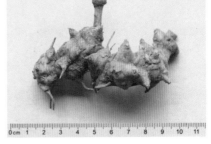

菝葜

【别　　　　名】香水水草、山茶根。

【来　　　　源】为唇形科植物黄芩 *Scutellaria baicalensis* Georgi 的干燥根。

【植物识别要点】多年生草本。根茎肉质。茎基部钝四棱形，具细条纹。叶坚纸质，披针形。总状花序顶生，常于茎顶再聚成圆锥花序，花冠紫、紫红至蓝色。小坚果卵球形，黑褐色，具瘤。

【性 味 功 效】苦，寒。清热燥湿，泻火解毒，止血，安胎。

【应　　　　用】用于治疗高热烦渴，胸闷呕恶，泻痢，黄疸，痈肿疮毒，胎动不安。

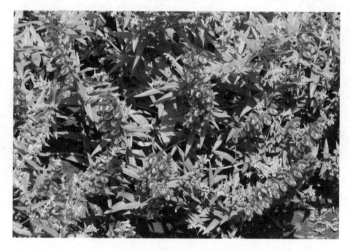

黄芩　*Scutellaria baicalensis* Georgi

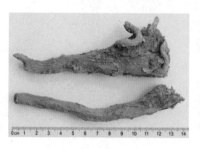

黄芩

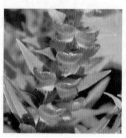

黄芩果

【别　　　名】绵黄芪、箭芪、膜荚黄芪。

【来　　　源】为豆科植物黄耆 *Astragalus membranaceus*（Fisch.）Bge. 的干燥根。

【植物识别要点】多年生草本。茎直立，被白色柔毛。羽状复叶，总状花序稍密，花萼钟状，花冠黄色或淡黄色，旗瓣倒卵形。荚果薄膜质，顶端具刺尖，两面被白色或黑色细短柔毛，果颈超出萼外。

【性 味 功 效】甘，微温。补气升阳，固表止汗，利水消肿，生津养血，行滞通痹，托毒排脓，敛疮生肌。

【应　　　用】用于治疗气虚乏力，内热消渴，血虚萎黄，痹痛麻木。

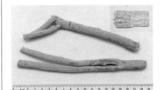

黄芪

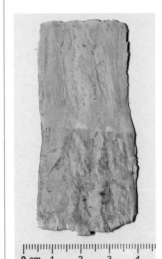

黄芪饮片

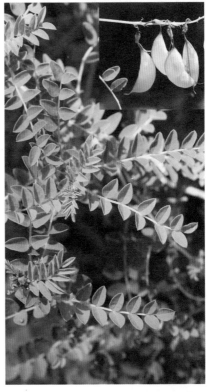

黄耆 *Astragalus membranaceus*（Fisch.）Bge.

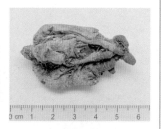

黄连

黄连

【别　　　名】仙姑草、味连、川连、鸡爪连。

【来　　　源】为毛茛科植物黄连 *Coptis chinensis* Franch. 的干燥根茎。

【植物识别要点】多年生草本。叶片稍带革质，卵状三角形，三全裂。二歧或多歧聚伞花序，苞片披针形，萼片黄绿色，花瓣线形或线状披针形。蓇葖果褐色。

【性　味　功　效】苦，寒。清热燥湿，泻火解毒。

【应　　　用】用于治疗湿热痞满，泻痢，牙痛；外治湿疹，湿疮，耳道流脓。

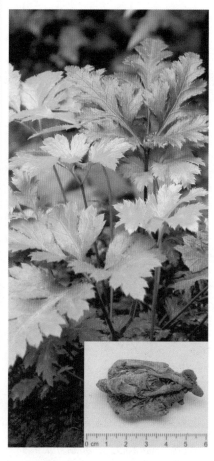

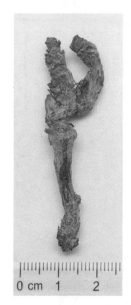

黄连　*Coptis chinensis* Franch.　　　　黄连

【别　　　名】檗木、黄檗木。

【来　　　源】为芸香科植物黄檗 *Phellodendron amurense* Rupr. 的干燥树皮。

【植物识别要点】乔木。树皮内皮鲜黄色,味苦,叶轴及叶柄纤细,小叶薄纸质或纸质,卵状披针形或卵形。花序顶生;萼片细小,阔卵形。花瓣紫绿色,果圆球形,蓝黑色。

【性 味 功 效】苦,寒。清热燥湿,泻火除蒸,解毒疗疮。

【应　　　用】用于治疗湿热泻痢,黄疸尿赤,盗汗,遗精,疮疡肿毒,湿疹湿疮。

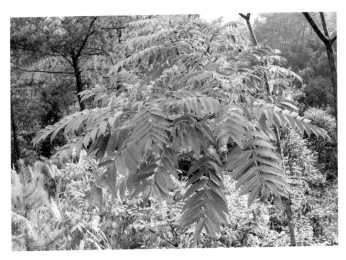

黄檗　*Phellodendron amurense* Rupr.

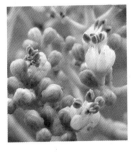

黄檗花

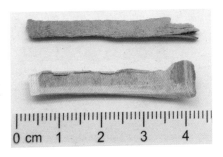

黄柏

【别　　　名】黄药子、零余薯、山慈菇。

【来　　　源】为薯蓣科植物黄独 *Dioscorea bulbifera* L. 的块茎。

【植物识别要点】缠绕草质藤本。块茎卵圆形或梨形，常单生，茎左旋。单叶互生，叶片宽卵状心形或卵状心形。叶腋内有紫棕色珠芽。穗状花序，数个丛生叶腋。蒴果，成熟时草黄色，表面密被紫色小斑点，无毛。种子深褐色，扁卵形。

【性 味 功 效】苦，寒；有小毒。化痰散结消瘿，清热凉血解毒。

【应　　　用】用于治疗瘿瘤痰核，癥瘕痞块，疮痈肿毒，咽喉肿痛，蛇虫咬伤。

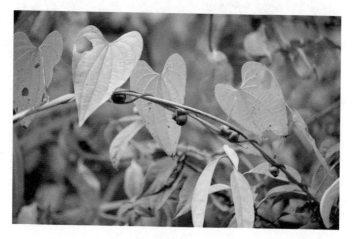

黄独　*Dioscorea bulbifera* L.

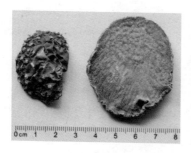

黄独

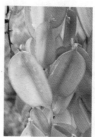

黄独果

【别　　　名】鸡头黄精。

【来　　　源】为百合科植物黄精 *Polygonatum sibiricum* Red. 的干燥根茎。

【植物识别要点】根状茎圆柱状,结节膨大,茎有时呈攀援状。叶轮生,每轮 4~6 枚,条状披针形,先端拳卷或弯曲成钩。花序具 2~4 朵成伞形,花被乳白色至淡黄色,花被筒中部稍缢缩。浆果黑色。

【性 味 功 效】甘,平。补气养阴,健脾,润肺,益肾。

【应　　　用】用于治疗脾胃气虚,口干食少,肺虚燥咳,内热消渴。

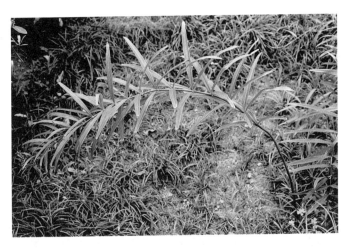

黄精　*Polygonatum sibiricum* Red.

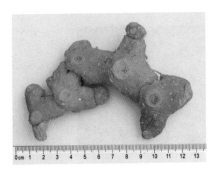

黄精

【别　　　名】矮陀陀、麻桑端、勒毒。

【来　　　源】为夹竹桃科植物萝芙木 *Rauvolfia verticillata*(Lour.)Baill.
　　　　　　　的根、叶。

【植物识别要点】直立常绿灌木,具乳汁,茎下部枝条有圆形淡黄色皮
　　　　　　　孔,上部枝条有棱。单叶对生或 3~4 叶轮生,长椭圆状
　　　　　　　披针形,聚伞花序顶生,花萼 5 深裂,花冠高脚碟形,白
　　　　　　　色,花冠筒内有许多柔毛;雄蕊 5,着生于花冠筒中部。
　　　　　　　果实核果状。

【性 味 功 效】苦,寒。镇静,降压,活血止痛,清热解毒。

【应　　　用】用于治疗高血压,头痛,眩晕;外用治跌打损伤,毒蛇
　　　　　　　咬伤。

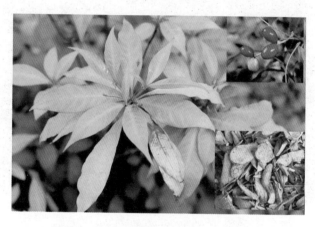

萝芙木　　*Rauvolfia verticillata*(Lour.)Baill.

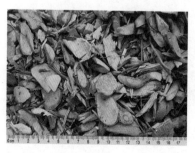

萝芙木

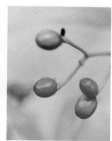

萝芙木果

【别　　　名】菟丝实、无娘藤、无根藤。

【来　　　源】为旋花科植物菟丝子 *Cuscuta chinensis* Lam. 的干燥成熟种子。

【植物识别要点】一年生寄生草本。茎缠绕，黄色，纤细。无叶。花序侧生，花簇生成小伞形或小团伞花序，近于无总花序梗。苞片小，鳞片状，花萼杯状，花冠白色，壶形。蒴果球形，成熟时整齐地周裂。种子淡褐色，卵形，表面粗糙。

【性味功效】辛、甘、平。补益肝肾，固精缩尿，安胎，明目，止泻；外用消风祛斑。

【应　　　用】用于治疗肝肾不足，阳痿遗精，胎动不安；外用治白癜风。

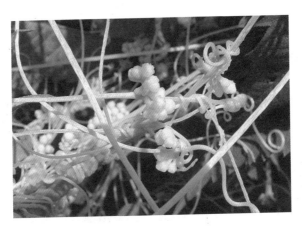

菟丝子　*Cuscuta chinensis* Lam.

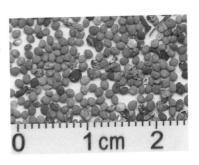

菟丝子

【别　　　名】秋菊。

【来　　　源】为菊科植物菊 *Chrysanthemum morifolium* Ramat. 的干燥头状花序。

【植物识别要点】多年生草本。茎直立,分枝或不分枝,被柔毛。叶卵形至披针形,羽状浅裂或半裂,有短柄,叶下面被白色短柔毛。头状花序,大小不一。总苞片多层,外层外面被柔毛。舌状花颜色各种。管状花黄色。

【性 味 功 效】甘、苦,微寒。疏散风热,平肝明目,清热解毒。

【应　　　用】用于治疗风热感冒,头痛眩晕,目赤肿痛,目暗昏花,疮痈肿毒。

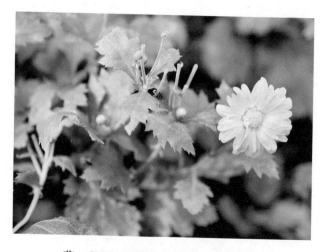

菊　*Chrysanthemum morifolium* Ramat.

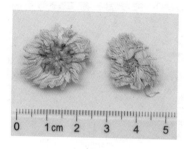

菊花

【别　　　名】恒山、土常山、黄常山、白常山。

【来　　　源】为虎耳草科植物常山 *Dichroa febrifuga* Lour. 的干燥根。

【植物识别要点】灌木,小枝圆柱状或稍具四棱,无毛或被稀疏短柔毛,常呈紫红色。叶形状、大小变异大。伞房状圆锥花序顶生,有时叶腋有侧生花序。花蓝色或白色。浆果,蓝色,干时黑色。种子具网纹。

【性 味 功 效】苦、辛,寒;有毒。涌吐痰涎,截疟。

【应　　　用】用于治疗痰饮停聚,胸膈痞塞,疟疾。

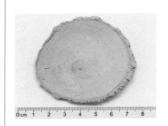

常山

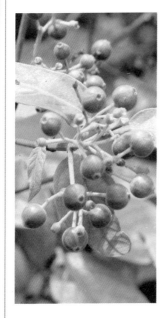

常山果

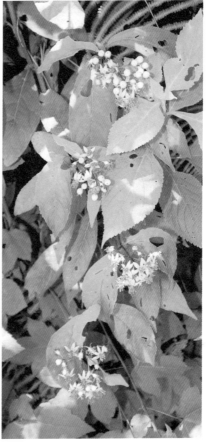

常山　*Dichroa febrifuga* Lour.

野甘草

【别　　　　名】冰糖草、假甘草、土甘草。

【来　　　　源】为玄参科植物野甘草 *Scoparia dulcis* L. 的全株。

【植物识别要点】草本或为半灌木，茎分枝，枝有棱角及狭翅，无毛。叶对生或轮生，菱状卵形至披针形。花单朵或成对生于叶腋，萼分生，齿4，花冠小，白色，有极短的管，喉部生有密毛，瓣片4，上方1枚稍大。蒴果卵圆形至球形。

【性 味 功 效】甘，平；无毒。清肺止咳，清热利湿，解毒疗疮。

【应　　　　用】用于治疗肺热咳嗽，脚气浮肿，小儿麻疹，湿疹，喉炎，丹毒。

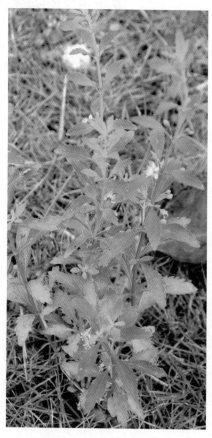

野甘草　*Scoparia dulcis* L.

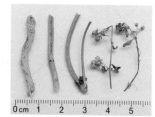

野甘草

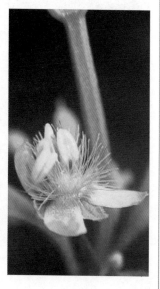

野甘草花

【别　　　　名】佛指甲、狗铃草。

【来　　　　源】为豆科植物野百合 *Crotalaria sessiliflora* L. 的全草。

【植物识别要点】草本，被紧贴稍长的毛，毛略粗糙。单叶线形，近无柄，叶条形或条状披针形，两端狭尖，下面有平伏柔毛。总状花序顶生或其他生，花多数，蝶形，花冠紫色或淡蓝色，与萼等长；雄蕊 10，合生成一组，花药二型；包被萼内。荚果短圆柱形。

【性　味　功　效】苦，凉；有毒。清热，利湿，解毒。

【应　　　　用】用于治疗痢疾，疮疖，小儿疳积。

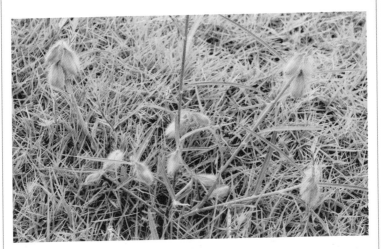

野百合　*Crotalaria sessiliflora* L.

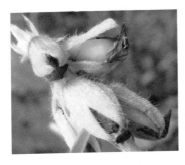

野百合果

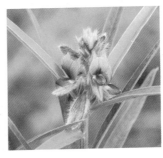

野百合花

【别　　　名】大金香炉、猪古稔、豹牙兰。

【来　　　源】为野牡丹科植物野牡丹 *Melastoma candidum* D.Don. 的
地上部分。

【植物识别要点】灌木，分枝多；茎钝四棱形或近圆柱形，密被紧贴的鳞
片状糙伏毛。叶片坚纸质，卵形或广卵形。伞房花序
生于分枝顶端，稀单生，近头状。花瓣玫瑰红色或粉红
色，倒卵形。蒴果坛状球形，与宿存萼贴生。

【性 味 功 效】酸、涩、凉。消积利湿，活血止血，清热解毒。

【应　　　用】用于治疗食积，泄痢，月经过多，产后腹痛，疮肿，毒蛇
咬伤。

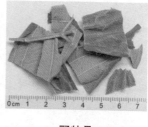

野牡丹

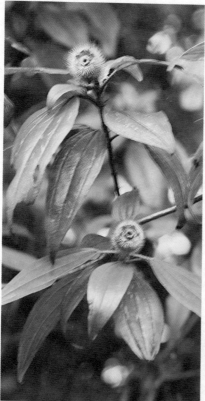

野牡丹　　*Melastoma candidum* D.Don.

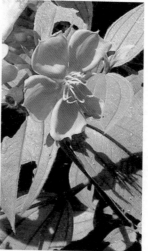

野牡丹花

【别　　　名】疟疾草、山菊花、黄菊仔、菊花脑。

【来　　　源】为菊科植物野菊 *Chrysanthemum indicum* L. 的干燥头状花序。

【植物识别要点】多年生草本。茎直立或铺散。基生叶和下部叶花期脱落。中部茎叶卵形、长或椭圆状卵形，基部截形或稍心形或宽楔形。头状花序，多数在茎枝顶端排成疏松的伞房圆锥花序。苞片边缘白色或褐色宽膜质。舌状花黄色。瘦果。

【性 味 功 效】苦、辛，微寒。清热解毒，泻火平肝。

【应　　　用】用于治疗疔疮痈肿，目赤肿痛，头痛眩晕。

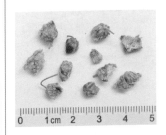

野菊花

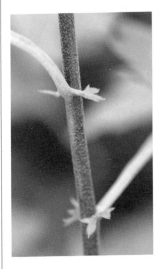

野菊花茎

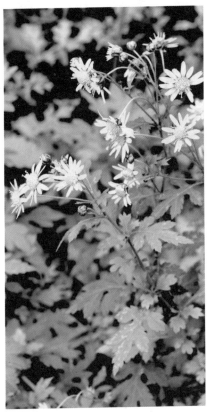

野菊　*Chrysanthemum indicum* L.

野菰

【别　　　名】土灵芝草、马口含珠、鸭脚板、烟斗花。

【来　　　源】为列当科植物野菰 *Aeginetia indica* L. 的全草。

【植物识别要点】一年生寄生草本。根肉质，具细小分枝。茎黄褐色或
　　　　　　　　紫红色。叶肉红色，卵状披针形或披针形，花常单生茎
　　　　　　　　端，稍俯垂。蒴果圆锥状或长卵球形。

【性 味 功 效】苦，凉；有毒。清热解毒，消肿。

【应　　　用】用于治疗咽喉肿痛，尿路感染，骨髓炎，疔疮。

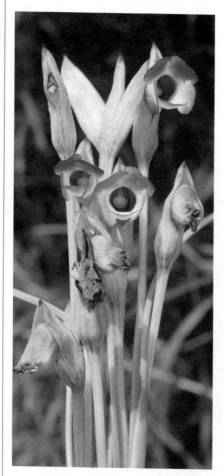

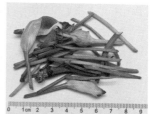

野菰

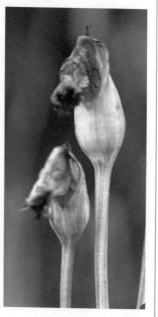

野菰　　*Aeginetia indica* L.

野菰果

338

【别　　　　名】野茴香、野胡萝卜子、蛇米。

【来　　　　源】为伞形科植物蛇床 *Cnidium monnieri*(L.)Cuss. 的干燥
成熟果实。

【植物识别要点】一年生草本。根细长圆锥状。茎直立或斜上，多分枝，
中空，具深条棱，粗糙。下部叶具短柄，叶鞘短宽，上部
叶柄全部鞘状，叶片轮廓卵形至三角状卵形。复伞形
花序，小伞形花序，萼齿无，花瓣白色。

【性 味 功 效】辛、苦，温。燥湿祛风，杀虫止痒，温肾壮阳。

【应　　　　用】用于治疗阴痒带下，湿疹瘙痒，湿痹腰痛，肾虚阳痿，宫
冷不孕。

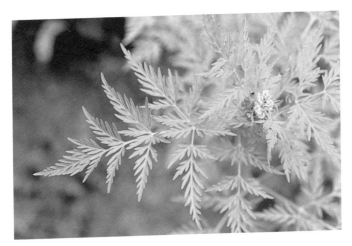

蛇床　*Cnidium monnieri*(L.)Cuss.

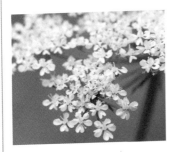

蛇床花

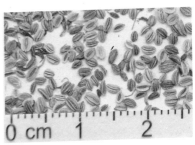

蛇床子

【别　　　名】半夜兰、酒饼叶。

【来　　　源】为番荔枝科植物假鹰爪 *Desmos chinensis* Lour. 的根、叶。

【植物识别要点】直立或攀援灌木。枝皮粗糙,有纵条纹,有灰白色凸起的皮孔。叶薄纸质或膜质,长圆形或椭圆形。花黄白色,单朵与叶对生或互生,萼片卵圆形被微柔毛,外轮花瓣弯曲似鹰爪,故名"假鹰爪"。果有柄,念珠状。

【性 味 功 效】辛,温;有小毒。祛风止痛,行气化瘀,杀虫止痒。

【应　　　用】用于治疗风湿性关节炎,咳嗽气喘,消化不良,跌打肿痛。

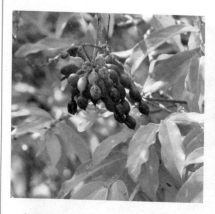

假鹰爪　*Desmos chinensis* Lour.

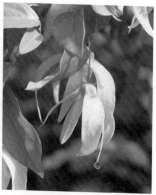

假鹰爪花

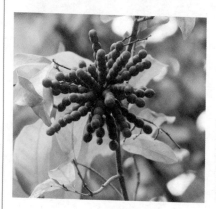

假鹰爪果

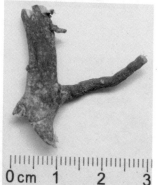

假鹰爪

【别　　　名】猪仔笼、猴子埕、担水桶、公仔瓶。

【来　　　源】为猪笼草科植物猪笼草 *Nepenthes mirabilis*（Lour.）Merr. 的全草。

【植物识别要点】食虫草本。基生叶基部半抱茎，叶片披针形；茎生叶长圆形或披针形，两面常具紫红色斑点，边缘具睫毛状齿；瓶状体狭卵形或近圆柱形，被疏柔毛和星状毛，具2翅；内面密具近圆形的腺体。总状花序，花被片4，红至紫红色。蒴果栗色，种子丝状。

【性 味 功 效】甘、淡、凉。润肺止咳，清热利湿，通淋排石，解毒消肿。

【应　　　用】用于治疗感冒咳嗽，肺燥咯血，湿热黄疸，痢疾，石淋，吐血等。

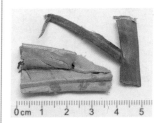

猪笼草

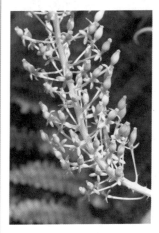

猪笼草花

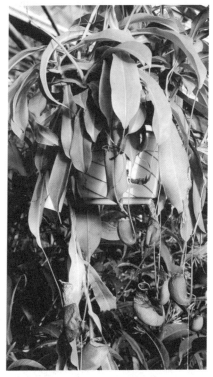

猪笼草　*Nepenthes mirabilis*（Lour.）Merr.

猫爪草

【别　　　名】猫爪儿草、三散草、小毛茛。

【来　　　源】为毛茛科植物猫爪草 *Ranunculus ternatus* Thunb. 的干燥块根。

【植物识别要点】多年生小草本。簇生多数肉质小块根，块根近纺锤形或卵球形。茎铺散。基生叶丛生，叶片形状多变，单叶3裂或三出复叶。花序具少数花；花单生茎顶和分枝顶端，花瓣5，亮黄色，基部有爪。瘦果卵球形。

【性　味　功　效】甘、辛，温。化痰散结，解毒消肿。

【应　　　用】用于治疗瘰疬痰核，疔疮肿毒，蛇虫咬伤等。

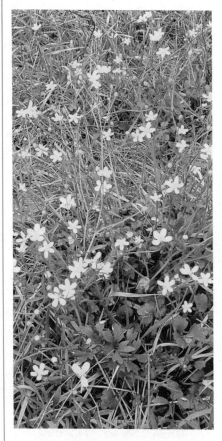

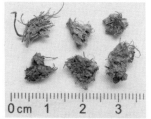

猫爪草

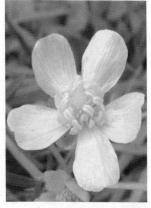

猫爪草花

猫爪草　*Ranunculus ternatus* Thunb.

【别　　　名】龙沙、狗骨、卑相。

【来　　　源】为麻黄科植物草麻黄 *Ephedra sinica* Stapf 的干燥草质茎。

【植物识别要点】草本状灌木，无明显木质茎，表面具细纵槽纹。叶膜质鞘状，先端多为 2 裂，裂片锐三角形，先端急尖。雄球花多成复穗状，淡黄色；雌球花单生，卵圆形或矩圆状卵圆形，成熟时肉质红色，种子通常 2 粒，黑红色或灰褐色。

【性 味 功 效】辛、微苦，温。发汗散寒，宣肺平喘，利水消肿。

【应　　　用】用于治疗风寒感冒，胸闷喘咳，风水浮肿。

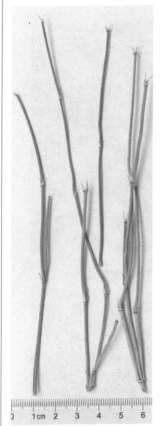

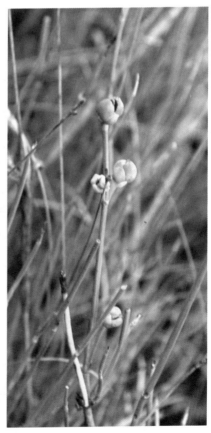

麻黄　　　　　　　　草麻黄　*Ephedra sinica* Stapf

【别　　　　名】章柳根、山萝卜、见肿消、白母鸡。

【来　　　　源】为商陆科植物垂序商陆 *Phytolacca americana* L. 的干燥根。

【植物识别要点】多年生粗壮草本植物。根肥大，倒圆锥形。茎圆柱形，紫红色。叶大，长椭圆形或卵状椭圆形，质柔嫩。总状花序顶生或侧生，花被片通常 5，白色或淡红色。果序下垂，浆果扁球形，熟时紫黑色。

【性 味 功 效】苦，寒；有毒。逐水消肿，通利二便，解毒散结。

【应　　　　用】用于治疗水肿胀满，二便不通；外治痈肿疮毒。

【注 意 事 项】孕妇禁用。

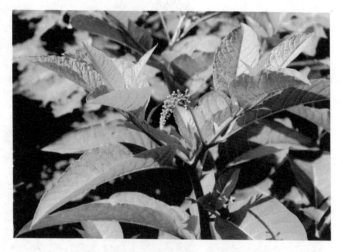

垂序商陆　*Phytolacca americana* L.

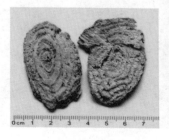

商陆

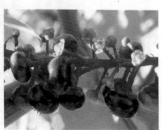

垂序商陆花果

【别　　　名】碎骨子、山鸡米、金鸡米、迷身草。

【来　　　源】为禾本科植物淡竹叶 *Lophatherum gracile* Brongn. 的干燥茎叶。

【植物识别要点】多年生草本。根状茎粗短,具肥厚纺锤状的块根。秆纤弱。叶互生,披针形,平行脉多条,并有明显横脉,呈小长方格状,两面光滑或有小刺毛。圆锥花序顶生,小穗线状技针形。颖果纺锤形,深褐色。

【性 味 功 效】甘、淡,寒。清热泻火,除烦止渴,利尿通淋。

【应　　　用】用于治疗热病烦渴,小便短赤涩痛,口舌生疮。

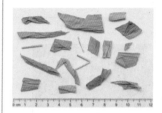

淡竹叶

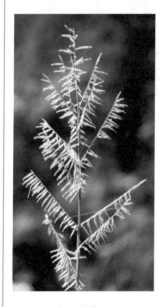

淡竹叶花果

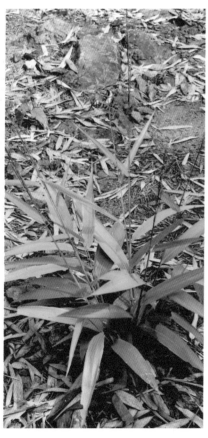

淡竹叶　*Lophatherum gracile* Brongn.

【别　　　名】老蒙花、水锦花、虫见死、黄饭花。

【来　　　源】为马钱科植物密蒙花 *Buddleja officinalis* Maxim. 的干燥花蕾和花序。

【植物识别要点】落叶灌木。小枝略有四棱,密被棕黄色绒毛。叶对生,长椭圆形至披针形,全缘或有小齿,上、下叶表面密被灰白色至棕黄色星状毛。聚伞圆锥状花序顶生,花序及花密被灰白色叉状分枝茸毛;花小淡紫色至白色。蒴果卵形,种子多数,细小,具翅。

【性 味 功 效】甘,微寒。清热泻火,养肝明目,退翳。

【应　　　用】用于治疗目赤肿痛,多泪羞明,目生翳膜,肝虚目暗,视物昏花。

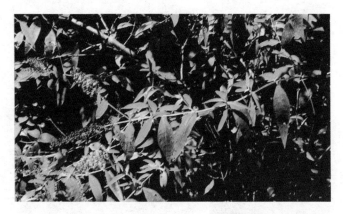

密蒙花　*Buddleja officinalis* Maxim.

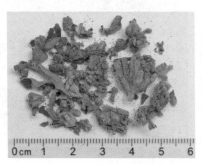

密蒙花

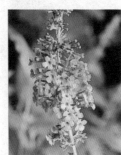

密蒙花的花

【别　　　名】号筒梗、三钱三、泡通珠、博落筒、滚地筒。

【来　　　源】为罂粟科植物博落回 *Macleaya cordata*（Willd.）R.Br. 的全草。

【植物识别要点】草本，具乳黄色浆汁。茎多白粉，中空。叶片宽卵形或近圆形，通常 7 或 9 深裂或浅裂，边缘波状、缺刻状、粗齿或多细齿，背面多白粉，被易脱落的细绒毛。大型圆锥花序多花，蒴果狭倒卵形或倒披针形。

【性 味 功 效】辛、苦，寒；有大毒。祛风，解毒，散瘀止痛，杀虫。

【应　　　用】用于治疗疔疮脓肿，急性扁桃体炎，中耳炎，滴虫性阴道炎。

【注 意 事 项】本品大毒，禁内服。

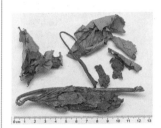

博落回

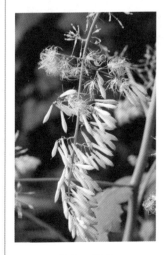

博落回花果

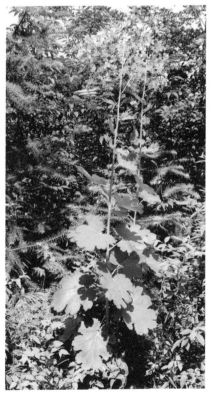

博落回　*Macleaya cordata*（Willd.）R.Br.

【别　　　名】千张树、水桐树、旱莲木。

【来　　　源】为珙桐科植物喜树 *Camptotheca acuminata* Decne. 的果实或根及根皮。

【植物识别要点】落叶乔木。叶互生,纸质,矩圆状卵形或矩圆状椭圆形,全缘。头状花序近球形,上部为雌花序,下部为雄花序。花萼杯状,边缘睫毛状;花瓣 5 枚,淡绿色,早落。翅果矩圆形,着生成近球形的头状果序。

【性 味 功 效】苦,辛;有毒。清热解毒,散结消癥,抗癌。

【应　　　用】用于治疗胃癌,结肠癌,直肠癌,膀胱癌,白血病等;外用治牛皮癣。

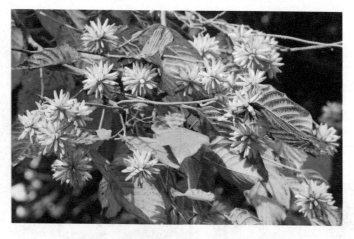

喜树　*Camptotheca acuminate* Decne.

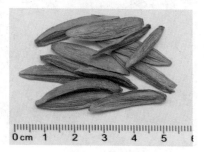

喜树(果)

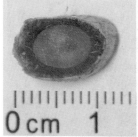

喜树(根)

【别　　　名】牛草虫、迫颈草、金剑草、螳螂草、葫芦叶。

【来　　　源】为豆科植物葫芦茶 Tadehagi triquetrum (L.) Ohashi. 的全株。

【植物识别要点】半灌木，枝四棱。单叶互生，卵状矩圆形、矩圆形至披针形，薄革质；叶柄长 1~3cm，有阔翅；托叶 2 枚，披针形。总状花序顶生或腋生，花多数，淡紫色或蓝色，花冠蝶形。荚果。

【性 味 功 效】微苦，凉。清热利湿，消滞杀虫。

【应　　　用】用于治疗感冒发热，湿热积滞，小便赤涩，水肿腹胀，小儿疳积。

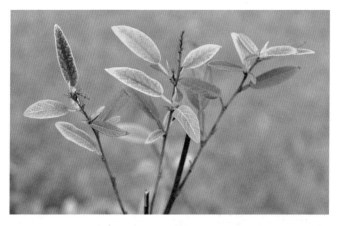

葫芦茶　*Tadehagi triquetrum* (L.) Ohashi.

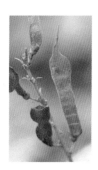

葫芦茶果

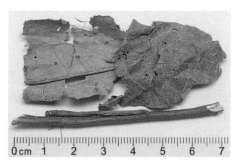

葫芦茶

葛根

【别　　　名】干葛、葛子根、葛条根。

【来　　　源】为豆科植物葛 *Pueraria lobata*（Willd.）Ohwi 的干燥根。

【植物识别要点】藤本,全株被黄褐色粗毛。三出复叶,顶生小叶菱状圆形,侧生小叶斜卵形,背面有粉霜,两面均被白色伏生短柔毛;托叶针状。总状花序,花冠蓝紫色或紫色;荚果线形,种子卵圆形,赤褐色。

【性 味 功 效】甘、辛,凉。解肌退热,生津止渴,透疹,升阳止泻,通经活络,解酒毒。

【应　　　用】用于治疗外感发热头痛,热痢,泄泻,中风偏瘫,胸痹心痛,酒毒伤中。

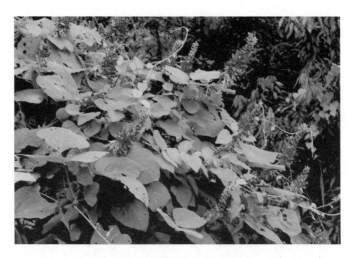

葛　*Pueraria lobata*（Willd.）Ohwi

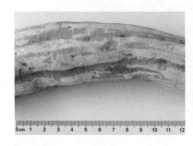

葛根

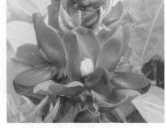

葛花

【别　　　名】刺刺秧、刺刺藤、五爪龙、簕草、大叶五爪龙、拉狗蛋、割人藤。

【来　　　源】为桑科植物葎草 *Humulus scandens*(Lour.)Merr. 的全草。

【植物识别要点】缠绕草本，茎、枝、叶柄均具倒钩刺。叶纸质，肾状五角形，掌状 5~7 深裂，表面粗糙，疏生糙伏毛，背面有柔毛和黄色腺体，边缘具锯齿。雄花小，黄绿色，圆锥花序；雌花序球果状，瘦果。

【性 味 功 效】甘、苦、寒。清热解毒，退热除蒸，利尿通淋。

【应　　　用】用于治疗肺热咳嗽，发热烦渴，骨蒸潮热，热淋涩痛。

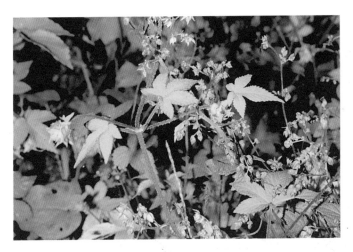

葎草　　*Humulus scandens*(Lour.)Merr.

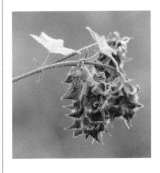

葎草果

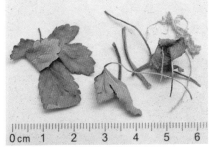

葎草

【别　　　名】北葶苈子、辣辣根、芥荠。

【来　　　源】为十字花科植物葶苈 *Draba nemorosa* L. 的干燥成熟种子。

【植物识别要点】草本。茎直立，下部密生单毛。基生叶莲座状，长倒卵形，茎生叶长卵形或卵形，无柄，上面被单毛和叉状毛。总状花序有花 25~90 朵，密集成伞房状，花瓣排成十字形，黄色，花期后成白色，短角果，种子椭圆形，褐色，种皮有小疣。

【性 味 功 效】辛、苦，大寒。泻肺平喘，行水消肿。

【应　　　用】用于治疗痰涎壅肺，喘咳痰多，胸胁胀满，不得平卧，小便不利。

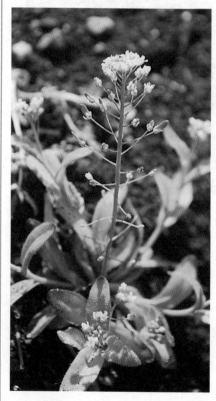

葶苈　*Draba nemorosa* L.

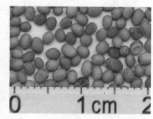

葶苈子

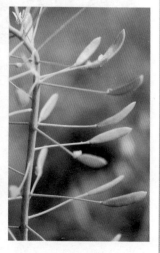

葶苈果

【别　　　　名】鸟蓼、扁竹、竹节草、猪牙草、道生草。

【来　　　　源】为蓼科植物萹蓄 *Polygonum aviculare* L. 的干燥地上部分。

【植物识别要点】一年生草本,茎具明显的节及纵沟纹。叶互生,披针形至椭圆形,全缘;托鞘膜质,抱茎。花被绿色,结果后边缘变为粉红色。瘦果卵形,具 3 棱,黑褐色。

【性 味 功 效】苦,微寒。利尿通淋,杀虫,止痒。

【应　　　　用】用于治疗热淋涩痛,小便短赤,虫积腹痛,皮肤湿疹,阴痒带下。

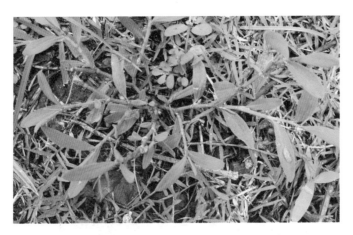

萹蓄　*Polygonum aviculare* L.

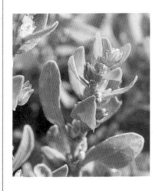

萹蓄花

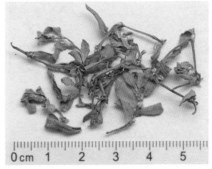

萹蓄

【别　　　　名】耳挖草、大力草、顺经草、大叶半枝莲、向天盏。

【来　　　　源】为唇形科植物韩信草 *Scutellaria indica* L. 的全草。

【植物识别要点】草本,全体被毛。茎四方形。叶对生,圆形、卵圆形或肾形,边缘有圆锯齿,两面密生细毛。花轮有花2朵,花萼钟状,萼筒背生1囊状盾鳞;花冠紫色。小坚果横生,卵圆形,有小瘤状突起。

【性　味　功　效】辛、苦,寒。清热解毒,活血止血,消肿止痛。

【应　　　　用】用于治疗痈肿疔毒,肺痈,肠痈,瘰疬,跌打肿痛及毒蛇咬伤。

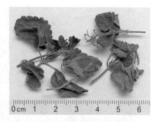

韩信草

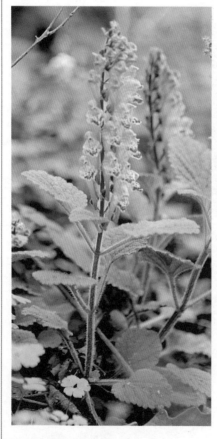

韩信草　　*Scutellaria indica* L.

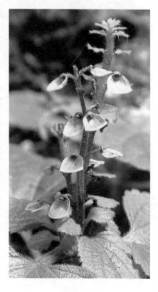

韩信草果

【别　　　名】棕衣树、陈棕、棕板、棕骨、棕皮。

【来　　　源】为棕榈科植物棕榈 *Trachycarpus fortunei*（Hook.f.）H. Wendl. 的干燥叶柄。

【植物识别要点】常绿乔木。叶片近圆形，深裂成 30~50 片具皱褶的线状剑形，裂片先端具短 2 裂或 2 齿，硬挺或顶端下垂，叶柄两侧具细圆齿。花序粗壮，雌雄异株。果实阔肾形，成熟时由黄色变为淡蓝色，有白粉。

【性 味 功 效】苦、涩、平。收敛止血。

【应　　　用】用于治疗吐血，衄血，尿血，便血，崩漏。

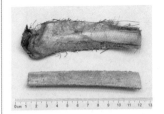

棕榈

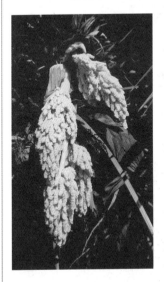

棕榈花

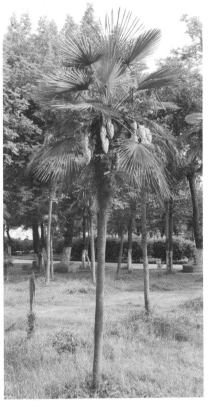

棕榈　*Trachycarpus fortunei*（Hook.f.）H.Wendl.

【别　　　名】铧头草、光瓣堇菜、犁头草。

【来　　　源】为堇菜科植物紫花地丁 *Viola yedoensis* Makino 的干燥全草。

【植物识别要点】多年生草本。叶多数，基生，莲座状，叶柄具狭翅，叶长圆形、狭卵状披针形或长圆状卵形，边缘具圆齿，托叶膜质。花紫堇色或淡紫色。蒴果长圆形，种子卵球形，淡黄色。

【性 味 功 效】苦、辛，寒。清热解毒，凉血消肿。

【应　　　用】用于治疗疔疮肿毒，痈疽发背，丹毒，毒蛇咬伤。

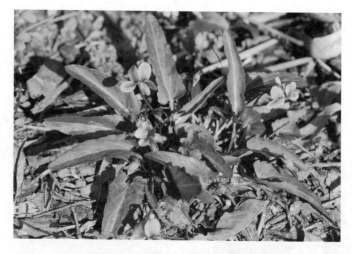

紫花地丁　*Viola yedoensis* Makino

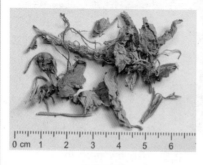

紫花地丁

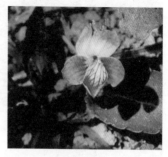

紫花地丁花

【别　　　名】土当归、鸭脚七、野辣菜、山芫荽、鸭脚前胡、鸭脚板。

【来　　　源】为伞形科植物紫花前胡 *Peucedanum decursivum* (Miq.)Maxim. 的根。

【植物识别要点】草本。根圆锥形，浓香。基生叶和下部叶纸质，三角状宽卵形，1~2回羽状全裂，叶轴翅状，顶生裂片和侧生裂片基部连合，基部下延成翅状。复伞形花序顶生，花瓣深紫色。双悬果椭圆形。

【性 味 功 效】苦、辛，微寒。降气化痰，散风清热。

【应　　　用】用于治疗痰热喘满，咯痰黄稠，风热咳嗽痰多。

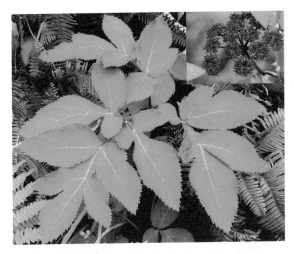

紫花前胡　　*Peucedanum decursivum* (Miq.)Maxim.

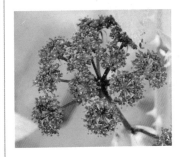

紫花前胡花序

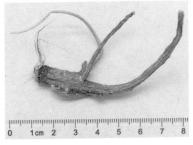

紫花前胡

紫苏子

【别　　　名】苏子、黑苏子、赤苏、白苏、香苏。

【来　　　源】为唇形科植物紫苏 *Perilla frutescens* (L.) Britt. 的干燥成熟果实。

【植物识别要点】草本，具有特殊芳香。叶对生，紫红色或绿色，叶片阔卵形、卵状圆形或卵状三角形，两面紫色或仅下面紫色，上下两面均被疏生柔毛，边缘具粗锯齿。轮伞花序，花冠唇形，白色或紫红色。小坚果近球形。

【性　味　功　效】辛，温。降气化痰，止咳平喘，润肠通便。

【应　　　用】用于治疗痰壅气逆，咳嗽气喘，肠燥便秘。

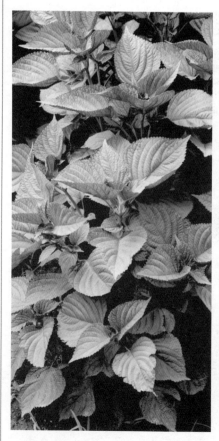

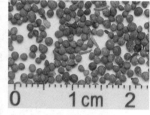

紫苏子

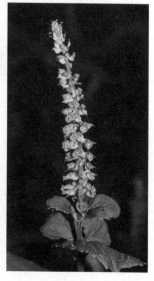

紫苏　*Perilla frutescens* (L.) Britt.

紫苏花序

【别　　　名】胭脂花、粉豆花、夜饭花、状元花、苦丁香、野丁香。

【来　　　源】为紫茉莉科植物紫茉莉 *Mirabilis jalapa* L. 的根及全草。

【植物识别要点】草本，茎具膨大的节。单叶对生，花被紫红色、黄色、白色或杂色（白、黄、红色为其变种）。漏斗状，花午后开放，有香气，次日午前凋萎。瘦果球形，黑色，具纵棱和网状纹理，形似地雷状。

【性 味 功 效】甘、淡、凉。清热利湿，活血调经，解毒消肿。

【应　　　用】用于治疗扁桃体炎，月经不调，泌尿系感染；外用于痈疖疔疮，湿疹。

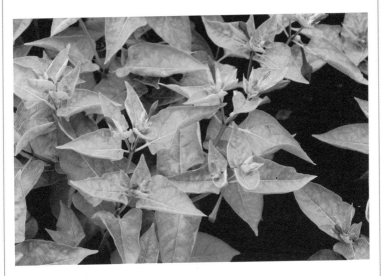

紫茉莉　*Mirabilis jalapa* L.

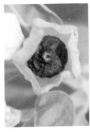

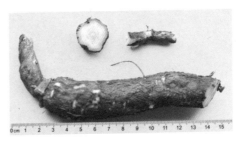

紫茉莉果　　　　　　　紫茉莉

【别　　名】小青、矮地菜、矮茶风、矮脚樟、平地木、地青杠、四叶茶。

【来　　源】为紫金牛科植物紫金牛 *Ardisia japonica*（Thunb.）Blume 的全草。

【植物识别要点】小灌木或亚灌木。茎表面紫褐色，叶对生或近轮生，椭圆形至椭圆状倒卵形，边缘具细锯齿。伞形花序，花瓣粉红色或白色。核果球形，鲜红色转黑色。

【性 味 功 效】辛、微苦，平。化痰止咳，清利湿热，活血化瘀。

【应　　用】用于治疗新久咳嗽，喘满痰多，湿热黄疸，经闭瘀阻，风湿痹痛，跌打损伤。

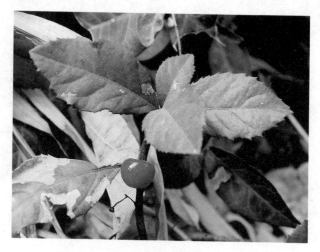

紫金牛　*Ardisia japonica*（Thunb.）Blume

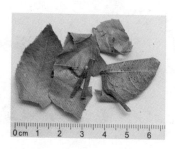

紫金牛

【别　　　　名】满条红、苏芳花、紫株、乌桑、箩筐树。

【来　　　　源】为豆科植物紫荆 *Cercis chinensis* Bunge. 的花、树皮和果实。

【植物识别要点】乔木或大灌木，叶纸质，基部浅至深心形，托叶矩形，早落。花冠蝶形，紫红色或粉红色，2~10 余朵成束，通常先于叶开放，龙骨瓣基部具深紫色斑纹。荚果扁狭长形，种子阔长圆形，黑褐色，光亮。

【性　味　功　效】苦，平。活血通经，消肿止痛，解毒。

【应　　　　用】用于治疗月经不调，风湿性关节炎，咽喉肿痛；外用治痔疮肿痛，虫蛇咬伤。

【注　意　事　项】其种子有毒。

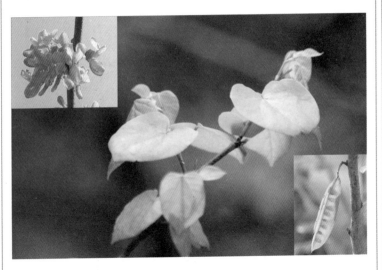

紫荆　*Cercis chinensis* Bunge.

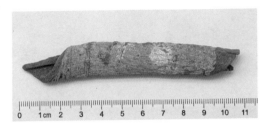

紫荆

【别　　　名】白棠子树、紫荆、紫珠草、止血草。

【来　　　源】为马鞭草科植物紫珠 *Callicarpa bodinieri* Levl. 的根或全株。

【植物识别要点】灌木,小枝光滑,略带紫红色,有少量的星状毛,单叶对生,叶片倒卵形至椭圆形,边缘疏生细锯齿。聚伞花序腋生,花多数,花有白、粉红、淡紫等色。果实球形,熟时紫色,有光泽,经冬不落。

【性　味　功　效】苦、涩,凉。收敛止血,清热解毒。

【应　　　用】用于治疗衄血,咯血,胃肠出血,子宫出血,上呼吸道感染;外用治外伤出血,烧伤。

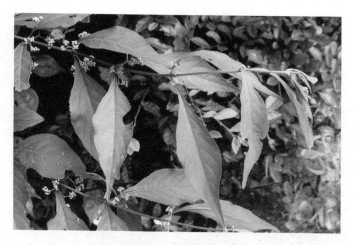

紫珠　*Callicarpa bodinieri* Levl.

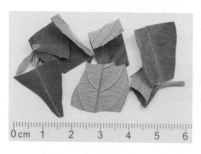

紫珠

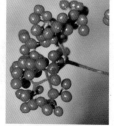

紫珠果

【别　　　名】月尔、紫蕨、迷蕨、蕨基、大贯众、毛老鼠、毛狗子。

【来　　　源】为紫萁科植物紫萁 *Osmunda japonica* Thunb. 的干燥根茎和叶柄残基。

【植物识别要点】多年生草本，根茎短块状。叶丛生，二型，幼时密被绒毛；营养叶三角状阔卵形，顶部以下二回羽状，小羽片披针形至三角状披针形，边缘有细锯齿，叶脉叉状分离；孢子叶的小羽片极狭，卷缩成线形，沿主脉两侧密生孢子囊，成熟后枯死。

【性 味 功 效】苦、寒。有小毒。清热解毒，止血，杀虫。

【应　　　用】用于治疗疫毒感冒，痈疮肿毒，吐血，衄血，便血，虫积腹痛。

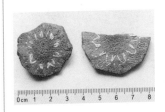

紫萁贯众

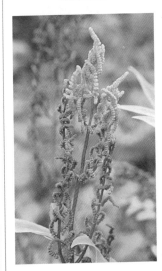

紫萁孢子叶

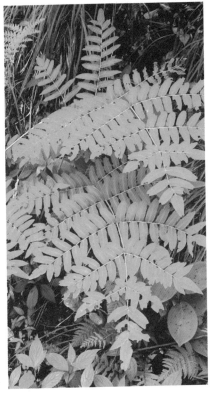

紫萁　*Osmunda japonica* Thunb.

【别　　　名】青菀、紫倩、小辫、返魂草、山白菜。

【来　　　源】为菊科植物紫菀 *Aster tataricus* L.f. 的干燥根和根茎。

【植物识别要点】草本，茎被疏粗毛。基部叶在花期枯落，中部叶长圆形
或长圆披针形，无柄，全缘或有浅齿，上部叶狭小；叶厚
纸质，上、下叶面被毛。头状花序多数，舌状花蓝紫色。
瘦果倒卵状长圆形，紫褐色。

【性 味 功 效】辛、苦，温。润肺下气，消痰止咳。

【应　　　用】用于治疗痰多喘咳，新久咳嗽，劳嗽咳血。

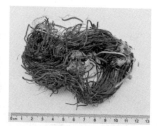

紫菀

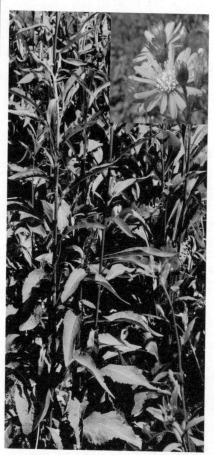

紫菀　　*Aster tataricus* L.f.

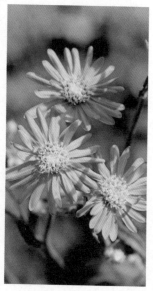

紫菀花

【别　　　名】紫玉簪、紫萼玉簪、玉棠花。

【来　　　源】为百合科植物紫萼 *Hosta ventricosa*（Salisb.）Stearn. 的全草。

【植物识别要点】多年生草本植物，须根被绵毛。叶基生，卵状心形、卵形至卵圆形，基部心形或近截形，花葶高 60~100cm，花单生，盛开时向上骤然扩张为钟状，紫红色。蒴果圆柱状，有三棱。

【性　味　功　效】甘、苦，平。清热解毒，散瘀止痛，明目，理气和血。

【应　　　用】治跌打损伤，胃痛，目赤红肿，乳腺炎，中耳炎，蛇咬伤等。

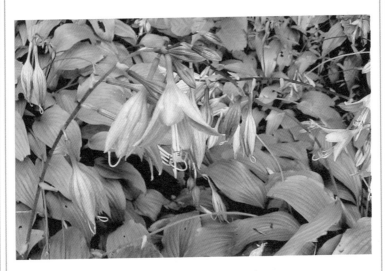

紫萼　*Hosta ventricosa*（Salisb.）Stearn.

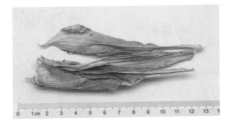

紫萼

紫薇

【别　　　名】百日红、满堂红、痒痒树、紫金花、紫兰花、蚊子花。

【来　　　源】为千屈菜科植物紫薇 *Lagerstroemia indica* L. 的根及树皮。

【植物识别要点】落叶灌木或小乔木，叶互生或有时对生，纸质，花色有玫红、大红、深粉红、淡红色或紫色、白色，顶生圆锥花序。蒴果椭圆状球形或阔椭圆形，幼时绿色至黄色，成熟时或干燥时呈紫黑色，室背开裂；种子有翅。

【性 味 功 效】微苦、涩，平。活血止血，解毒消肿。

【应　　　用】用于治疗各种出血，骨折，乳腺炎，湿疹，肝炎，肝硬化腹水。

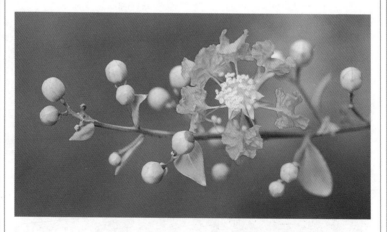

紫薇　*Lagerstroemia indica* L.

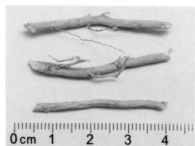

紫薇

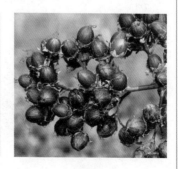

紫薇果

【别　　　名】手树、鸭脚木、小叶伞树、矮伞树、小叶手树。

【来　　　源】为五加科植物鹅掌柴 *Schefflera octophylla*（Lour.）Harms. 的根皮及树皮。

【植物识别要点】乔木或灌木，掌状复叶，小叶 6~9，最多至 11；叶柄疏生星状短柔毛或无毛；小叶片纸质至革质，圆锥花序顶生，花白色，花瓣 5~6，开花时反曲，无毛。果实球形，黑色，有不明显的棱。

【性 味 功 效】苦、涩、凉。发汗解表，祛风除湿，活血祛瘀，消肿止痛。

【应　　　用】用于治疗流感发热，咽喉肿痛，风湿骨痛，跌打瘀积肿痛等。

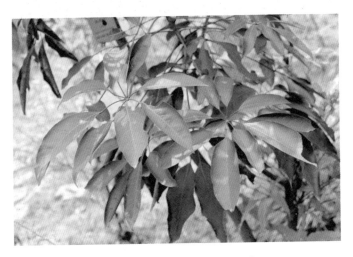

鹅掌柴　*Schefflera octophylla*（Lour.）Harms.

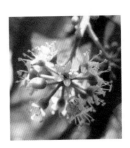

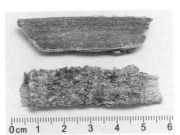

鹅掌柴花序　　　　　　　　鹅掌柴

【别　　名】猴头菌、猴头蘑、刺猬菌、猬菌、猴菇。

【来　　源】为齿菌科真菌猴头菌 *Hericium erinaceus* (Bull ex Fr.)Pers
的子实体。

【植物识别要点】子实体呈肉质,形似猴子的头,不分枝(与假猴头菌的
区别)。新鲜时呈白色,干燥时变成褐色或淡棕色。子
实体基部狭窄或略有短柄。菌刺密集下垂,覆盖整个
子实体,肉刺圆筒形。孢子呈球形或近似球形。

【性 味 功 效】甘,平。行气消食,健脾开胃,安神益智。

【应　　用】用于治疗食积不消,脘腹胀痛,脾虚食少,失眠多梦。

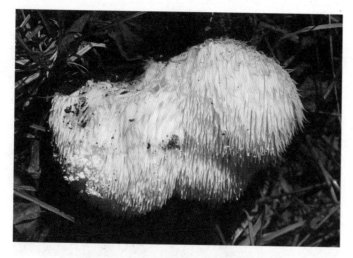

猴头菌　　*Hericium erinaceus* (Bull ex Fr.)Pers

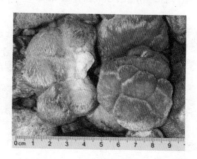

猴头菇

【别　　　名】田鸡草、雷林嘴、畚箕草、飞天雷公、犀斗藤、犁壁藤。

【来　　　源】为防己科植物粪箕笃 *Stephania longa* Lour. 的全草或根茎及根。

【植物识别要点】草质藤本,除花序外全株无毛。叶纸质,三角状卵形,顶端钝,有小凸尖;基部近截平或微圆;掌状脉 10~11条;叶柄基部常扭曲。复伞形聚伞花序腋生,花瓣4或3,绿黄色。核果红色。

【性 味 功 效】苦,寒。清热解毒,利湿消肿,祛风活络。

【应　　　用】用于治疗泻痢,小便淋涩,黄疸,风湿痹痛,疮痈肿毒,毒蛇咬伤等。

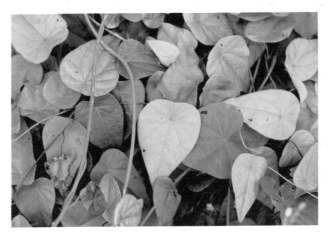

粪箕笃　　*Stephania longa* Lour.

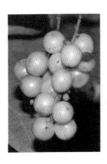

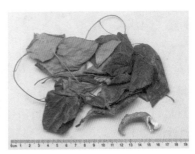

粪箕笃果　　　　　　粪箕笃

【别　　　名】构树子。

【来　　　源】为桑科植物构树 *Broussonetia papyrifera*（L.）Vent. 的种子。

【植物识别要点】落叶乔木。有乳汁，单叶互生，不分裂或 3~5 深裂，边缘锯齿状，上面粗糙，下面密被柔毛，三出脉。花单性异株，雄花腋生葇荑花序，雌花球形头状花序。聚花果肉质球形，橙红色。

【性 味 功 效】甘，寒。补肾清肝，明目，利尿。

【应　　　用】用于治疗腰膝酸软，肾虚目昏，阳痿，水肿胀满。

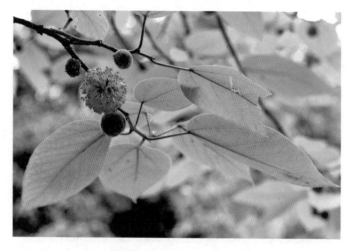

构树　*Broussonetia papyrifera*（L.）Vent.

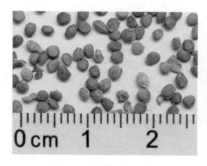

楮实子

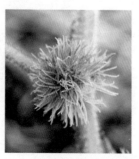

构树雌花序

【别　　　　名】蓖麻仁、天麻子果、红蓖麻。

【来　　　　源】为大戟科植物蓖麻 *Ricinus communis* L. 的种子。

【植物识别要点】灌木。茎绿色或稍带紫色，被白粉。单叶互生，叶片盾状圆形，掌状 7~9 深裂，边缘有不规则锯齿。圆锥状花序顶生或与叶对生，花单性同株，下部生雄花，上部生雌花。蒴果球形，有 3 个纵槽，外有刺状物。种子矩圆形，光滑有斑纹。

【性 味 功 效】甘、辛、平；有毒。消肿拔毒，泻下通滞。

【应　　　　用】用于治疗痈疽肿毒，瘰疬，喉痹，疥癞癣疮，水肿胀满，大便燥结。

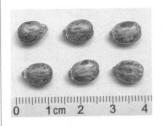

蓖麻子

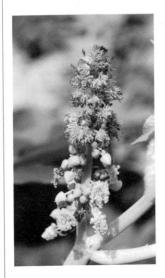

蓖麻花序

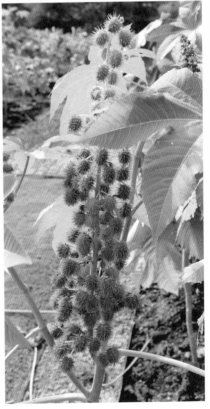

蓖麻　*Ricinus communis* L.

蒺藜

【别　　　名】白蒺藜、屈人、止行、休羽、升推。

【来　　　源】为蒺藜科植物蒺藜 *Tribulus terrestris* L. 的果实。

【植物识别要点】草本。全株密被灰白色柔毛，茎多分枝，表面有纵纹。双数羽状复叶对生，花小，黄色，单生叶腋。果五角形，由 5 个果瓣组成，成熟时分离，每果瓣具长短棘刺各 1 对。

【性 味 功 效】辛、苦，微温；有小毒。平肝解郁，活血祛风，明目，止痒。

【应　　　用】用于治疗头痛眩晕，胸胁胀痛，乳闭乳痈，目赤翳障，风疹瘙痒。

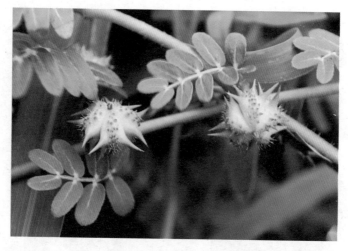

蒺藜　*Tribulus terrestris* L.

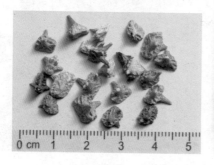

蒺藜

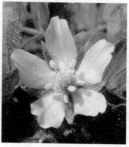

蒺藜花

【别　　　名】黄花地丁、婆婆丁、华花郎。

【来　　　源】为菊科植物蒲公英 *Taraxacum mongolicum* Hand.-Mazz. 的全草。

【植物识别要点】多年生草本植物。含白色乳汁,叶基生,平展排列成莲座状,矩圆状倒披针形或倒披针形,羽状深裂,侧裂片4~5对,具齿,顶裂片较大。头状花序黄色,花舌状两性。瘦果褐色,先端有喙,冠毛白色。

【性 味 功 效】苦、甘,寒。清热解毒,消肿散结,利尿通淋。

【应　　　用】用于治疗疔疮肿毒,乳痈,瘰疬,目赤,咽痛,肺痈,肠痈,湿热黄疸,热淋涩痛。

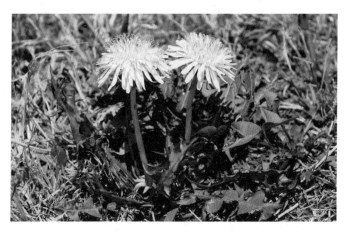

蒲公英　*Taraxacum mongolicum* Hand.-Mazz.

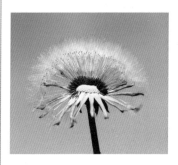

蒲公英果

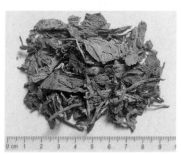

蒲公英

【别　　　名】蒲花、蒲棒花粉、蒲草黄。

【来　　　源】为香蒲科植物香蒲 *Typha orientalis* Presl 的花粉。

【植物识别要点】草本。根茎乳白色,有须状根。叶条形,海绵质,横切面半圆形,基部叶鞘抱茎。花小,单性,雌、雄花序彼此连接,成顶生蜡烛状肉穗花序,雄花序在上,雌花序在下。小坚果椭圆形,果皮具褐色斑点。

【性 味 功 效】甘,平。止血,化瘀,通淋。

【应　　　用】用于治疗吐血,衄血,咯血,崩漏,外伤出血,经闭痛经,胸腹刺痛,跌仆肿痛。

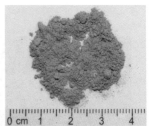

蒲黄

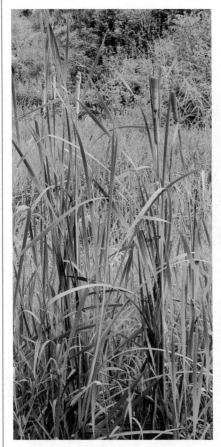

香蒲　*Typha orientalis* Presl

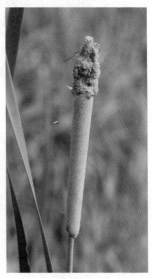

香蒲花序

【别　　　名】葵树子。

【来　　　源】为棕榈科植物蒲葵 *Livistona chinensis*（Jacq.）R.Br. 的果实。

【植物识别要点】乔木。干有环纹。叶扇形，聚生茎顶，掌状深裂至中部，裂片线状披针形，先端长渐尖，2 深裂，其分裂部分下垂，长达 50cm；叶柄下部两侧有逆刺。肉穗花序排成圆锥状，花两性，黄绿色。果实椭圆形（如橄榄状），黑褐色，具点状斑点。

【性 味 功 效】甘、苦，平；有小毒，活血化瘀，软坚散结。

【应　　　用】用于治疗慢性肝炎，癥瘕积聚，抗癌。

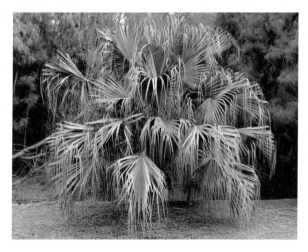

蒲葵　*Livistona chinensis*（Jacq.）R.Br.

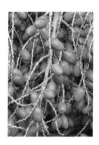

蒲葵果

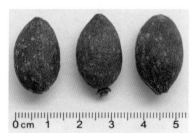

蒲葵子

【别　　　名】金药树、护房树、豆槐、槐米。

【来　　　源】为豆科植物槐 *Sophora japonica* L. 的花及花蕾。

【植物识别要点】乔木，皮灰褐色，具纵裂纹。羽状复叶对生，纸质，卵状披针形。圆锥花序顶生，皱缩而卷曲，花瓣多散落，完整者花萼钟状，黄绿色，花冠白色。荚果串珠状。

【性 味 功 效】苦，微寒。凉血止血，清肝泻火。

【应　　　用】用于治疗便血，痔血，血痢，崩漏，吐血，衄血，肝热目赤，头痛眩晕。

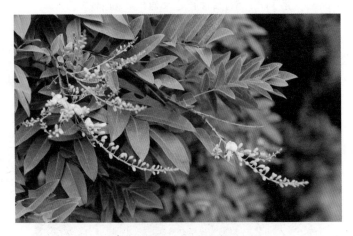

槐　*Sophora japonica* L.

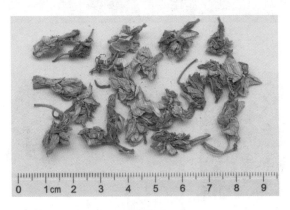

槐花

【别　　　名】鹊不踏、虎阳刺。

【来　　　源】为五加科植物楤木 *Aralia chinensis* L. 的根。

【植物识别要点】落叶灌木或乔木。茎有直刺,有黄棕色绒毛,疏生细刺。叶为单数羽状复叶,上面粗糙,疏生糙毛,下面有淡黄色或灰色短柔毛,边缘有锯齿,圆锥花序大,密生淡黄棕色或灰色短柔毛。伞形花序有花多数,浆果状核果近球形,具 5 棱。

【性 味 功 效】咸,温。补腰肾,壮筋骨,舒筋活络,散瘀止痛。

【应　　　用】用于治疗风湿痹痛,跌打损伤。

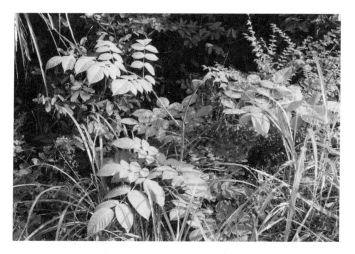

楤木　　*Aralia chinensis* L.

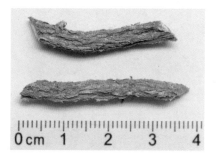

楤木

【别　　　名】黄藤、黄腊藤。

【来　　　源】为卫矛科植物雷公藤 *Tripterygium wilfordii* Hook.f.的根。

【植物识别要点】藤本灌木。小枝棕红色，被密毛及细密皮孔。叶椭圆形或卵形，边缘有细锯齿，叶柄密被锈色毛。圆锥聚伞花序，有 3~5 分枝，花序、分枝及小花梗均被锈色毛。翅果长圆状。种子细柱状。

【性　味　功　效】苦、辛，凉；有大毒。祛风除湿，通络止痛，消肿止痛，解毒杀虫。

【应　　　用】用于治疗湿热结节，癌瘤积毒，麻风反应，类风湿关节炎。

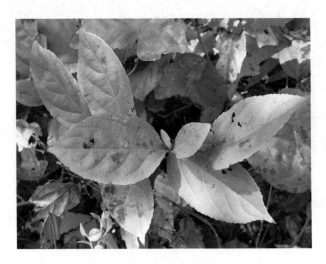

雷公藤　　*Tripterygium wilfordii* Hook.f.

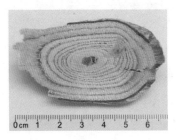

雷公藤

【别　　　名】柔毛水杨梅、兰布政。

【来　　　源】为蔷薇科植物路边青 *Geum aleppicum* Jacq. 的全草。

【植物识别要点】草本。须根簇生。茎直立，被粗硬毛。基生叶为大头羽状复叶，叶柄被粗硬毛，小叶大小不相等，顶生小叶最大，边缘常浅裂，有不规则粗大锯齿，茎生叶为羽状复叶。花序顶生，花瓣黄色。聚合果倒卵球形。瘦果被长硬毛。

【性 味 功 效】苦、涩、凉。清热利湿，解毒消肿。

【应　　　用】用于治疗湿热泄泻，痢疾，湿疹，疮疖肿毒，跌打损伤，外伤出血。

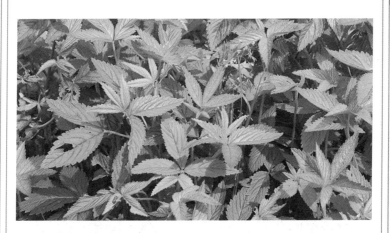

路边青　*Geum aleppicum* Jacq.

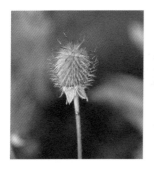

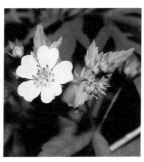

路边青果　　　　　　路边青花

【别　　　名】一朵芙蓉花、落地金钱、金线吊芙蓉。

【来　　　源】为茅膏菜科植物锦地罗 *Drosera burmannii* Vahl. 的去花茎的全草。

【植物识别要点】多年生食虫植物,草本。叶基生,旋叠状排列,层层重叠如铜钱,叶片倒卵状匙形,前部边缘有红色腺毛,基部渐狭而成柄,托叶膜质,花茎1~3枚,自叶丛抽出,柔弱无毛。总状花序,小花具柄,苞片小,花萼钟形,花瓣倒卵形。

【性 味 功 效】甘、淡,凉。清肺止咳,解毒疗疮。

【应　　　用】用于治疗痢疾,肺热咳嗽,咽喉碎痛,小儿疳积,耳内流脓。

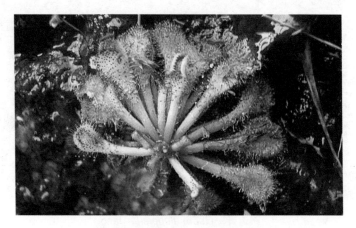

锦地罗　*Drosera burmannii* Vahl.

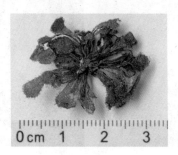

锦地罗

【别　　　名】荆葵。

【来　　　源】为锦葵科植物锦葵 *Malva sinensis* Cav. 的花、叶和茎。

【植物识别要点】草本。茎直立多分枝。叶互生，肾形，叶脉掌状，具锯齿。花簇生于叶腋，花萼杯状，两面均被星状疏柔毛，花冠紫红色，亦有白色。果实扁球形。种子肾形，黄褐色。

【性 味 功 效】咸，寒。理气通便，清热利湿。

【应　　　用】用于治疗大小便不畅，带下，淋巴结结核，咽喉肿痛。

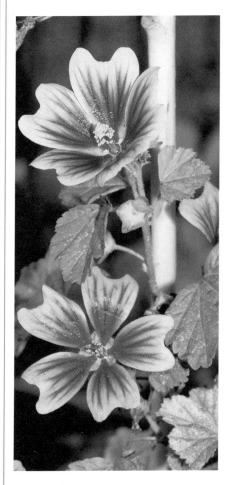

锦葵　*Malva sinensis* Cav.　　　　　　锦葵

溪黄草

【别　　　名】溪沟草、土茵陈。

【来　　　源】为唇形科植物溪黄草 *Rabdosia serra*（Maxim.）Hara. 的全草。

【植物识别要点】草本。叶对生，卵圆形或卵圆状披针形，边缘具粗大内弯的锯齿。聚伞花序生于茎及分枝顶端，花序具梗，花萼钟状，外密被灰白微柔毛，果时花萼增大，呈阔钟形，花冠紫色，上唇外反，先端具相等 4 圆裂，下唇舟形。成熟小坚果具腺点及白色髯毛。

【性　味　功　效】苦，寒。祛湿，消肿，解毒。

【应　　　用】用于治疗湿热黄疸，胆囊炎，泄泻，疮肿，跌打伤痛。

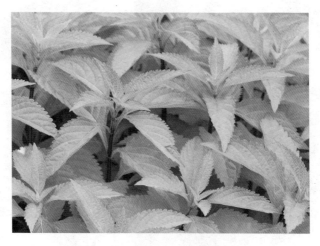

溪黄草　*Rabdosia serra*（Maxim.）Hara.

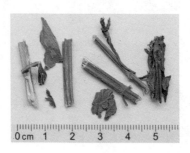

溪黄草

【别　　　名】蔓荆实、荆子、万荆子、蔓青子。

【来　　　源】为马鞭草科植物蔓荆 *Vitex trifolia* L. 的果实。

【植物识别要点】灌木。三出复叶对生，背面密被灰白色绒毛。圆锥花序顶生，花序梗密被灰白色绒毛；花萼钟形，顶端5浅裂，外面有绒毛；花冠淡紫色或蓝紫色，花冠管内有较密的长柔毛，顶端5裂，二唇形。核果近球形，果萼宿存，外被灰白色绒毛。

【性　味　功　效】辛、苦，微寒。疏散风热，清利头目。

【应　　　用】用于治疗风热感冒头痛，齿龈肿痛，目赤多泪，目暗不明，头晕目眩。

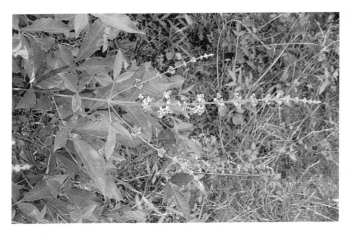

蔓荆　*Vitex trifolia* L.

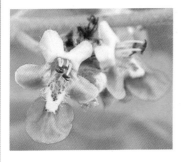

蔓荆花

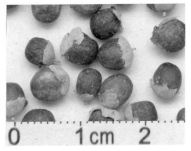

蔓荆子

【别　　　名】白槟、榔肉。

【来　　　源】为棕榈科植物槟榔 *Areca catechu* L. 的种子。

【植物识别要点】乔木。茎有明显的环状叶痕。叶簇生于茎顶,羽状复叶大型,裂片多数,狭长披针形,顶端有不规则齿裂。穗状花序多分枝,基部具黄色佛焰苞。果实长圆形或卵球形,中果皮厚,纤维质。

【性 味 功 效】苦、辛,温。杀虫,消积,行气,利水,截疟。

【应　　　用】用于治疗绦虫病,蛔虫病,姜片虫病,积滞泻痢,里急后重,水肿脚气,疟疾。

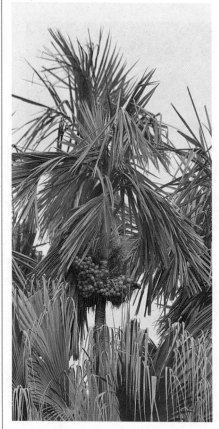

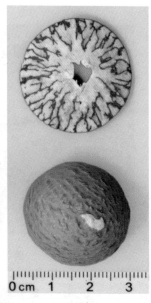

槟榔

槟榔　*Areca catechu* L.

【别　　　名】枣仁、山枣。

【来　　　源】为鼠李科植物酸枣 *Ziziphus jujuba* Mill.var.*spinosa*（Bunge）Hu ex H.F.Chou 的种子。

【植物识别要点】灌木或小乔木。小枝呈之字形弯曲，紫褐色。叶互生，叶片椭圆形至卵状披针形，边缘有细锯齿，基部 3 出脉。花黄绿色，2~3 朵簇生于叶腋。核果小，近球形或短矩圆形，熟时红褐色，近球形或长圆形。

【性 味 功 效】甘、酸，平。养心补肝，宁心安神，敛汗，生津。

【应　　　用】用于治疗虚烦不眠，惊悸多梦，体虚多汗，津伤口渴。

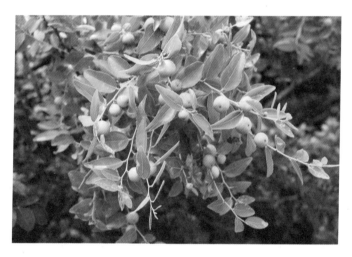

酸枣　*Zizphus jujuba* Mill.var.*spinosa*（Bunge）Hu ex H.F.Chou

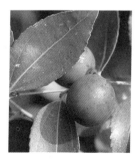

酸枣成熟果实　　　　　　　　酸枣仁

【别　　　名】皮头橙。

【来　　　源】为芸香科植物酸橙 *Citrus aurantium* L. 的果实。

【植物识别要点】小乔木。枝叶密茂，枝三棱形，刺多。单身复叶互生，革质，白色花。花萼有 5 个宽三角状裂片，花瓣 5 片，长圆形，复瓦状排列。柑果近球形，橙黄色，果皮稍厚至甚厚，难剥离。

【性　味　功　效】苦、辛、酸，微寒。理气宽中，行滞消胀(成熟)；破气消积，化痰散痞(幼果)。

【应　　　用】用于治疗积滞内停，痞满胀痛，痰滞气阻，胸痹，结胸，脏器下垂。

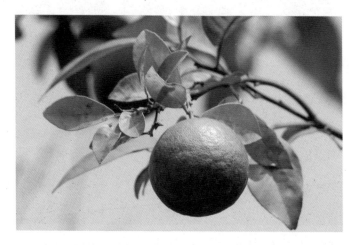

酸橙　*Citrus aurantium* L.

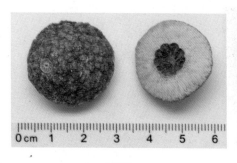

酸橙

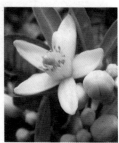

酸橙花

【别　　　名】感冒草。

【来　　　源】为菊科植物豨莶 *Siegesbeckia orientalis* L. 的地上部分。

【植物识别要点】草本。茎上部的分枝常成复二歧状,被灰白色短柔毛。叶对生,阔卵状三角形,边缘有浅裂,两面被毛。头状花序排列成具叶的圆锥花序,总苞片2层,外层的狭匙形,总花梗密被短柔毛。瘦果无冠毛。

【性 味 功 效】辛、苦,寒。祛风湿,利关节,解毒。

【应　　　用】用于治疗风湿痹痛,筋骨无力,腰膝酸软,四肢麻痹,半身不遂,风疹湿疮。

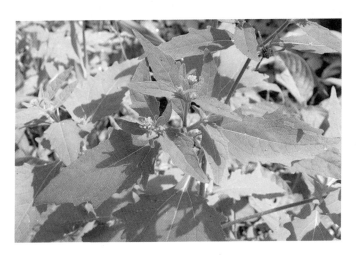

豨莶　*Siegesbeckia orientalis* L.

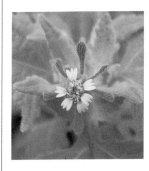

豨莶花

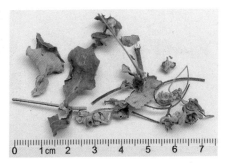

豨莶草

【别　　名】野南瓜、柿子椒。

【来　　源】为大戟科植物算盘子 *Glochidion puberum*（L.）Hutch. 的干燥根。

【植物识别要点】灌木。枝密生短柔毛。单叶互生，叶片纸质，长圆形至长圆状披针形或倒卵状长圆形。花单性，无花瓣。蒴果被柔毛，扁球形，形如算盘珠，成熟时带有红色。

【性　味　功　效】微苦、涩、凉。清热利湿，解毒消肿。

【应　　用】用于治疗黄疸，疟疾，急性胃肠炎。

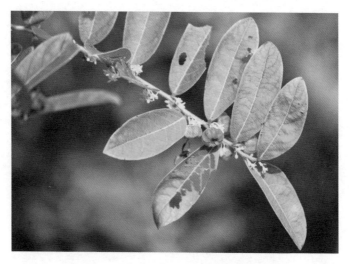

算盘子　*Glochidion puberum*（L.）Hutch.

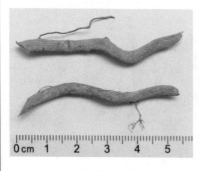

算盘子

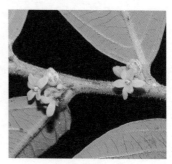

算盘子花

【别　　　名】剑柏、蓝地柏、绿绒草。

【来　　　源】为卷柏科植物翠云草 *Selaginella uncinata*(Desv.)Spring
的全草。

【植物识别要点】草本。主茎伏地蔓生,分枝二列疏生,节处有不定根。
叶卵形,侧枝多回分叉,营养叶二型,背腹各二列,腹叶
长卵形,背叶矩圆形,全缘,向两侧平展。孢子囊卵形,
孢子叶卵状三角形,四列呈覆瓦状排列。

【性 味 功 效】甘、淡、凉。清热利湿,凉血止血。

【应　　　用】用于治疗湿热黄疸,痢疾,水肿,咯血;外用治疔肿,烧
烫伤,外伤出血。

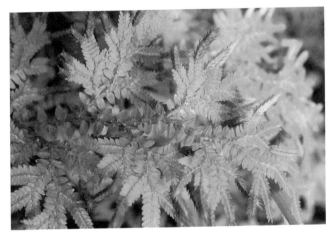

翠云草　*Selaginella uncinata*(Desv.)Spring

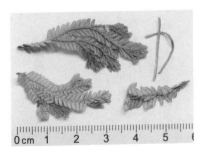

翠云草

【别　　　名】北寄生、桑寄生、柳寄生。

【来　　　源】为桑寄生科植物槲寄生 *Viscum coloratum*(Komar.)Nakai. 的带叶茎枝。

【植物识别要点】灌木。茎、枝圆柱状，二歧或三歧，节稍膨大。叶对生，革质，长椭圆形至椭圆状披针形，基出脉 3~5 条。雌雄异株，花序顶生或腋生于茎叉状分枝处，雄花序聚伞状，雌花序聚伞式穗状。果球形，呈黄绿色，果肉有黏质物。

【性 味 功 效】苦，平。祛风湿，补肝肾，强筋骨，安胎元。

【应　　　用】用于治疗风湿痹痛，腰膝酸软，崩漏经多，妊娠漏血，胎动不安，头晕目眩。

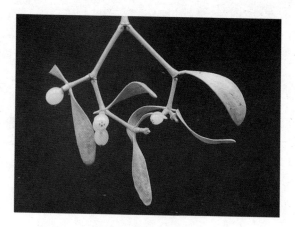

槲寄生　　*Viscum coloratum*(Komar.)Nakai.

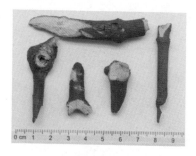

槲寄生

【别　　　名】香樟、芳樟、樟树。

【来　　　源】为樟科植物樟 *Cinnamomum camphora*（L.）Presl 的茎皮。

【植物识别要点】常绿乔木。枝、叶及木材均有樟脑气味，树皮黄褐色，有不规则的纵裂。单叶互生，革质，卵状椭圆形，上面绿色有光泽，下面黄绿色，具离基三出脉，脉腋上面明显隆起，下面有明显腺窝。圆锥花序腋生。果卵球形，紫黑色。

【性 味 功 效】辛，温。散寒祛湿，行气止痛。

【应　　　用】用于治疗胃腹冷痛，吐泻，脚气，肿痛。

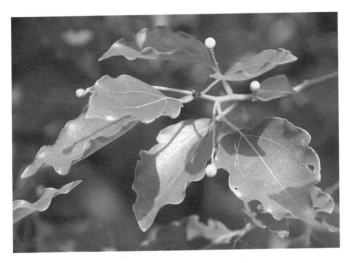

樟　*Cinnamomum camphora*（L.）Presl

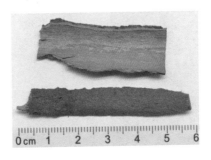

樟

【别　　　名】毒鱼草、野江子,鸡公尾。

【来　　　源】为马钱科植物醉鱼草 *Buddleja lindleyana* Fort. 的全草。

【植物识别要点】灌木。茎皮褐色,小枝具四棱。单叶对生,叶片纸质,卵形、椭圆形至长圆状披针形,上面深绿色,幼时被星状短柔毛,下面灰黄绿色。穗状聚伞花序顶生,花紫色;花萼钟状,花序穗状。蒴果长圆形,种子淡褐色。

【性 味 功 效】辛,苦,温;有毒。祛风,杀虫,活血。

【应　　　用】用于治疗流行性感冒,咳嗽,哮喘,风湿关节痛,蛔虫病,钩虫病,外伤出血。

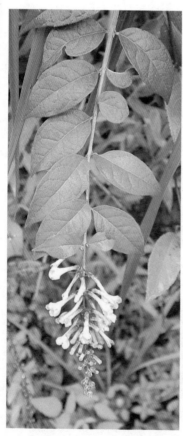

醉鱼草　*Buddleja lindleyana* Fort.

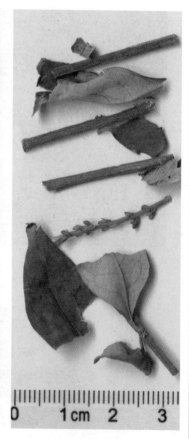

醉鱼草

【别　　　名】鳢肠、乌田草、旱莲草、墨水草、乌心草。

【来　　　源】为菊科植物鳢肠 *Eclipta prostrata* L. 的干燥地上部分。

【植物识别要点】草本。茎直立或平卧,被伏毛。叶披针形、椭圆状披针
形或条状披针形。头状花序,腋生或顶生;舌状花雌性,
白色;管状花两性,有裂片 4。管状花的瘦果三棱状,舌
状花的瘦果扁四棱形。

【性 味 功 效】甘、酸,寒。滋补肝肾,凉血止血。

【应　　　用】用于治疗肝肾阴虚,眩晕耳鸣,阴虚血热,衄血,外伤
出血。

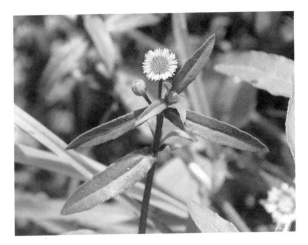

鳢肠　*Eclipta prostrata* L.

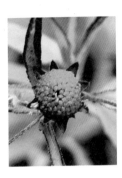

鳢肠果

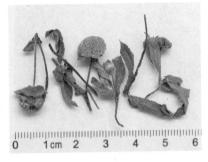

墨旱莲

薏苡仁

【别　　　名】薏仁、薏苡。

【来　　　源】为禾本科植物薏米 *Coix lacryma-jobi* L.var.*ma-yuen*
（Roman.）Stapf 的种仁。

【植物识别要点】草本。秆直立，丛生，分枝多，基部节上生根。叶互生，
长披针形，基部阔心形，中脉粗厚明显，叶鞘抱茎。总
状花序自上部叶鞘内侧抽出成束，雄小穗复瓦状排列
于穗轴上，雌小穗位于雄小穗下方，包被于卵形硬质总
苞中，成熟后渐变珠状，坚硬光滑。

【性　味　功　效】甘、淡、凉。利水渗湿，健脾止泻，除痹，排脓，解毒散结。

【应　　　用】用于治疗水肿，脚气，小便不利，脾虚泄泻，湿痹拘挛，
癌肿。

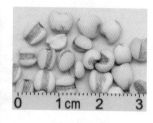

薏苡仁

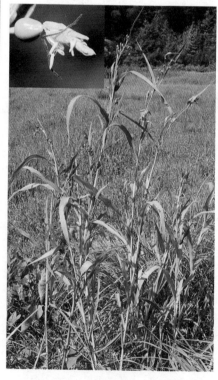

薏米　*Coix lacryma-jobi* L.var.*ma-yuen*（Roman.）Stapf

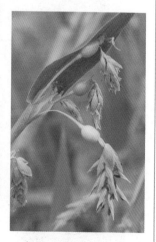

薏米花果

【别　　　　名】野薄荷、鱼香草。

【来　　　　源】为唇形科植物薄荷 *Mentha haplocalyx* Briq. 的地上部分。

【植物识别要点】草本，全体芳香。茎方形，下部数节具纤细的须根及水平匍匐根状茎。叶披针形至椭圆形，边缘在基部以上疏生粗大的牙齿状锯齿。轮伞花序腋生，花萼管状钟形。小坚果卵圆形。

【性　味　功　效】辛，凉。疏散风热，清利头目、利咽，透疹，疏肝行气。

【应　　　　用】用于治疗风热感冒，头痛，目赤，喉痹，口疮，风疹，麻疹，胸胁胀闷。

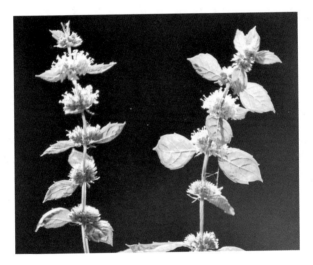

薄荷　*Mentha haplocalyx* Briq.

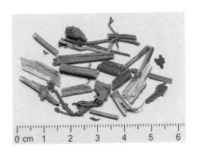

薄荷

395

薜荔

【别　　　名】凉粉子,木莲,凉粉果。
【来　　　源】为桑科植物薜荔 *Ficus pumila* L. 的干燥隐头花序托。
【植物识别要点】攀援或藤状灌木。嫩枝或花序折断后有白色乳汁,不
　　　　　　　　结果枝节上生不定根。叶卵状心形,薄革质,基部稍不
　　　　　　　　对称,结果枝上无不定根,革质,卵状椭圆形。榕果单
　　　　　　　　生于叶腋,梨形或倒卵形,顶端平截,有短柄。
【性 味 功 效】甘,平。补肾固精,活血,催乳。
【应　　　用】用于治疗遗精,阳痿,乳汁不通。

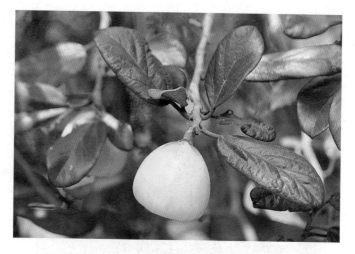

薜荔　*Ficus pumila* L.

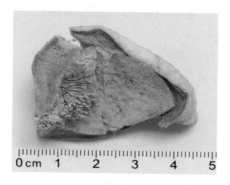

薜荔

396

【别　　　名】白檀、白檀木。

【来　　　源】为檀香科植物檀香 *Santalum album* L. 的心材。

【植物识别要点】常绿小乔木，半寄生。枝具条纹，有多数皮孔和半圆形的叶痕，多分枝，幼枝光滑无毛。叶对生，叶椭圆状卵形，膜质，背面有白粉，无毛。三歧聚伞式圆锥花序腋生或顶生，花被管钟状。核果球形，熟时黑色。

【性　味　功　效】辛，温。行气温中，开胃止痛。

【应　　　用】用于治疗寒凝气滞，胸膈不舒，胸痹心痛，脘腹疼痛，呕吐食少。

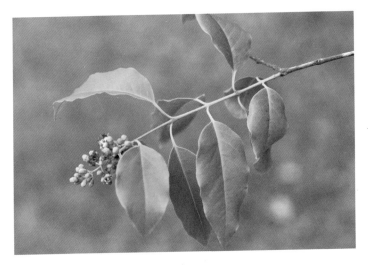

檀香　*Santalum album* L.

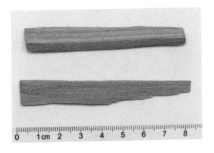

檀香

【别　　　名】六角英。

【来　　　源】为爵床科植物爵床 *Rostellularia procumbens*（L.）Nees. 的全草。

【植物识别要点】草本。茎方形，通常有短硬毛。叶对生，椭圆形至椭圆状长圆形，先端短尖，基部渐狭，两面常被短毛。穗状花序顶生或生上部叶腋。蒴果线性压扁状，淡棕色，表面上部具白色短柔毛。种子卵圆形，黑褐色，表面有网状纹凸起。

【性　味　功　效】咸、辛、寒。清热解毒，利咽止痛，利湿消滞。

【应　　　用】主治感冒发热，咳嗽，咽喉肿痛，泻痢，疟疾，跌打损伤，痈疽疔疮。

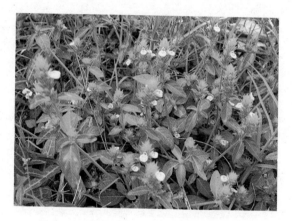

爵床　*Rostellularia procumbens*（L.）Nees.

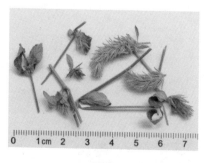

爵床

【别　　　名】黑藜芦、山葱。

【来　　　源】为百合科植物藜芦 *Veratrum nigrum* L. 的根及根茎。

【植物识别要点】多年生草本。根茎短而厚，茎具叶，基部常有残存叶鞘
　　　　　　　裂成纤维状。叶通常阔，抱茎，叶椭圆形、宽卵状椭圆
　　　　　　　形或卵状披针形。花绿白色或暗紫色，两性或杂性，具
　　　　　　　短柄，排成顶生的大圆锥花序。

【性 味 功 效】辛、苦，寒；有毒。涌吐风痰，杀虫疗疮，祛痰，催吐，
　　　　　　　杀虫。

【应　　　用】用于治疗中风痰壅、癫痫、疟疾、跌打损伤、头癣、疥
　　　　　　　疮等。

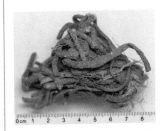

藜芦

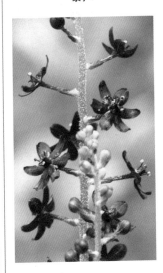

藜芦花

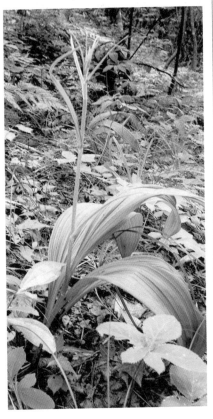

藜芦　*Veratrum nigrum* L.

瞿麦

【别　　　名】大石竹、巨句麦。

【来　　　源】为石竹科植物瞿麦 *Dianthus superbus* L. 的干燥地上部分。

【植物识别要点】草本。茎丛生，节明显，略膨大，断面中空。叶对生，线状披针形，顶端锐尖，中脉特显，基部合生成鞘状，枝端具花及果实。花萼筒状，花瓣棕紫色或棕黄色，卷曲，先端深裂成丝状。蒴果长筒形，与宿萼等长。

【性　味　功　效】苦，寒。利尿通淋，活血通经。

【应　　　用】用于治疗热淋，血淋，石淋，小便不通，淋沥涩痛，经闭瘀阻。

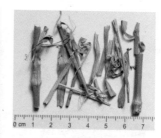

瞿麦

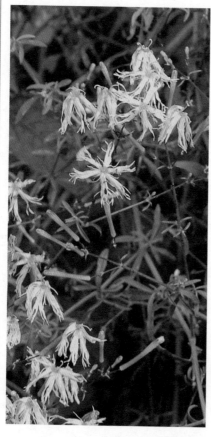

瞿麦　*Dianthus superbus* L.

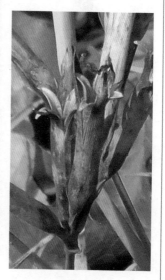

瞿麦果